JN313809

がんから生還した
私の常食とジュース

西台クリニック院長
三愛病院医学研究所所長
済陽高穂

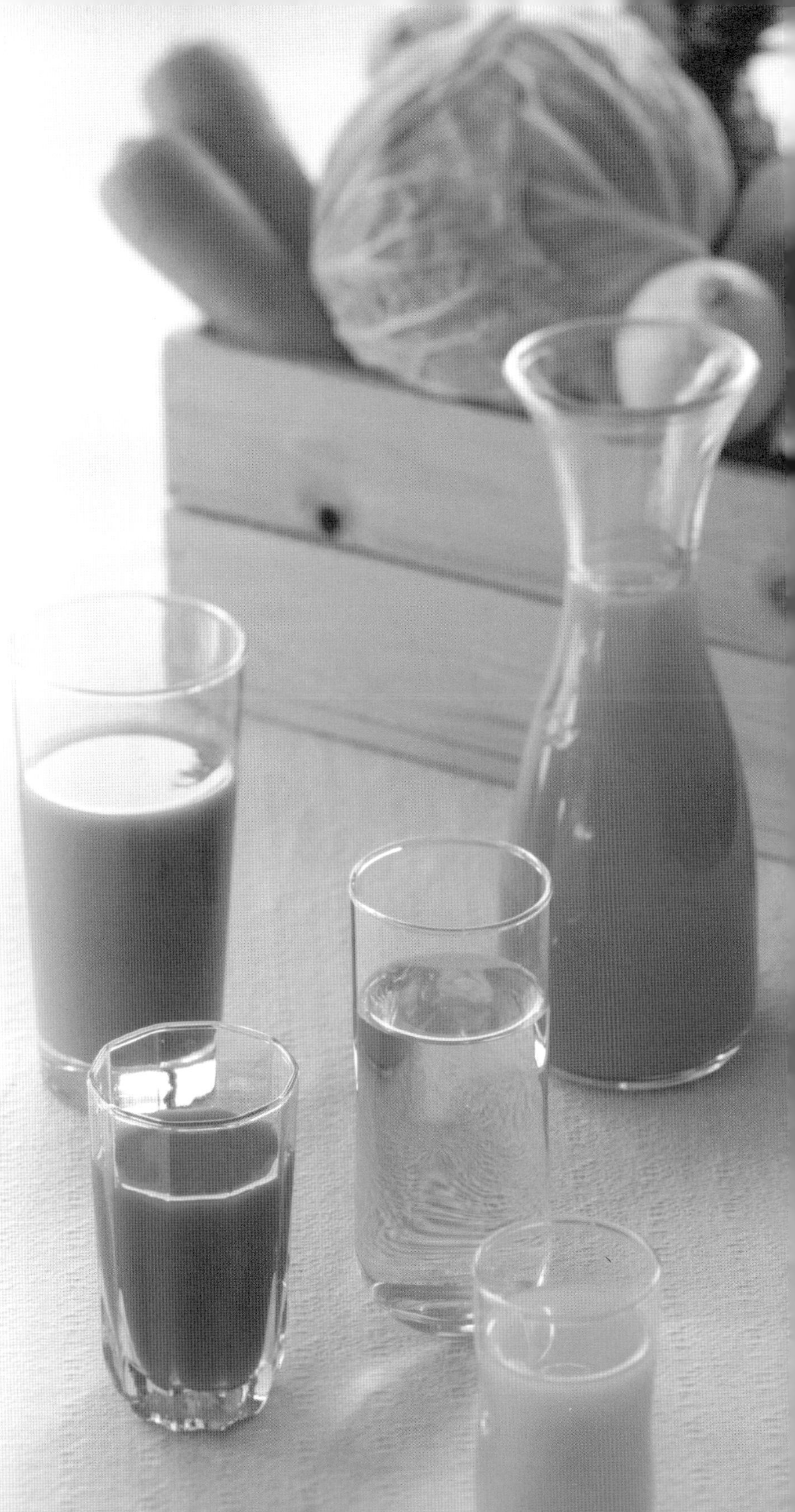

講談社

食事療法で末期がん、再発、転移がんの6・5割改善

野菜中心の食生活でがんを改善

１９８１年以来、がんが日本人死因の首位を独走しており、今や年間死亡者数１１９万人の３割（35万人以上、２０１０年）をがんが占めるに至っています。

一方、欧米諸国では、１９９０年代以降、がんによる死亡率は減少傾向にあります。そのきっかけとなったのは、米国の「マクガバン・レポート」（１９７７年）で、「がんなどの慢性病は、肉食中心の誤った食生活が原因の『食原病』であり、薬では治らない」と断言し、元禄時代以前の日本の〝野菜中心で未精白の米・少量の魚を食べ、肉は食べない〟食事を理想的と称賛しています。その後アメリカでは、国立がん研究所を中心に、がん予防に効果のある植物性食品の研究が盛んに行われ、『デザイナーフーズ・ピラミッド』が作られました。その他、１日５皿以上の野菜や果物の摂取を推奨する、「５ＡＤＡＹ（ファイブ・ア・デイ）」運動など、徹底した国民指導によって、それまで増え続けていたがんの死亡率を減少させることに成功したのです。

１９８１年には、イギリスのドール博士が、「がんの原因35％は食事、30％は喫煙にある」と報告し、食事の改善と禁煙でがんの60〜70％を予防できることは、今や世界のがん予防の常識になっています。

かつては先進国の中で際立ってがんの少ない国だった日本で、がんが増加し続けている大きな原因の一つは、日本人の食生活の欧米化です。がんに勝つためには、まず、肉・脂の摂取を控え、野菜・果物の栄養素をそのまま摂取できる大量の生ジュースを飲むこと、玄米を食べる生活に徹底することです。生活習慣の改善が結果的にがん体質を克服し、がん治療に有効であることは実証されているのですから。

はじめに

自然治癒力を高めるジュース

消化器系の外科医として、40年以上にわたってがんの治療に携わり、4000例以上の手術をしてきた私が、食事療法を始めたきっかけは、がんの三大治療（手術、抗がん剤、放射線治療）では治せない患者さんがあまりにも多かったことです。2002年に、根治術例の追跡調査を行ったところ、5年の間に半数近くの（がんをきれいに取り除く手術）に成功した1402

ドール博士によるがんの発生要因分析

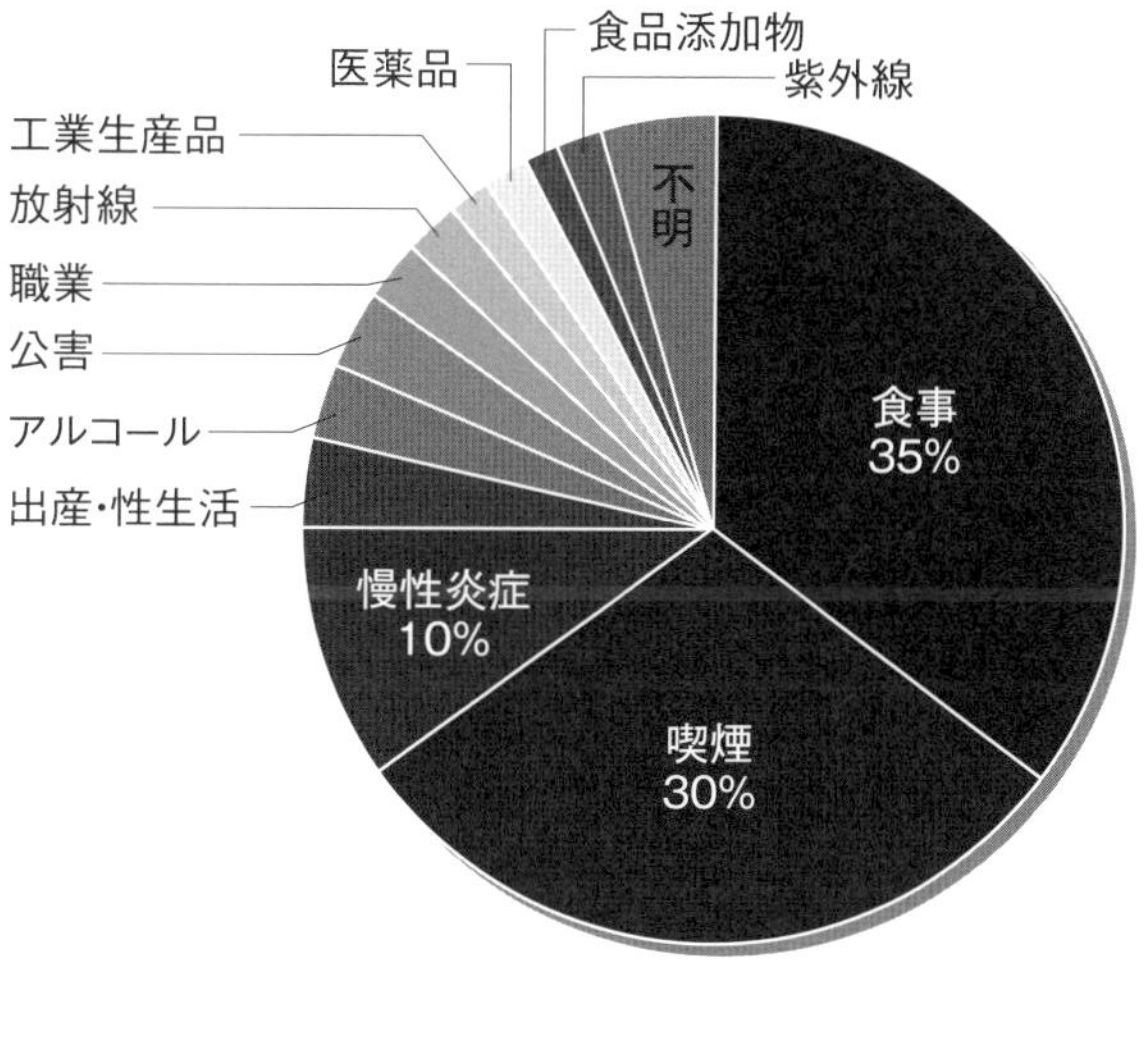

- 食事 35%
- 喫煙 30%
- 慢性炎症 10%
- 出産・性生活
- アルコール
- 公害
- 職業
- 放射線
- 工業生産品
- 医薬品
- 食品添加物
- 紫外線
- 不明

1981, NCI, Sir R.Doll

方を再発などで失っていた事実に愕然としました。そんなとき、進行がんで余命宣告を受け、自宅療養をしていた複数の患者さんが、半年から1年後にすっかり元気になるという、現代医学の常識を覆すケースに出会いました。それらの患者さんに共通していたのは、玄米食、大量の野菜を摂るという食事でした。

これらの実例と、恩師・中山恒明教授の「身体は患者さん自身が治す。患者さんの自然治癒力を引き出してあげるのが名医なんだ」という言葉から、がんと食事の関係を本格的に研究し、たどりついたのが「済陽式食事療法」です。

食事療法とがんの三大治療を併用した15年間のデータは、晩期・末期がん中心の255人の6割以上が、完治または改善という私自身ビックリするほどの成果を示しています。前立腺がん・乳がん75%、肝臓がん・悪性リンパ腫70%、大腸がん・胃がん65%、子宮がん・卵巣がん60%。難しいとされる肺がん・すい臓がんでも50%の患者さんがよくなっています。

この本では、済陽式食事療法の大きな柱である大量の野菜・果物ジュースを中心に、治った患者さん方がどのように実践されたかを、レシピ・体験と共に紹介します。がんの治癒・改善への道しるべとしてください。

目次

Contents

がん克服患者さん14名の本物のレシピ公開 39

治ったその後を追跡調査 がん克服患者さんの今 125

料理製作・栄養価計算／(株)ヘルシーピット：杉本恵子(管理栄養士)、須田涼子(栄養士)、梨木香菜(管理栄養士)
取材・文／定塚才恵子 **撮影**／江頭 徹(講談社写真部)
デザイン／田中小百合(オスズデザイン)

Point 01

世界のがん食事療法の共通点を融合させた済陽式食事療法

代表的ながんの食事療法とは？

食事療法の中心はジュース

「あなたの食べ物を薬にしなさい」。これは、古代ギリシャの「医学の父」、ヒポクラテスの言葉です。「医食同源」の言葉も示すように、食事で病気を改善させることは古くから知られてきました。

　がんと食事の関係についても、１００年前からさまざまな研究が始まっています。世界や日本で実績を上げた食事療法の文献を集め、直接お話を伺った結果をまとめてみると、先駆的な研究に共通していたのは、玄米（胚芽成分）食、減塩、動物性たんぱく質・脂肪の制限、大量の野菜や果物を摂ることなどでした。中でも、がん撃退に有効なビタミンやポリフェノールをたっぷり含む野菜・果物の生ジュースは、すべての食事療法に共通した大きな柱になっています。

がんの食事療法の草分け「ゲルソン療法」

がんの食事療法の草分け的存在とも言えるのが、ドイツの医師、マックス・ゲルソンが、１９３０年代に確立した「ゲルソン療法」です。ゲルソンは、自分が悩まされていた頭痛が、肉や脂肪、塩分を摂ると悪化し、それらを制限して野菜や果物を摂ると軽減することに気づき、体の代謝を正常化する観点から食事療法を考案し、その食事が、結核やがん患者さんの治癒にも大きな効果があることを実証しました。

　ゲルソン療法のポイントは、塩分・脂肪・動物性食品を厳しく制限し、１日２ℓ以上のしぼりたて野菜・果物ジュースを摂り、免疫力を高めることです。その方式や症例は、「がん食事療法全書」（日本語訳・徳間書店刊）として上梓され、世界中で読まれています。

私が参考にした主な食事療法

　ゲルソン療法を現代の日本社会で実行しやすいようにアレンジしたのが、精神科医の星野仁彦氏が考案した「星野式ゲルソン療法」です。野菜・果物の大量摂取などの大きな柱は元法どおりですが、ジュースの量は「１回４００ccを1日に3回以上」とし、ジュースの量が減った分は、ビタミンC剤などで補います。また、にんじんジュースにりんごを加えて飲みやすくするなどの工夫もなされています。星野氏は、この食事療法で自らのがん（大腸がんから転移した肝臓がん）を克服されました。

　ゲルソン療法と並行して、私が学び、取り入れたのが、「甲田療法」です。50年前から食事指導を続けていた甲田医院院長の故・甲田光雄氏が、「西式健康法（西勝造氏が考案した独特の体操・断食・生菜食などを行う健康法）」を継承しつつ確立させた食事療法で、少食・断食・玄米生菜食などを適宜行います。主食は生の玄米粉とし、大量の青汁や根菜のすりおろしを摂るのがポイントです。塩分・動物性食品の禁止、大量の生野菜摂取などは、ゲルソン療法と共通しています。

　玄米菜食を基本とする「マクロビオティック」は、戦後に、桜沢如一氏が考案した食養生法で、久司道夫氏が米国で広め、世界各地で普及しています。主食は玄米や雑穀、全粒粉の小麦粉製品。副菜は、野菜、豆類、きのこ、海藻などで、肉類や乳製品は禁止。砂糖は使わず、塩はにがりを含んだ自然塩を用います。

　自然食研究家の栗山毅一氏が考案した「栗山式食事療法」は、日本で１００年の歴史をもつ自然食療法で、人間本来の食事は果物が中心で、次は野菜、海藻、貝類などを摂るのがよいという考え方に基づき、生水、生の果物・野菜を食事の中心とし、特にレモンなど酸味の強い柑橘類や酢を摂ることを勧めています。この栗山式食事療法で、美容研究家のメイ牛山氏は、夫の末期すい臓がんを1年で完治させました。私も、大量のレモン中心のジュース・食事療法で、完治が難しいすい臓がんを20人中４人完治させることができました。

　アメリカの医師たちが始めた「ナチュラル・ハイジーン」も、生の果物・野菜を中心とするナチュラルフードを摂ることで、体に備わる自然治癒力を最大限に生かす健康法です。解説書『フィット・フォー・ライフ』は世界中で読まれ、日本へは松田麻美子氏翻訳によって紹介されています。

Point 02

ジュースと三大療法の併用

効果は倍増、副作用は半減

三大療法の効果を上げる

がん治療の三大療法は、手術・抗がん剤・放射線治療です。そのほかにも、動脈に直接抗がん剤を送りこむ「動注ポート療法」や、乳がんや前立腺がんに有効な「ホルモン療法」など、さまざまな治療法があります。ジュースを中心とした済陽式食事療法は、これらの医学的治療の代わりに行うものではなく、あくまで三大療法と併用することで、より治療の効果を上げるためのものです。私は外科医として、手術をはじめとする医学的治療の有効性は十分に経験したうえで、それでも完治しないがんに悩んだ結果、体の自然治癒力を最大限に高める食事療法の併用で、治療効果を上げてきました。

抗がん剤や放射線治療は、直接がん細胞を攻撃して退治する方法ですが、がん細胞だけでなく、正常な細胞も攻撃します。せっかくがん細胞を退治しても、体が衰弱して再発や転移を招いたのでは元も子もありません。抗がん剤は、白血球を減らします。白血球の数がある一定以上減ると、免疫力が低下し、肺炎などを起こすリスクが高まります。よって、抗がん剤投与の続行ができなくなります。治療の効果を上げるためにも、体の代謝をよくして、免疫力を高めることが極めて重要です。リンパ球やマクロファージなどの免疫細胞が活性化すれば、少ない抗がん剤投与でも高い効果を得ることができます。抗がん剤の量を減らせれば、それだけ体のダメージが少なくすむので、病気の回復も早まります。

このような相乗効果を生むのが、体の代謝をスムーズにして免疫力を高める成分を豊富に含む、野菜・果物ジュースを中心とした食事療法です。

抗がん剤の副作用を軽減

抗がん剤治療や放射線治療は、正常な細胞も攻撃するため、さまざまな副作用を引き起こします。最近は、なるべく患者さんの体に負担をかけない治療法になっていますが、それでも体へのダメージは避けられません。

抗がん剤の主な副作用は、吐き気、脱毛、白血球の減少などです。個人差がありますが、全身の倦怠感や、下痢、口内炎にも悩まされます。

私は、抗がん剤治療を受ける人には、「必ず大量の野菜・果物ジュースを飲むこと」を勧めています。それは、治療効果を上げると同時に、野菜・果物に含まれる成分が辛い副作用を軽減してくれるからです。ビタミンやファイトケミカルは、白血球を減少させる原因となる活性酸素を抑制し、免疫細胞を活性化させます。活性化したマクロファージが抗がん剤の毒性を解毒し、免疫力を高め、代謝を改善し、内臓の働きもアップさせます。また、ねぎやにんにくも、白血球を増やし、免疫細胞を活性化させる働きがあります。

実際に多くの患者さんが、大量のジュースを飲むことで副作用が軽減したと語っています。免疫機能を高めて、体の代謝をスムーズにし、解毒作用を強化することで、胃液の分泌や腸の動きを活発化されたことが、吐き気や嘔吐を防いだと考えられます。また、ヨーグルトなどに含まれる乳酸菌を摂ることで、腸内細菌バランスを整え、腸の毒性物質を減らし、副作用を軽減させることができます。下痢は腸内バランスがアルカリ性に傾き、毒性物質を発生させることが関係しているので、腸内を酸性化する柑橘類などの酸っぱい果物を摂ることも、下痢の改善に有効です。

がんの抑制には、低体温の改善も重要です。がん細胞は、35度台の低い体温で増殖しやすくなります。体温が低いと代謝が悪くなり、免疫力を低下させるためです。野菜・果物ジュースには、体温を1度程度上げる効果があるので、体温維持で免疫力を高めるという意味でも有効です。野菜・果物ジュースの効用は、簡単にまとめると、「体温を上げる」「血液をサラサラにする」「細胞を活性化させて代謝をよくする」ことにあり、このいずれもが、体の免疫力をアップさせ、辛い副作用を軽減することにつながります。抗がん剤治療をやることが決まったら、実際の治療が始まる前からジュースを飲み始めることをお勧めします。

がん発生四大要因を取り除き、免疫機能を高める

がんの増殖・抑制は食べ物次第

がん発生の原因は代謝異常

がんは、さまざまな要因によって、遺伝子構造に乱れが生じ、細胞が変質することによって起こります。「がんの芽」は、健康な人でも、毎日３０００〜５０００個発生しています。このがんの芽を日々撃退し、がん細胞になることを防いでいるのが、白血球の中にある、リンパ球、ナチュラルキラー（ＮＫ）細胞、マクロファージなどの免疫細胞です。がんの増殖力が、体に備わる免疫力を上回ると、がん増殖のスピードが急速に上がり、正常な細胞をも傷つけていきます。

最近の研究で、がんは、全身の細胞の代謝が悪くなることで起こる「慢性の代謝病」であることがわかってきました。アメリカの医師、エドワード・グリフィンはその著書の中で、「腫瘍はがんという病気が起こした結果であって、その腫瘍を取り除いてもがんという病気を除去したことにはならない」と述べています。根治手術で、がんをきれいに取り除くことは、治療の終わりではなく、むしろ始まりとも言えるのです。

がんの予防・改善には、がんを引き起こす要因を取り除くこと、そして、体の免疫力を高めることが重要です。

がんの増殖を促す要因は、喫煙、紫外線、放射線、一部の農薬や添加物などいろいろありますが、イギリス・ドール博士の「がんの原因の35％は食事」という統計結果も示すように、がんの発生・悪化に食事が大きく関係していることは、いまや世界の常識です。

中でも、①過剰な活性酸素　②クエン酸代謝の異常　③塩分の過剰摂取　④動物性食品の過剰摂取の４つが発がんの四大要因と考えます。それぞれの仕組みについてはこのあとのページで詳しく説明します。

免疫力を上げる食事でがんを抑制

がんを増殖させる要因になるのも食事ですが、がん体質を改善して、がんを抑制するにも食事が大きな力になります。免疫力を高める食事については、免疫学者の安保徹氏の「安保式免疫力UP療法」がとても参考になります。その理論は済陽式食事療法にも取り入れています。

安保氏は、自律神経と免疫力の関係の研究から、食事と生活習慣を改めて、自己免疫力を高めることが健康維持に重要であると説いています。自律神経には、「交感神経」と「副交感神経」があり、昼間の活動時や緊張時には交感神経が優位になり、リラックス時には副交感神経が優位になると考えます。

副交感神経が優位になると、白血球中のリンパ球が増え、夜間に免疫力が高まります。副交感神経を優位にするには、十分な睡眠や、ストレス・疲労を溜めないことも大事ですが、毎日の食事が大きな鍵を握っています。

安保氏は、免疫力を高める食事として、「丸ごと食品（胚芽を含む五穀や小エビ・小魚など、動植物の生命維持に必要な栄養をそのまま食べられるもの）」、「食物繊維（ごぼうやきのこ、海藻など）」「ファイトケミカル（新鮮な野菜や果物など）」「発酵食品（納豆、ヨーグルトなど）」「いやいや食品（酸っぱい、辛い、苦いなどの体が不快と感じるもの）」を勧めています。「いやいや食品」のレモン、生姜、ゴーヤ、梅干しなどの味の刺激は、体の反射システムを目覚めさせ、免疫力を高めるとされます。

「がん体質」とは、喫煙、ストレス、睡眠不足、肥満などの生活習慣や加齢によって免疫力が弱まり、がん細胞の増殖にブレーキがかからなくなった状態を意味します。「がん家系」という言葉もよく使われますが、生活習慣が同じだから結果的にがんを誘発してしまうのであり、生活習慣を変えれば、克服可能と考えます。

がんに勝つには、交感神経を優位にする肉や脂肪、塩分は控え、副交感神経を優位にする、玄米、ごま、酢、生姜、きのこ、海藻や、大量の野菜・果物ジュースを摂ることがポイントです。リンパ球を増やすには、血中のインターフェロンという物質が必要とされていて、野菜・果物ジュースなどを摂ることで増えていきます。リンパ球の寿命は1週間ほどなので、それを超えた2週間くらいから、体調が変わるのがわかるはずです。

がんを促進する４つの要因

01 塩分の過剰摂取

塩分とピロリ菌の〝タッグ〟で胃がんを誘発
過剰なナトリウムは、すべてのがんの原因

日本で塩分と胃がんの関係が注目されるようになったのは、１９６８年の秋田県の調査でした。当時の秋田県では脳卒中がとても多く、その原因として、塩漬けの保存食や、塩辛いつまみによる塩分の過剰摂取があげられました。秋田県では、減塩を呼びかける運動を始め、30年後には脳卒中が半減しましたが、驚いたことに胃がんの発症も⅓に激減したのです。また、韓国では、冷蔵庫の普及で塩蔵品が減ったことで、胃がんが減少しています。

塩分が胃がんの原因となるのは、塩分の刺激が胃壁を荒らすことによります。荒らされた胃壁が修復を繰り返すことで、ＤＮＡ細胞の複製ミスが生じやすくなり、がんを誘発するのです。また、ピロリ菌の影響も注目されています。１９７９年に発見されたがピロリ菌は、荒れた環境を好み、塩分が破壊した胃粘膜にすみつき、繁殖します。ピロリ菌が胃潰瘍、十二指腸潰瘍の原因になることはよく知られていますが、ピロリ菌がさらに胃壁を荒らすことで、発がんリスクも高まります。最近の研究では、ピロリ菌の持つ発がん遺伝子が、より直接的に胃がん発症に関係しているのではないかと考えられています。ピロリ菌の抑制には、ヨーグルトなどに含まれる乳酸菌が効果があることがわかってきました。また、塩分の過剰摂取は、胃がんだけでなく、細胞のミネラルバランスを崩し、すべてのがんの原因となります。

人体に塩分は欠かせないと言われますが、体に必要な量は、魚介類、海藻類などの食材に含まれているもので、十分に足りています。調味料として塩分を摂ることは極力控え、どうしても必要なときは、減塩醤油を酢で薄めるなどして使いましょう。減塩の工夫として、昆布やかつおぶし、しいたけなどでしっかりだしをとったり、わさびや山椒、生姜などの薬味や香辛料を活用するのもお勧めです。余分なナトリウムを排泄させ、細胞のミネラルバランスを正常に保つために、カリウム摂取も重要です。カリウムは、パセリ、アボカドなどをはじめとする数多くの野菜・果物に含まれているほか、大豆製品や海産物にも多く含まれています。

02 がんを促進する４つの要因
動物性食品の過剰摂取

動物性たんぱく質はもっとも発がんを促す食材
脂肪は、悪玉コレステロールを増加させる

アメリカ・コーネル大学のＴ・コリン・キャンベル教授は、著書『チャイナ・スタディ』で、「四足歩行動物のたんぱく質（アニマル・プロテイン）は、あらゆる食材の中で最も発がん性の高い食材である」と述べています。また、ハーバード大学のウォルター・ウィレット教授は、「牛肉を毎日食べている人は、月1回未満の人に比べて、大腸がんの発生率が２・５倍」という調査結果を発表しています。

牛赤身肉の摂取と大腸がんの関係

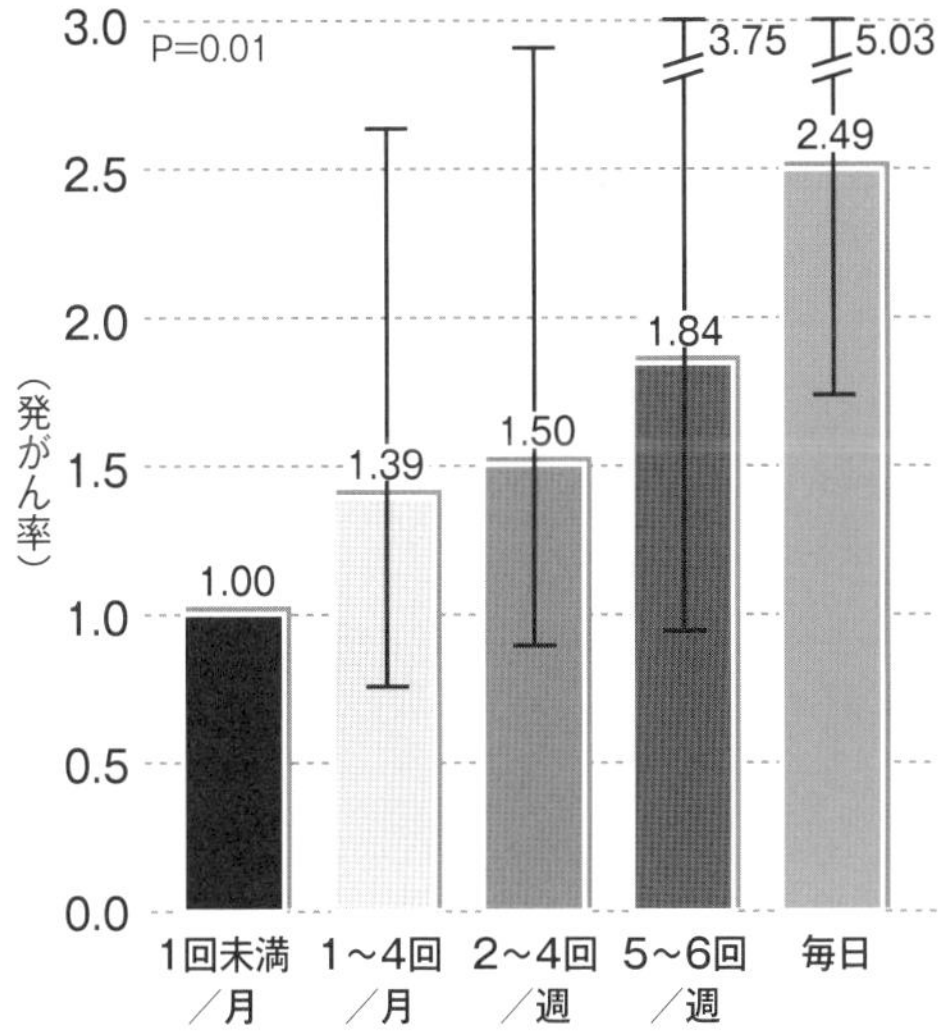

（Willet ほか、N.Engl、J.Med、1990）

動物性たんぱく質が、発がんの誘因となるのは、分解しにくい栄養素で、肝臓が過剰に働くことによります。たんぱく質の分解・合成をくり返す中でＤＮＡのミスマッチが起こりやすくなり、これが発がんの原因となります。また、肝臓が動物性たんぱく質の処理に追われ、本来の重要な任務である解毒作用を十分行えなくなることも、発がんを促す要因となっています。

また、四足歩行動物の脂肪（飽和脂肪酸）の摂りすぎも、血液中の悪玉コレステロール（ＬＤＬ）を増加させることで、がんの発生を促します。

肉食に偏った食事が、大腸がんのリスクを高めることは、２００７年に『世界がん研究基金（ＷＣＲＦ）』が発表した研究結果によって明らかになりました。かつて日本では少なかった大腸がんが、この40年で9倍に増えたのも肉食の増加が原因と思われます。

がん患者さんは、少なくとも半年～1年は、四足歩行動物の肉は禁止です。たんぱく質は、大豆製品など植物性のものを摂りましょう。動物性たんぱくを摂る場合は、鶏ささみ、白身魚、青魚などを、少量なら食べても構いません。

がんを促進する４つの要因

03 クエン酸代謝の異常

細胞のエネルギー不足が発がんを促す
ビタミンB群が豊富な玄米などで代謝を高める

私たちの体は、約60兆個の細胞でできていますが、各細胞が正常に働くためには、細胞内の「クエン酸回路」から、十分なエネルギーが送られることが必要です。

「クエン酸回路」は、体内で栄養素からつくられたクエン酸が、酵素などの働きで代謝を繰り返し、再びクエン酸に戻る過程で、ＡＴＰ（アデノシン三リン酸）と呼ばれるエネルギーを発生させます。回路が絶え間なくまわってエネルギーを作り出すことを、「クエン酸代謝」と言います。

ＡＴＰエネルギーの大半は、細胞のミネラルバランスを保つために使われているようです。細胞は、細胞膜の外側にはナトリウム、内側にはカリウムが多いのが正常で、このバランスを維持することで生きています。このバランスが崩れるのを防いでいるのが、ＡＴＰエネルギーです。

クエン酸代謝がスムーズに行われず、ＡＴＰが不足すると、細胞が正常に働かなくなり、細胞のがん化が起こることがわかってきました。フランスのソルボンヌ大学付属病院のピエール・ルスティン博士の研究によると、クエン酸代謝が低下してＡＴＰが不足すると、発がんが促され、逆に回路がスムーズになるとがんが改善されたと報告されています。

クエン酸代謝をスムーズに働かせるために不可欠なのが、ビタミンB_1、ビタミンB_2、ナイアシンなどのビタミンB群です。ビタミンBが不足すると脚気になると言われますが、脚気や糖尿病も、クエン酸代謝の異常が引き起こす病気です。

ビタミンB群は、玄米などの胚芽成分に多く含まれています。玄米のビタミンB_1の含有量は、白米の10倍です。がんの食事療法が玄米食を基本にしているのは、このためです。ビタミンB群は、全粒粉パンやきな粉、そらまめ、えんどう豆、大豆などの豆製品、ごまにも含まれています。

また、クエン酸回路の元となるクエン酸の摂取も回路をスムーズに回すことにつながります。クエン酸を大量に含むレモンは、ジュースで大量に摂りたい食品です。野菜・果物に豊富なカリウムの大量摂取も、細胞のミネラルバランスの正常化を促し、ＡＴＰの働きを助けます。

04 がんを促進する４つの要因 過剰な活性酸素

細胞を傷つけ発がんを促す抗酸化作用が強い野菜・果物で除去

「活性酸素」は、体内に取り入れた食品をエネルギーに変えるときに発生する物質で、この活性酸素が過剰になると、がんや生活習慣病、老化などの原因になります。

私たちは体に取り入れた食品の栄養を、呼吸で取り入れた酸素を利用して、体内で燃やすことでエネルギーに変えています。この燃やし方を「酸化」と言いますが、そのときに出る「燃やしカス」が活性酸素です。

活性酸素はとても不安定な物質で、まわりの細胞を酸化させて傷つける強い力があります。その攻撃力（毒性）は、体内に入った細菌や病原体を退治する武器になる一方、過剰な活性酸素は、体の正常な細胞も傷つけることで、病気を引き起こす原因になるのです。とくに、活性酸素によって遺伝子が傷つくと、発がんの大きな要因になります。

活性酸素は、人間が生きている限り発生が避けられませんが、体内では、活性酸素の毒性を消すためのいくつかの酵素が絶えず働いています。しかし、この酵素の働きは、加齢とともに徐々に衰えます。その一方で、現代社会には、ストレス、たばこ、紫外線など、活性酸素を大量に発生させる要素がたくさんあります。

体内でつくる酵素だけでは太刀打ちできず、がんが発生したり悪化したりすることを防ぐためには、活性酸素を除去・無害化する「抗酸化物質」を食品で摂ることが重要になってきます。

抗酸化物質の代表格は、ビタミンA・C・Eや、数百種以上あると言われるポリフェノールなどのファイトケミカルで、新鮮な野菜・果物に多く含まれています。がんの食事療法で共通して、大量の野菜・果物の摂取を勧めるのは、このためです。

特に、さまざまな抗酸化物質を簡単に、しかも大量に摂ることができる、多種類の野菜・果物を入れた生ジュースは、がんの原因となる活性酸素の除去に大きな力を発揮します。β-カロテンなどの抗酸化物質はサプリメントもありますが、各国の調査で、サプリメントだと効果が薄いという結果が出ています。単独の栄養素ではなく、ミネラル、食物繊維など食物に含まれるさまざまな栄養素とともに食品丸ごと摂ることが大切です。

発がん要因を断ち、免疫力を高める食品を摂る

済陽式食事療法の8大法則

01 塩分を制限する

塩分は、胃の粘膜を荒らし、細胞内のミネラスバランスを崩すため、発がんリスクを高めます。食材に含まれる塩分で人体に必要な摂取量は摂れるので、調味料の塩、醤油は控えます。だしを濃く取り、生姜などの香辛料や薬味で薄味を補います。

02 動物性たんぱく質・脂質の制限（四足歩行動物の制限）

がんのリスクを高める牛・豚・羊などの肉は一切禁止です。鶏のささみ・皮なしの胸肉は少量ならよいです。卵は平飼いの鶏のものを1日1個程度。魚はミオグロビンが酸化しやすいマグロやカツオなどの赤身魚は避けて、ヒラメ、タラ、サケなどの白身魚を選びましょう。

03 新鮮な野菜と果物（低・無農薬）を大量に摂る

野菜や果物には、ビタミンや、ポリフェノール、フラボイド、カテロイドなど抗酸化作用が強いファイトケミカルが豊富に含まれています。加熱による酵素やビタミンの損失を防ぐには、新鮮な野菜・果物を生ジュースで摂ることがお勧めです。

04 胚芽を含む穀物、豆類、イモ類を摂る

米や麦の胚芽は、ビタミンB群、ビタミンE、抗酸化物質（リグナン、フィチン）、腸内環境を整える食物繊維を豊富に含んでいます。主食はそれらを丸ごと摂れる玄米が理想。大豆には、すべてのがんを抑制する大豆イソフラボンがたっぷり含まれています。

05 乳酸菌、海藻類、きのこ類を摂る

乳酸菌は、腸内細菌のバランスを整え免疫力を高めます。毎日300gのヨーグルトを摂りましょう。β-グルカンを多く含む原木しいたけなどのきのこや、フコダインを豊富に含む海藻類も免疫力を高めます。根昆布を一晩水につけて飲むのもお勧めです。

06 レモン、はちみつ、ビール酵母を摂る

クエン酸代謝を円滑にするクエン酸を多く含むレモンは、ジュースに入れて1日2個は摂りましょう。ビタミン、ミネラル、免疫力を上げる花粉を含むはちみつは、1日大さじ2杯を目安に。ビール酵母からつくられたエビオス錠もがん患者さんに有効です。

07 油はオリーブ油かごま油にする

大豆油、コーン油などは、摂りすぎるとがんや生活習慣病の要因となるリノール酸が多く含まれているので避けましょう。油は、悪玉コレステロールを抑えるオレイン酸を豊富に含み、加熱しても酸化しにくい、オリーブ油かごま油を使うようにします。

08 自然水（ナチュラルミネラルウォーター）を摂る

発がんの要因となる塩素やフッ素などが入った水道水は避け、清浄な環境の井戸水、湧水などの自然水か、市販のナチュラルミネラルウォーターを飲むようにします。肝臓の解毒作用を弱めるアルコールは飲まないこと。禁煙は食事療法の大前提です。

植物由来の抗酸化物質 『ファイトケミカル』で がんに勝つ!!

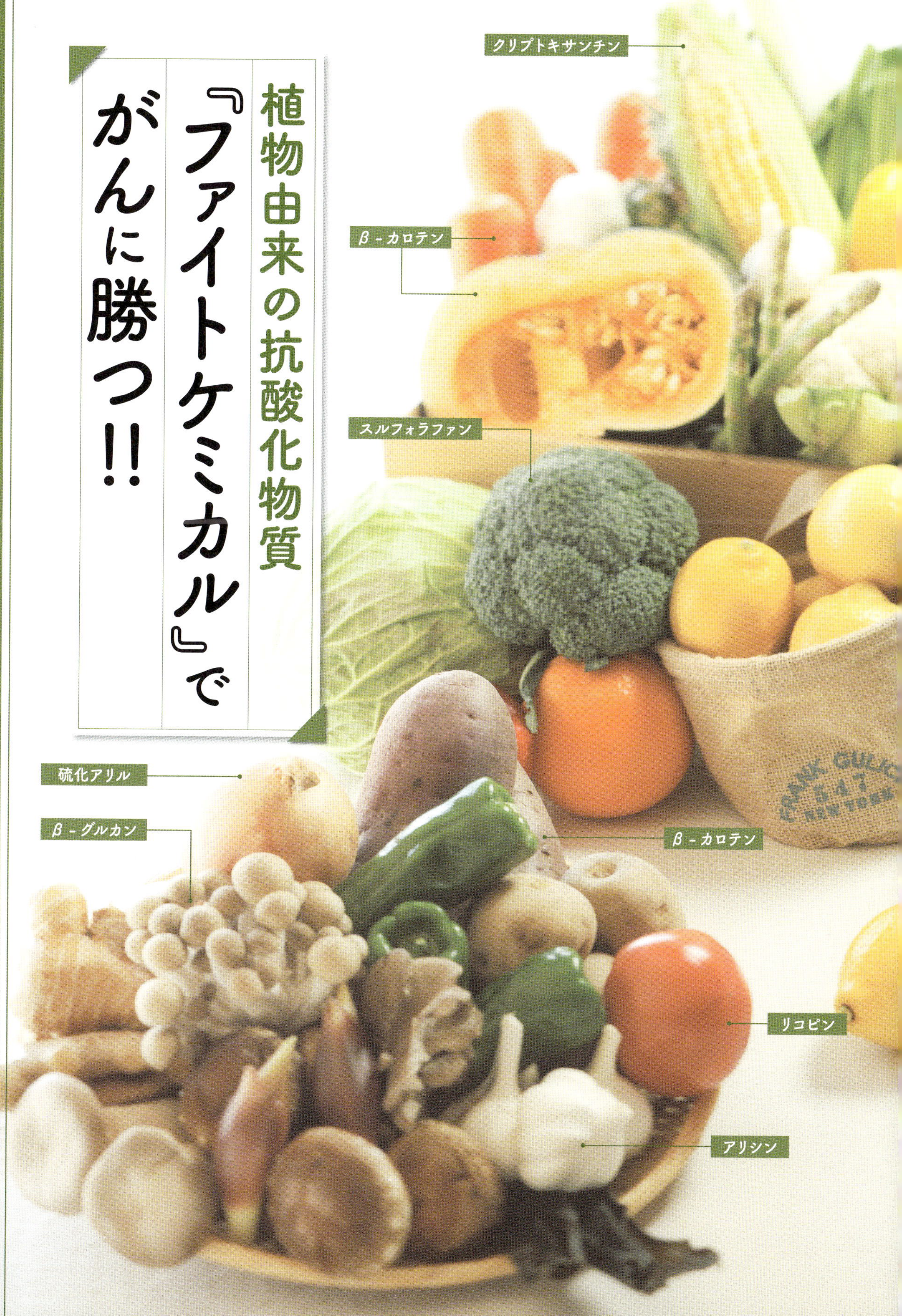

phytochemical 01

がんと免疫力の関係

免疫力を高めることで、がんの増殖を抑える

がんに打ち勝つ免疫力の主役は「白血球」

オーストラリアのウイルス学者で、ノーベル賞を受賞したバーネット博士は、１９７０年に、人体には発生したがん細胞を殺してがんの発病を防ぐ「免疫監視機構」と呼ばれる仕組みがあることを発表しました。バーネットの理論は、現在も免疫理論の基本となっています。

免疫力は、私たちの体が生まれながらに持つ「自然免疫」と、闘った相手を細胞が記憶することで得られる「獲得免疫」があります。「自然免疫」は、「自然治癒力」「抵抗力」とも呼ばれます。はしかに1度かかった人が以後かからないのは「獲得免疫」が働くからで、この仕組みを利用したのが予防接種です。

いずれにしても、体の中で免疫機能を担う〝主役〟は、血液成分の一つ「白血球」です。

がんの予防・改善には、この白血球と白血球の中のリンパ球の数を増やすこと、働きをよくすることが重要です。白血球の数は血液1㎜^{3}あたり、平均４０００～８０００個ですが、この数が３０００を切ると、がんの治療効果はなかなか上がりません。同様にリンパ球の数も１０００個以上ないと、抗がん剤などが効かなくなってしまいます。さらに、白血球、リンパ球の減少は体の免疫力を落とし、肺炎など免疫力低下による病気感染の恐れがあるので、化学療法や放射線治療を続けられなくなります。

白血球を増やすには、野菜・果物に含まれるファイトケミカルの摂取や、四足歩行動物を制限することが重要です。にんにく、たまねぎ、ねぎ、らっきょうなどに含まれる匂い成分のアリシンも、白血球やリンパ球を増やし、血流を改善して免疫活性を高めます。

腸管を動かし、リンパ球を活性化させる

免疫機能をつかさどる免疫細胞は、全身に分布していますが、全身の免疫細胞の6割が集中しているのが、小腸、大腸などの腸管です。腸管の免疫力を十分機能させるには、ヨーグルトなどに含まれる乳酸菌や、腸管の蠕動運動をうながす食物繊維、無農薬・有機栽培の野菜・果物ジュースが大きな力を発揮します。きのこや根菜は食物繊維が豊富ですが、ジュースで摂りづらいので、食事で工夫して積極的に摂ることが重要です。体の免疫機能は加齢と共に衰えがちですが、腸管の免疫システムは、腸内の環境がよい限り、高齢になっても機能し続けます。そのため、毎日の食事は、中高年者のがんの撃退にはとくに重要です。サプリメントはあくまで補助食品と考えてください。

済陽式食事療法は、体の持つ免疫力を最大限に発揮することで、がんの改善を目指します。一般には「食事療法」という言葉を使いますが、論文や学会発表では、「栄養・代謝療法」といいます。食事を食べた結果として起こる、「体内システムの改善」こそが、がんを縮小・消滅させる鍵だと考えるからです。

日本ではまだまだ、医学と栄養学の結び付きが弱いのが現状ですが、アメリカでは医学部教育のカリキュラムに栄養・代謝学が組み込まれ、盛んに研究が進められています。

患者さん自身が持つ免疫や代謝に着目し、それに欠かせない食事療法と、従来の現代医学を「免疫力」というキーワードで結びつけたところに、これからのがん医療があるのだと思います。特に、野菜・果物に豊富に含まれる、ビタミンやファイトケミカルのような、免疫力と大きな関係がある機能性食品の重要性は今後ますます注目されるでしょう。

また、がん患者さんは〝冷え〟を訴えられることが多いのですが、体温が1度下がると、免疫力が30％以上低下し、逆に1度上がると免疫力は5～6倍になることがわかっています。がんが最も増殖する温床は35℃と言われていて、36・5℃で免疫力は旺盛に働きます。体温を上げる食材の筆頭は生姜で、にんじん、大根、たまねぎ、じゃがいもなどの根菜や、にんにく、ねぎ、らっきょうなどの香味野菜も、体を温める作用があります。ジュースは、食材を常温に戻すなど体を冷やさない工夫が必要ですが、野菜・果物ジュースの習慣的摂取は代謝を高めて体温を上げる作用があります。

抗酸化ビタミンでがんを防ぐ

免疫機能を高めるビタミンを、生ジュースで大量に摂る

活性酸素を抑える、がん予防の「ACE（エース）」

抗酸化ビタミンとは、ビタミンA、ビタミンC、ビタミンEのことを指します。これらのビタミンは、がんの促進要因となる活性酸素を無害化することで、がんの発生を抑えます。

ビタミンAは、うなぎやレバーなどの動物性食品に含まれるほか、カロテンという色素成分の形で、かぼちゃ、ほうれん草、にんじんなどの緑黄色野菜に多く含まれます。カロテンは、体内でビタミンAに変化し、リンパ球の免疫細胞を増やして、免疫力を高めます。

ビタミンCは、活性酸素を減少させる働きが強い、重要なビタミンです。強力な発がん物質であるニトロソアミンの体内生成を妨げる働きもあります。ビタミンCは、キャベツ、小松菜、レモン、イチゴなどの野菜・果物に豊富に含まれるほか、芋類にも多く含まれます。体内に入った毒物を肝臓で無害化する際にもビタミンCが使われるので、タバコ、排気ガス、農薬など毒物だらけの現代社会では、どうしても不足しがちです。余分なビタミンCは排泄されるので、摂りすぎの心配はありません。加熱による損失を防ぐためにも、生ジュースで大量に摂ることがお勧めです。

ビタミンEは、血流を改善（血液ドロドロ防止）し、リンパ球の働きを向上させて、活性酸素の無害化に作用します。かぼちゃ、大根の葉、モロヘイヤ、キウイ、アボカドや、豆類に多く含まれ、オリーブ油などの植物油にも含まれています。

また、がんの予防には、クエン酸代謝をスムーズにするビタミンB群、なかでもビタミンB_1も欠かせません。ビタミンB群は、玄米（胚芽成分）、大豆、そばに多く含まれています。

ビタミンとその役割

分類	名称		特徴
脂溶性ビタミン	ビタミンA（レチノール、カロテン）		目や皮膚、粘膜の健康を維持する。免疫力を高める。うなぎやレバーに含まれるビタミンAは脂溶性で摂りすぎには注意する。植物に含まれるカロテンは体内で必要な量だけビタミンAにかわるので心配ない。
脂溶性ビタミン	ビタミンD		カルシウムとリンの腸管での吸収を促進する。カルシウム濃度を調整する。
脂溶性ビタミン	ビタミンE		脂肪酸の酸化を防ぎ、過酸化脂質の生成を抑制する。老化予防、免疫力アップに働く。
脂溶性ビタミン	ビタミンK		血液の凝固に働く。カルシウムが骨に沈着するのを助ける。
水溶性ビタミン	ビタミンB群	ビタミンB_1	糖質の代謝をスムーズにする。疲労物質である乳酸を処理する。クエン酸回路をスムーズに働かせる。
水溶性ビタミン	ビタミンB群	ビタミンB_2	三大栄養素（糖質・脂質・たんぱく質）の代謝に働く。特に脂質の代謝に欠かせない。
水溶性ビタミン	ビタミンB群	ナイアシン	糖質と脂質の代謝を助ける。アルコールの分解に欠かせない。
水溶性ビタミン	ビタミンB群	ビタミンB_6	たんぱく質の代謝に必要。免疫力を高め、赤血球の合成にも働く。
水溶性ビタミン	ビタミンB群	ビタミンB_{12}	葉酸と共に赤血球をつくる。神経細胞を健康に保つ。
水溶性ビタミン	ビタミンB群	葉酸	新陳代謝に必要。胎児の成長に不可欠。赤血球をつくり貧血を防ぐ。
水溶性ビタミン	ビタミンB群	パントテン酸	三大栄養素（糖質・脂質・たんぱく質）の代謝に必要。ホルモンの合成を促進する。
水溶性ビタミン	ビタミンB群	ビオチン	三大栄養素（糖質・脂質・たんぱく質）の代謝に必要。
水溶性ビタミン	ビタミンC		免疫力を高める。抗酸化作用が強い。抗疲労、抗ストレス作用がある。過酸化脂質がつくられるのを抑制する。コラーゲンの合成を促進して皮膚の新陳代謝を高める。

がん予防効果の高いデザイナーフーズ

活性酸素を除去し、免疫機能を高める野菜・果物

がん予防効果の高い植物性食品

アメリカでがんなどの生活習慣病による死亡者の増加が深刻になった１９９０年、アメリカのがん国立研究所が中心となり、がん予防に効果のある植物性食品を研究する「デザイナーフーズ・プロジェクト」が策定されました。この研究の結果、植物性食品に含まれる数万種類の化学物質（ファイトケミカル）のうち、約６００種類にがん予防効果があることが判明しました。

免疫力を高める抗酸化物質を多く含む、約40種類の野菜・果物・ハーブ類などを選出し、がん抑制の重要度が高い順に3段階にグループ分けしたのが「デザイナーフーズ・ピラミッド」です。ピラミッドの上段にあるほど、がん予防効果が高い食品となります。アメリカでは、これらの食品を積極的に摂るよう国民指導を徹底することで、がんの死亡率を減らしています。

ピラミッドに示された食品のうち、免疫力を高める効果が特に高いのが、にんにく、レモン、きのこ類、海藻類です。過剰な活性酸素を除去する抗酸化物質を多く含むのが、トマト、キャベツ、にんじん、ブロッコリー、プルーン。海藻類や、大豆製品、パセリ、アボカドなどに含まれるカリウムは、細胞のミネラルバランスを正常化して、細胞のがん化を防ぎます。

最近では、がん病巣別に抑制効果の高い食材もわかってきました。前立腺がんや乳がんには大豆製品、胃がんには緑茶、大腸がんには乳製品、肺がんにはらっきょう、肝臓がんには小松菜などです。

ただし、がん抑制効果が高いからといって、一つの食材ばかりを摂っても効果は期待できません。いろいろな食品に含まれる成分を何種類もバランスよく摂ることが、がんの改善には重要です。

がん予防の効果がある食品ピラミッド

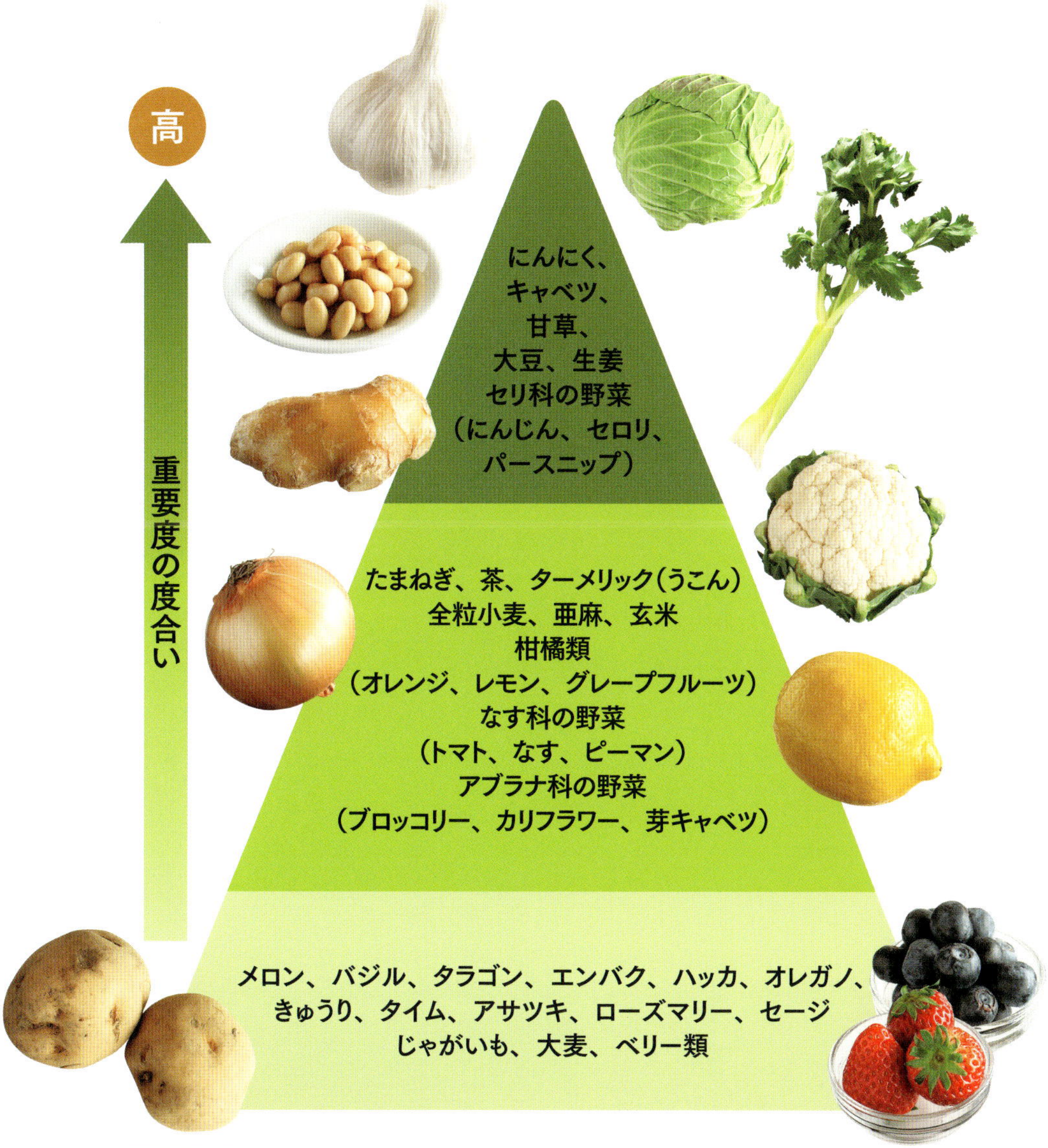
高
重要度の度合い
にんにく、
キャベツ、
甘草、
大豆、生姜
セリ科の野菜
（にんじん、セロリ、
パースニップ）
たまねぎ、茶、ターメリック（うこん）
全粒小麦、亜麻、玄米
柑橘類
（オレンジ、レモン、グレープフルーツ）
なす科の野菜
（トマト、なす、ピーマン）
アブラナ科の野菜
（ブロッコリー、カリフラワー、芽キャベツ）
メロン、バジル、タラゴン、エンバク、ハッカ、オレガノ、
きゅうり、タイム、アサツキ、ローズマリー、セージ
じゃがいも、大麦、ベリー類

白血球数を増やす野菜

①にんにく　②しその葉　③しょうが　④キャベツ

サイトカイン分泌能力のある野菜

①キャベツ　②なす　③大根　④ほうれん草　⑤きゅうり

サイトカイン分泌能力のある果物

①バナナ　②スイカ　③パイナップル　④ぶどう　⑤なし

デザイナーズフードリスト（がん予防の可能性のある食品）アメリカ国立がん研究所発表

食養生の基本・ファイトケミカル

強い抗酸化作用で、がんを抑制

野菜・果物の皮や種子に多く含まれる
多種類を同時に摂ると効果的

「ファイトケミカル」は、植物が紫外線や害虫から自分の身を守るために作りだした天然の化学物質です。「ファイト」はギリシャ語で「植物」の意味、「ケミカル」は英語で「化学物質」の意味です。

　植物の色、味、香りなどの成分で、表皮のすぐ内側や種子に多く含まれています。その種類は1万種あるとも言われていますが、現在わかっているのは約900種。構造から、ポリフェノール、フラボノイド、カロテノイド、硫黄酸化物、サポニンなどに分類されます。人体では合成できないので、食物から摂る必要がありますが、ファイトケミカルはひとつだけ摂るよりも、さまざまな種類を一緒に摂ったほうが効果が高くなります。

ファイトケミカルには、血中脂肪を燃焼させる働きや、悪玉コレステロールの増殖を防ぐ働き、白血球を増やす働きなどがありますが、特に重要なのが、強い抗酸化作用で、体内の活性酸素を無害化し、がん細胞の増殖を抑えることです。

　ベリー類に含まれる青紫の色素成分アントシアニン、トマトに含まれるリコピン、にんじんに多く含まれるβ-カロテンなどには、強い抗酸化力があることがわかっています。また、たまねぎに含まれるアリシンが血液をサラサラにしてがんの発生を抑制することや、緑茶の渋み成分カテキンが、胃がんを予防することなども明らかになってきています。

　国内外の研究者が、その高い抗がん効果から「21世紀の新しいビタミン」と称賛するファイトケミカルを、多種類の野菜・果物ジュースで摂ることは、がんの抑制に大きな力を発揮します。

ファイトケミカルの効能

種類	主な食品	主な効能
硫化アリル Allyl sulfides	たまねぎ、にんにく、 にら	コレステロールを降下させる。動脈硬化予防、心臓病予防に働く。
インドール Indoles	ブロッコリー、白菜、 カリフラワー、 キャベツなど、 アブラナ科の野菜	がん細胞のたんぱく質分泌などの活動を抑え、がん細胞の分裂と成長を抑制する。乳がんへの抗がん効果は顕著。
イソフラボン Isoflavines	大豆、小豆、 さやえんどう	強い抗酸化作用がある。血管壁のコレステロール堆積を防ぐ。動脈硬化を防ぎ、末梢血管の新生を抑制する働きがある。
イソチオシアネート Isothiocyanates	キャベツ、大根、 ブロッコリー、 カリフラワー、 ワサビ	発がん抑制作用、殺菌作用、食欲増進作用などがある。血液凝固（血栓病）予防、喘息抑制、虫歯予防にも働く。
フェノール酸類 Phenolic acids	トマト、にんじん、 柑橘類、ベリー類	強力な抗酸化作用。細胞の活性酸素を除去・抑制する。
ポリフェノール Polyphenols	緑茶、ぶどう、ベリー類、 ざくろ	強い抗酸化作用で、活性酸素の働きを抑制。老化を抑制する。
サポニン Saponins	大豆、 さやつきの豆類	過酸化脂質がつくられるのを防ぎ、がん細胞の生成を抑制する。
テルペン Terpenes	柑橘類の皮、ノニ	老化を遅らせる。心筋梗塞、がんを予防。
多糖類 Polysaccharides	びわの果肉・種子、 きのこ類、五穀、 くこの実	活性酸素を除去し、がんを予防、改善。老化予防の働きもある。

がん予防に効果絶大

抗酸化ビタミン、ファイトケミカルを含む食材事典

香辛料

発がん物質を抑制 にんにく

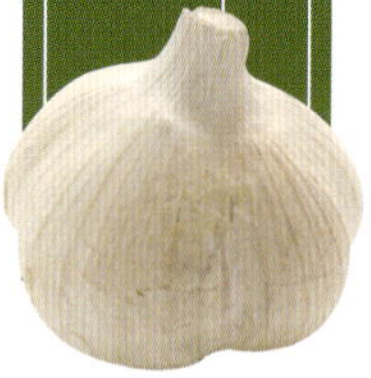

含まれる抗酸化ビタミン・ファイトケミカル

- アリシン（硫化アリル）
- セレン

（独特の匂いのもとアリシンが活性酸素を抑えてがんを抑制）

がん抑制効果が高い食品として「デザイナーフーズ・ピラミッド」の頂点に立つにんにく。にんにく独特の匂いのもとになる硫化アリルには、発がん物質を抑制する酵素の働きを高め、活性酸素の害を抑制する強い抗酸化作用があります。

なかでもアリシンが有名で、ビタミンB_1と結合してアリチアミンという物質に変化し、クエン酸回路を活性化して、がんを予防します。アリシンは空気に触れることで酵素の働きが活発になるので、細かく切って10分ほど置いて使うと効果的です。

大腸がん・肺がんに有効 ウコン・生姜

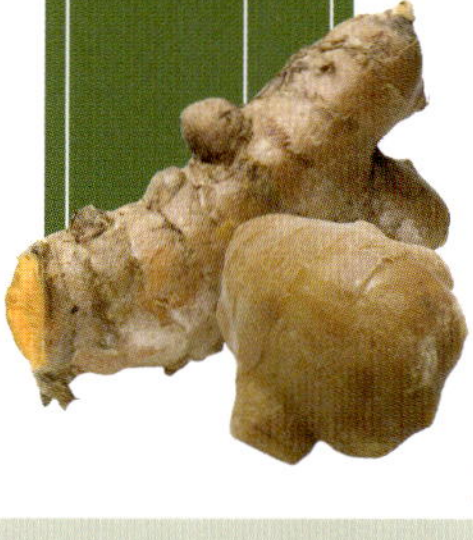

含まれる抗酸化ビタミン・ファイトケミカル

- ショウガオール（生姜）
- ジンゲロン（生姜）
- クルクミン（ウコン）
- テルペン（ウコン）
- ビタミンC（ウコン）

（生姜の辛み成分が発がんを抑制 ウコンのクルクミンが活性酸素を除去）

生姜の辛み成分である、ショウガオールやジンゲロンには発がん物質の合成を阻んで、がんを抑制する作用があります。また、強い抗酸化作用で、活性酸素による遺伝子の損傷を防ぎます。そのほか、強い殺菌作用や、吐き気を抑える、体を温めるなどの効果もあります。

ウコン（ターメリック）の黄色い色素はクルクミンという成分で、体内でテトラヒドロクルクミンという強力な抗酸化作用を持つ物質に変化します。また、悪玉コレステロールの血管への付着を防ぎ、大腸・皮膚・肺がんに効果的です。最近は肝機能の改善効果も注目されています。

野菜類

エネルギー代謝を促す

アスパラガス

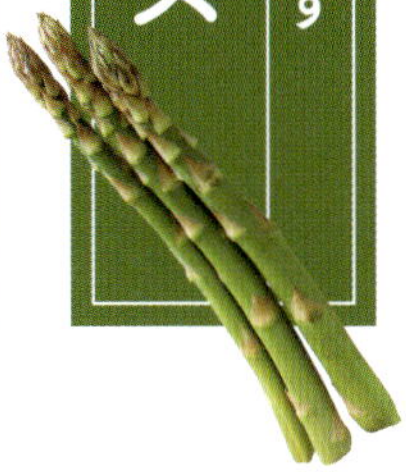

含まれる抗酸化ビタミン・ファイトケミカル

●アスパラギン酸　●ルチン
●カロテン　●ビタミンC

（免疫力アップのアスパラギン酸　抗がん作用を高めるルチン）

アスパラガスの独特のうま味成分が、アスパラギン酸。体内でエネルギーの代謝を促し、免疫力を高めます。また、有害物質のアンモニアを尿と一緒に体外に出す働きや、動脈硬化を予防する働きもあります。アスパラガスの穂先に含まれるルチンは、毛細血管を丈夫にして、動脈硬化を防ぎます。動脈硬化を予防すると、ＬＤＬ（悪玉コレステロール）をマクロファージが処理する能力が高まり、がんを抑制します。ルチンはビタミンPの一種で、そばにも多く含まれています。

腸内環境を整える

かぼちゃ

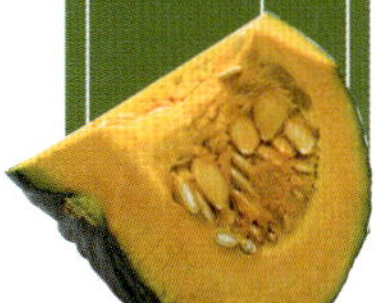

含まれる抗酸化ビタミン・ファイトケミカル

●β-カロテン　●セレン
●ビタミンC　●ビタミンE

（強い抗酸化作用があるβ-カロテン　免疫力を高めるビタミンも豊富）

かぼちゃの黄色は、β-カロテンによるもので、β-カロテンには強い抗酸化作用があります。特に新鮮なワタの部分に多く含まれています。発がん物質を抑えるビタミンC、ビタミンEも豊富で、昔から「冬至に食べると風邪をひかない」と、免疫力を高める食品として知られています。セレンも抗酸化作用が強い物質です。かぼちゃは、抗がんに有効な成分が多い栄養満点な野菜であると同時に、食物繊維も豊富で、腸内の有害物質を速やかに排泄することで、大腸がんを予防します。

免疫力を高める

きのこ類

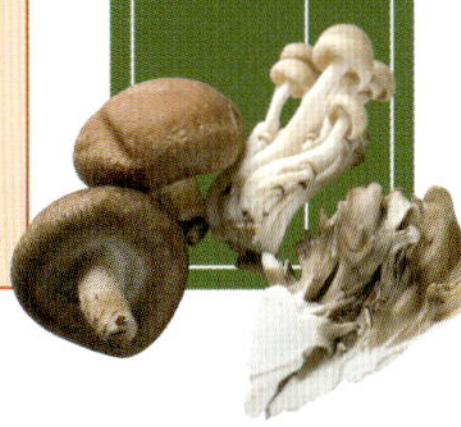

含まれる抗酸化ビタミン・ファイトケミカル

●β-グルカン
●エリタデニン

（免疫細胞を増殖させるβ-グルカン　悪玉コレステロール抑制成分も）

しいたけにがんを抑制する作用があることはよく知られていますが、その中心になっているのがβ-グルカン。β-グルカンは、マクロファージなどの免疫細胞を増殖させ、免疫力を高めます。中でもまいたけに含まれるβ-グルカンの一種、ＭＤフラクションには、きのこ類でもっとも強い抗がん作用が認められ、乳がん、子宮がん、前立腺がん、肺がんなどに効果を示しています。また、血圧やコレステロールを下げ、悪玉コレステロールの生成を抑えるエリタデニンも豊富です。

野菜類

1日に1/4個でがん予防
キャベツ

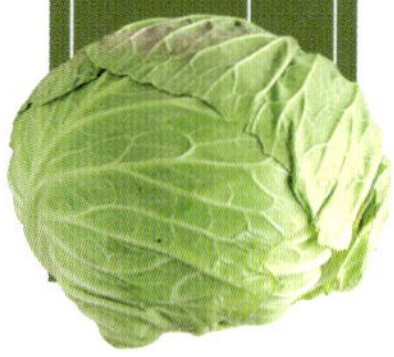

含まれる抗酸化ビタミン・ファイトケミカル

●イソチオシアネート　●カロテン
●ビタミンU　●ビタミンC

イソチオシアネートが発がんを抑制 胃の粘膜を保護するビタミンU

アブラナ科の野菜は、さまざまな抗がん作用を持つファイトケミカルを数多く含んでいます。なかでもキャベツに含まれるイソチオシアネートは、発がん性物質を抑える酵素を作り出したり、がんの原因となる酵素の働きを阻害したりすることで、強い抗がん作用があります。

　また、胃腸の粘膜を保護する働きがあるビタミンUや、抗酸化作用があるビタミンCも豊富で、がん抑制効果を示すデザイナーフーズ・ピラミッドでは、にんにくに次ぐ第2位に位置しています。

豊富なビタミン、ミネラル
ケール

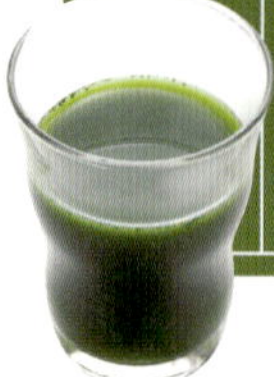

含まれる抗酸化ビタミン・ファイトケミカル

●イソチオシアネート　●メラトニン
●β-カロテン　●クロロフィル
●ビタミンC

強い抗がん作用を持つ物質が豊富 青汁に使われる野菜の王様

キャベツと同じアブラナ科のケールは、地中海沿岸が原産地。野菜の王様と言われるほど栄養価が高く、青汁によく使われます。抗がん作用の強いイソチオシアネート、β-カロテン、クロロフィル、メラトニンなどファイトケミカルも豊富です。葉緑素とも呼ばれる緑の色素クロロフィルは抗酸化作用があり、ビタミンEの約2倍の抗酸化力があるメラトニンもがんの予防に効果を発揮します。また、メラトニンは不眠症を改善し、質のよい眠りに導くことでも知られています。

夏バテ防止にも最適
ゴーヤ

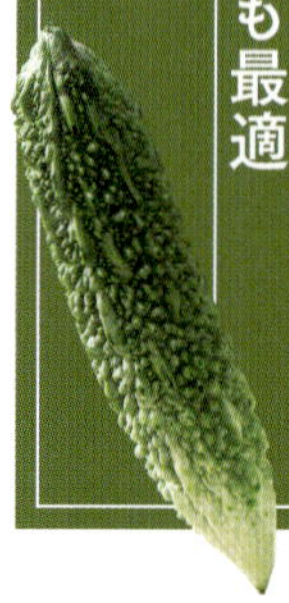

含まれる抗酸化ビタミン・ファイトケミカル

●ククルビタシン　●モモルデシン
●ビタミンC

強い抗酸化作用があるビタミンCが豊富 独特な苦み成分にも抗がん作用

沖縄野菜の代表格で、「苦瓜」とも呼ばれるゴーヤ。その独特な苦みの成分が、ククルビタシンとモモルデシンです。ククルビタシンのCタイプには抗がん作用があり、モモルデシンには食欲増進効果や、血圧や血糖値を安定させる効果があると言われます。ゴーヤに豊富に含まれるビタミンCには強い抗酸化作用があり、がんの改善に効果を発揮します。苦みが強いので、パイナップル、レモン、レタスと一緒にジュースにして、好みではちみつを加えると飲みやすいようです。

ポリフェノールが豊富

ごぼう

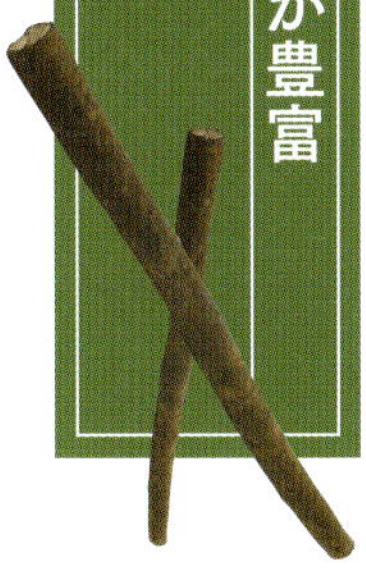

含まれる抗酸化ビタミン・ファイトケミカル

●リグニン ●イヌリン
●セレン ●ポリフェノール

腸内環境を整え大腸がんを改善 免疫機能を向上させるイヌリン

リグニンには、抗酸化成分のポリフェノールが豊富に含まれているので、活性酸素を除去し、細胞が傷つくのを防ぐ働きがあります。悪玉コレステロールを低下させる効果も確認されています。リグニンは、胃や小腸で消化されずに大腸まで届き、腸内環境を改善させることで、大腸がんの改善にも役立ちます。セレンにも強い抗酸化作用があり、また、ごぼうに多く含まれるイヌリンは、白血球を中心とした免疫能を活性化させ、発がんを抑制します。

生で食べられる

小松菜

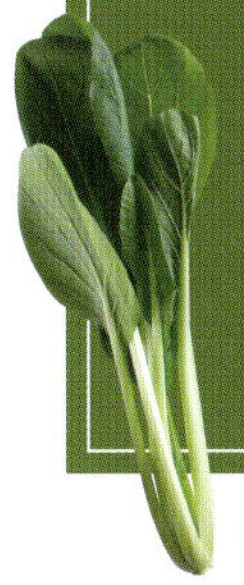

含まれる抗酸化ビタミン・ファイトケミカル

●グルコシノレート ●グルタチオン
●β-カロテン

がんに効く成分がいっぱい 生食可能なのでジュースにも最適

強い抗酸化作用があるβ-カロテンとビタミンCを豊富に含むほか、抗がん作用が強いグルコシノレートや、米国の動物実験で抗がん効果が証明されているグルタチオンも豊富に含む、がんの撃退に効果的な野菜です。ほうれん草に比べて、アクが少なく、生食可能なのでジュースにも向いています。また、β-カロテンはビタミンEを含むオリーブ油やごま油と組み合わせることで、吸収率がアップします。カルシウムの含有量はほうれん草の約3倍と言われる栄養満点の野菜です。

食物繊維も豊富

さつまいも

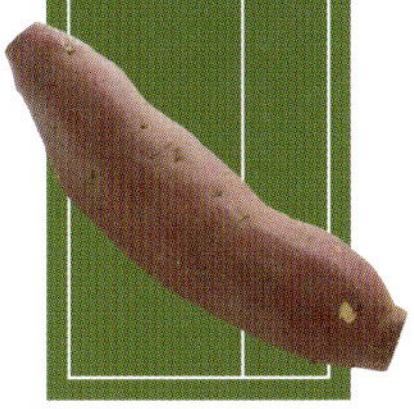

含まれる抗酸化ビタミン・ファイトケミカル

●β-カロテン ●クロロゲン酸
●アントシアニン ●ビタミンC

色が濃いほどβ-カロテンが豊富 皮には活性酸素を抑えるクロロゲン酸

中が濃い黄色のものほど、がんの発生を抑制する効果が高いβ-カロテンを多く含んでいます。皮の部分には活性酸素の発生を抑えるクロロゲン酸が含まれているので、皮ごと食べると効果的です。抗がん作用の高いビタミンCも豊富で、その含有量はグレープフルーツなどの柑橘類に匹敵します。腸内環境を整える食物繊維も豊富です。また、さつまいもの紫色の品種の紫いもには、抗酸化作用が強いアントシアニンが普通のさつまいもより多く含まれています。

野菜類

セロリ

動脈硬化も予防

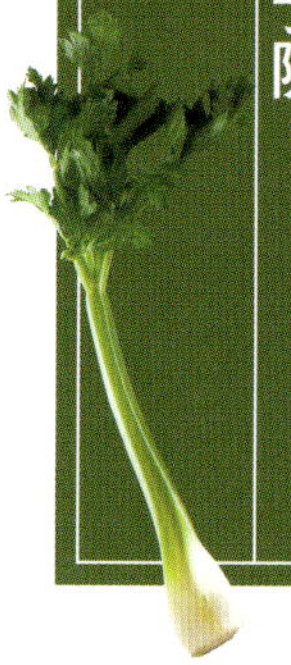

含まれる抗酸化ビタミン・ファイトケミカル

- ●β-カロテン ●アピイン
- ●ピラジン ●ビタミンC

（さっぱりした香り成分ががんを抑制 強い抗酸化力があるβ-カロテンも豊富）

セロリのさっぱりした香りの成分が、アピインやピラジンです。アピインは食欲増進効果のほか、神経に働きかけて頭痛やイライラを抑える働きがあります。ピラジンは血液を固まりにくくして血栓を防ぎ、動脈硬化やがんを予防する効果があります。抗酸化作用が強いβ-カロテンや、発がん物質を抑える働きがあるビタミンCも豊富に含み、がん撃退に効果を発揮します。葉の部分にもβ-カロテンやビタミンCが含まれているので、捨てずに利用しましょう。

大根

白血球の働きを高める

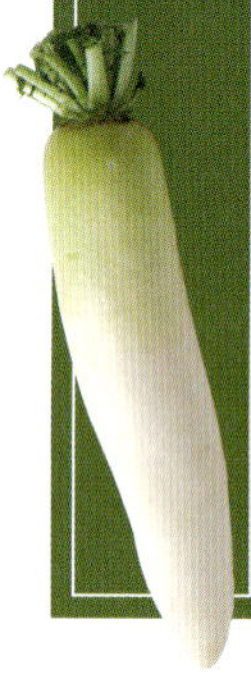

含まれる抗酸化ビタミン・ファイトケミカル

- ●イソチオシアネート ●β-カロテン
- ●リグニン ●ビタミンC

（辛み成分に強力な抗酸化作用 大根おろしにするのが効果的）

大根の辛み成分はイソチアシオネートという硫化化合物で、強力な抗酸化作用を持っています。肝臓の解毒作用を強めてがん細胞の増殖を抑えるほか、血栓をつくりにくくする作用や、殺菌作用もあります。すりつぶすなど細胞を壊すことでイソチアシオネートが生成されるので、大根おろしで食べると効果的です。また、コレステロールの排出作用があるリグニンや、葉に含まれるβ-カロテン、ビタミンCなど、抗がん効果が期待できる栄養素が豊富に含まれています。

とうもろこし

脂質の吸収を抑える

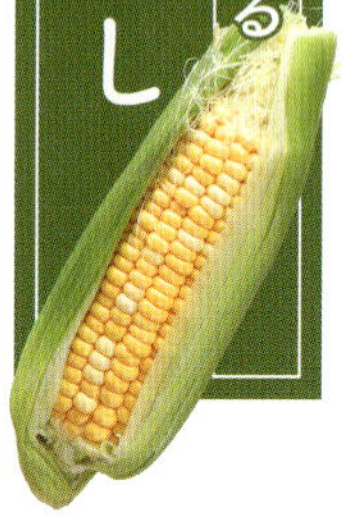

含まれる抗酸化ビタミン・ファイトケミカル

- ●クリプトキサンチン ●ルテイン
- ●ゼアキサンチン ●β-カロテン
- ●ビタミンB ●ビタミンE

（抗酸化力が強いカロテノイドが豊富 たっぷりの食物繊維が大腸がんを予防）

とうもろこしの黄色の成分であるルテインやゼアキサンチン、クリプトキサンチンは、いずれも強い抗酸化力を持つカロテノイドの一種です。ゼアキサンチンには、肝臓の発がんを抑える働きもあると言われています。また、とうもろこしには芋類より多い食物繊維が含まれていて、脂質の吸収を抑えて大腸がんを予防します。そのほか、塩分を体外に排出するカリウムや、過酸化脂質の生成を抑えて免疫力をアップさせるビタミンEも豊富です。黄色い品種には、β-カロテンも含まれています。

抗がん効果を証明

トマト

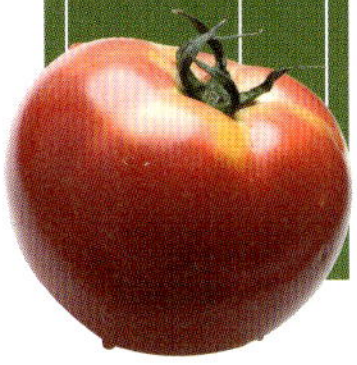

含まれる抗酸化ビタミン・ファイトケミカル

●リコピン ●β-カロテン ●ビタミンC ●ビタミンE

（強力な抗がん作用があるリコピン 玄米、大豆、たまねぎと摂ると効果的）

トマトに含まれるがん予防の強力な味方はリコピンです。リコピンはトマトの赤い色素のもとで、強い抗酸化力があり、活性酸素を除去する力はβ-カロテンの2倍と言われています。さらに、がん予防のエースであるβ-カロテンや、ビタミンC、ビタミンEも含まれていて、これらが相互に働いて強い抗酸化作用を発揮します。リコピンはジュースやペースト状で摂ると効率よく摂取でき、また、玄米や大豆、たまねぎなどとの組み合わせで、抗がん効果がアップします。

滋養強壮効果がある

長芋・山芋

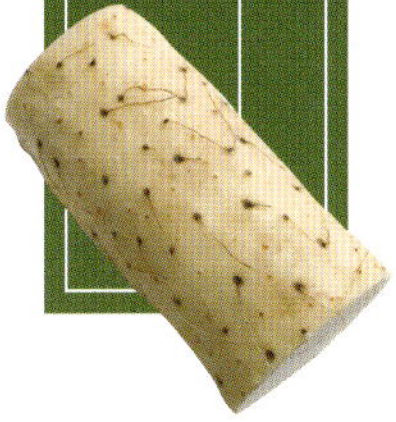

含まれる抗酸化ビタミン・ファイトケミカル

●ムチン ●ペルオキシダーゼ ●ビタミンB ●ビタミンC

（活性酸素を抑えるペルオキシダーゼ ぬめり成分のムチンで免疫力アップ）

芋類の中で唯一、生で食べられるのが長芋です。長芋に多く含まれるペルオキシダーゼは活性酸素の発生を抑え、がんを予防します。また、でんぷんを消化する酵素のジアスターゼ（アミラーゼ）が大根の約3倍含まれていて、胃炎や胃潰瘍を予防します。長芋や里芋のぬめり成分のムチンは、胃壁の粘膜の保護や、体力増強に役立ちます。漢方ではぬめり気のある食べ物は免疫力を高めるとされ、長芋や山芋は漢方薬にも使われています。食物繊維も豊富な食材です。

抗がんに欠かせない

にんじん

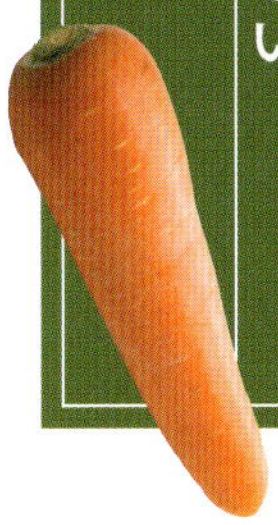

含まれる抗酸化ビタミン・ファイトケミカル

●β-カロテン ●ビタミンC ●ビタミンE

（β-カロテンの含有量が群を抜く ビタミンC、Eも活性酸素を抑制）

デザイナーフーズ・ピラミッドの最上位に位置するにんじん。その最大の特徴は、強い抗酸化作用があるβ-カロテンを豊富に含むことです。100gあたり7300ugという含有量は、ほかの緑黄食野菜と比べても群を抜いています。色が濃いものほど、β-カロテンを多く含んでいます。また、抗酸化ビタミンと言われるビタミンC、ビタミンEも豊富に含むほか、体内の余分な塩分を排出するカリウム、腸の調子を整え、大腸がんを予防する食物繊維も豊富です。

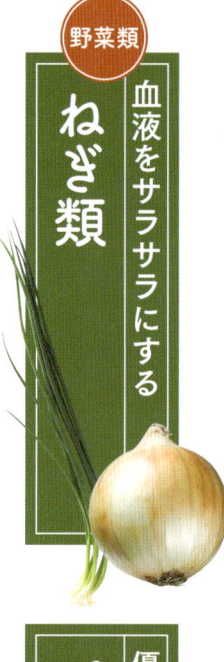

野菜類

血液をサラサラにする
ねぎ類

含まれる抗酸化ビタミン・ファイトケミカル

●アリシン（たまねぎ・ねぎ）
●ケルセチン（たまねぎ）
●ケンフェロール（たまねぎ）

免疫力を高める硫化アリル アリシンは生で摂るのが効果的

ねぎ類の刺激臭や辛み成分のもとになるのが硫化アリルです。切ったりすりおろすとアリシンが生成されます。アリシンには血液をサラサラにしたり、体の免疫力をアップさせる働きがあり、がん撃退に大きな効果を発揮します。アリシンは生で食べると効果的です。ケルセチン、ケンフェロールにも強い抗酸化作用があります。長ねぎの白い部分にはビタミンCが多く含まれ、葉の緑の部分にはβ-カロテンが豊富です。ねぎには血行をよくして体を温める作用もあります。

優れた成分が豊富
パセリ

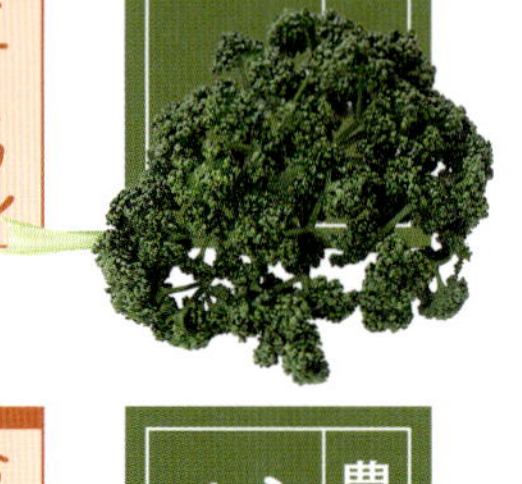

含まれる抗酸化ビタミン・ファイトケミカル

●β-カロテン　●クロロフィル
●ビタミンE　●ビタミンC
●ビタミンB群

抗がん効果が高い成分が豊富 ジュースで効率よく摂る

活性酸素を抑えて免疫機能を高めるビタミンA（β-カロテン）・C・Eを豊富に含むほか、代謝をスムーズにするビタミンB群やミネラルなど、優れた成分を豊富に含む食材です。パセリの鮮やかな緑色成分であるクロロフィルには、肝機能を高め、過酸化脂肪の生成を抑えてがんを抑制する働きがあります。みじん切りにしてスープやシチューに混ぜるほか、キャベツ、イチゴ、レモンと一緒にジュースにすると、効率的に摂ることができます。

豊富なミネラル
ビーツ

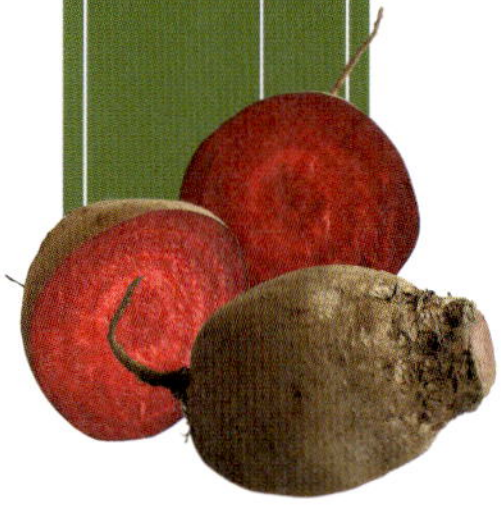

含まれる抗酸化ビタミン・ファイトケミカル

●ビタミンC　●ナイアシン
●ビオチン

豊富なカリウムががんを抑制 体の代謝を高めるビタミンB群も豊富

地中海沿岸が原産と言われるビーツは、「飲む輸血」と言われるほど豊富なミネラルを含有。赤い色素はベタシアニンによるもので、抗酸化作用に優れています。豊富なカリウムは、余分なナトリウムを排出し細胞のミネラルバランスを調整することで、がんの抑制、増殖を防ぎます。また、ビタミンB群のナイアシン、ビオチンは、栄養素の分解、代謝を高め、細胞を活性化させます。血圧を下げる効果もあります。バナナ、豆乳と一緒にジュースにすると、飲みやすく、カリウムも壊れません。

トマトの5倍のビタミンC

ピーマン

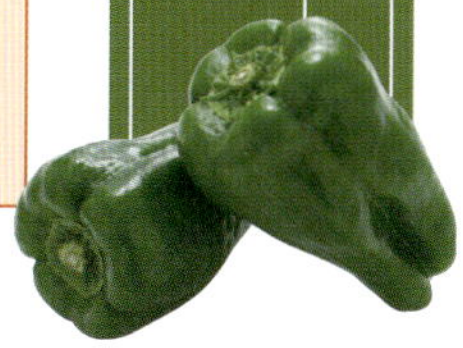

含まれる抗酸化ビタミン・ファイトケミカル

●β-カロテン　●クロロフィル
●カプサンチン　●ピラジン
●ビタミンC　●ビタミンE

（トップクラスのがん抑制食品 ビタミンとクロロフィルで活性酸素抑制）

抗がん物質の生成を助けるビタミンCが豊富で、その含有量はトマトの5倍と言われています。ピーマンの緑色の色素は抗酸化力の強いクロロフィルによるもの。パプリカと呼ばれる赤ピーマンは、緑のピーマンが完熟したもので、リコピン同様の強力な抗酸化作用があるカプサンチンを多く含んでいます。ピーマン独特の匂いの成分は、ピラジン。ピラジンには、血液をサラサラにして血栓を予防する働きがあり、心筋梗塞や脳梗塞を予防できます。

発がん物質をブロック

ブロッコリー

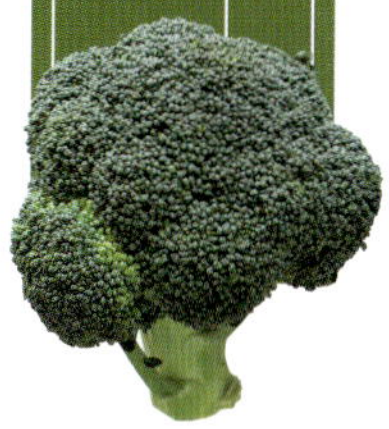

含まれる抗酸化ビタミン・ファイトケミカル

●スルフォラファン　●β-カロテン
●ビタミンA　●ビタミンC
●ビタミンE

（スルフォラファンに強いがん抑制効果 スプラウトは20倍も強力）

ブロッコリーには、強力な抗がん作用があるスルフォラファンが含まれています。スルフォラファンは、アブラナ科の植物に含まれる辛み成分で、特に、ブロッコリーの新芽であるブロッコリースプラウトに含まれる含有量は成熟したブロッコリーの20倍以上と言われています。また、ブロッコリーには、活性酸素の害を抑えて免疫力を高めるビタミンCや、抗がん効果の高いβ-カロテン、クエン酸回路をスムーズに働かせるビタミンB群も豊富に含まれています。

強力な抗がん作用

ほうれん草

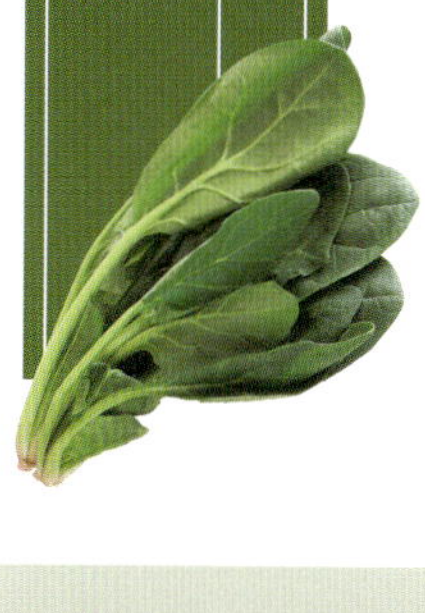

含まれる抗酸化ビタミン・ファイトケミカル

●β-カロテン　●クリプトキサンチン
●ルテイン

（がんの再発を防止するβ-カロテン 抗酸化作用が強いクリプトキサンチン）

緑黄色野菜に含まれるβ-カロテンは、過剰な活性酸素を捉えて無害化することで、強い抗がん効果を発揮します。2007年の厚労省の疫学調査では、β-カロテンが不足すると胃がんリスクが2倍に高まると発表しています。肺がん、直腸がん、食道がんなどの予防、再発防止効果も知られています。また、ほうれん草に含まれる抗酸化物質クリプトキサンチンは、カロテンの仲間ですが、カロテンより強力な抗がん作用があることがわかってきて、注目されています。

果物

柑橘類

1日2個のレモン

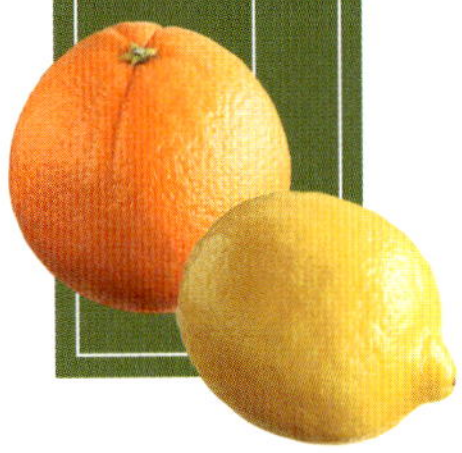

含まれる抗酸化ビタミン・ファイトケミカル

- ビタミンC
- クエン酸
- フラボノイド
- テルペン

強い抗酸化作用があるレモン ビタミンCとクエン酸が免疫力を高める

抗酸化作用がとても強いレモンや、グレープフルーツ、みかんなどの柑橘類は、がんの抑制に欠かせない食材と言えます。豊富に含まれるビタミンCは、免疫力を高め、発がん物質を抑えます。レモンやグレープフルーツに含まれるクエン酸は、クエン酸代謝を円滑にして、細胞のエネルギーを生みだすもとになります。済陽式食事療法では、1日に2個のレモンを毎日のジュースで摂ることを勧めています。温州みかんには、抗がん物質のクリプトキサンチンやβ-カロテンも含まれています。

サクランボ

クエン酸代謝を促進

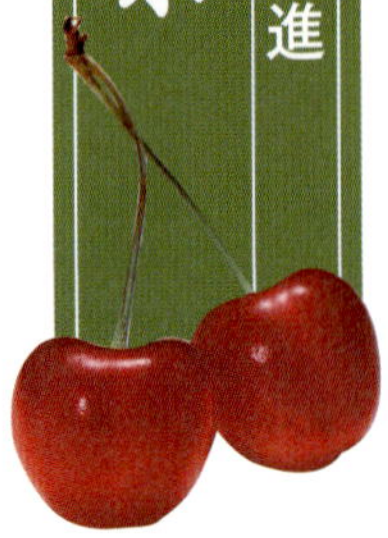

含まれる抗酸化ビタミン・ファイトケミカル

- アントシアニン
- カロテン
- ビタミンC
- ビタミンB群

抗酸化成分をバランスよく含む がん予防効果があるカリウムも豊富

サクランボには、ビタミンCをはじめ、ビタミンB群、カロテン、鉄分、カリウムなどがバランスよく含まれています。皮の部分に含まれる赤色の成分アントシアニンには強い抗酸化作用があり、がんを抑制します。体内の余分なナトリウムを排出するカリウムも高血圧やがんを予防します。サクランボの酸味は、りんご酸、クエン酸などの有機酸によるもので、クエン酸代謝を促進して細胞を活性化させ、疲労回復や食欲増進、血行促進と同時にがん予防に効果を発揮します。

スイカ・メロン

ナトリウムを排出

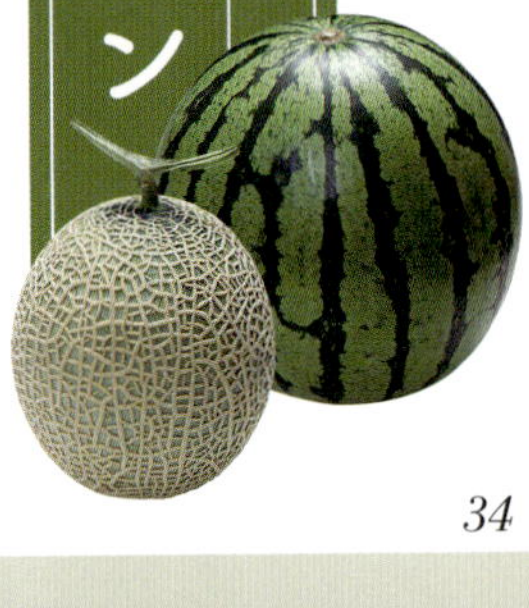

含まれる抗酸化ビタミン・ファイトケミカル

- カロテン
- ビタミンC

ビタミンC、カリウムでがんを撃退 消化力の低下時によいメロン

赤いスイカには、抗酸化作用が強いカロテンが豊富に含まれています。また、カリウムも多く、余分なナトリウムを排出します。利尿成分のシトルリンと一緒に作用して腎臓の働きを助け、がんの予防に役立ちます。メロンには、抗酸化作用が強いカロテンとビタミンCが多く含まれ、がんや生活習慣病を予防します。ミネラルバランスを整えるカリウムも豊富です。糖質が多く食物繊維が少ないので、胃腸への負担が少なく、闘病で消化力が低下したときなどに適しています。

豊富なポリフェノール
プルーン

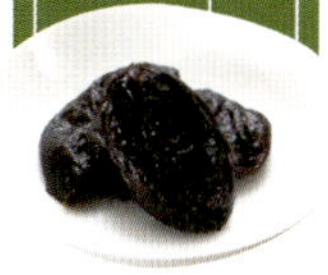

含まれる抗酸化ビタミン・ファイトケミカル

●クロロゲン酸　●アントシアニン
●ビタミンC

最強の抗酸化力を持つ果物 悪玉コレステロールの生成も抑える

ビタミンや鉄分、ミネラルをたっぷり含むプルーンは「ミラクルフルーツ」と呼ばれる栄養価が高い果物です。強い抗酸化作用を持つクロロゲン酸などのポリフェノールも豊富で、米農務省の研究では「最も抗酸化力が強い果物」にランクされました。濃い紅色成分のアントシアニンも、抗酸化力が強く、特に甲状腺がんによいと言われています。毎日10個のプルーンを食べると、悪玉コレステロールの生成が抑えられることも、臨床実験でわかっています。

ジュースにも最適
ベリー類

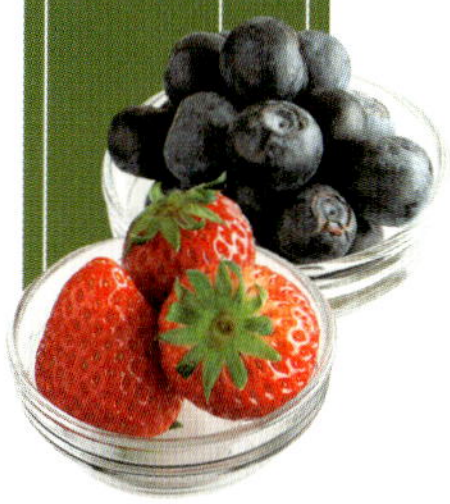

含まれる抗酸化ビタミン・ファイトケミカル

●アントシアニン　●β-カロテン
●レスベラトロール　●ビタミンC
●ビタミンE

ビタミンC、アントシアニンが強力にがんを抑制する

イチゴ、ブルーベリー、ブドウなどのベリー類は、抗酸化作用が強い果物で、高いがん抑制効果が期待できます。「ビタミンCの宝庫」と言われるイチゴは、免疫力を高め、がんや老化を防止します。ベリーの青紫の成分アントシアニンには、強い抗酸化作用があり、活性酸素を無害化して、がんの進行を防ぐほか、視力回復にも役立ちます。アントシアニンは皮の部分に多く含まれているので、生で皮ごと食べるのが効果的。ジュースの材料にも適しています。

腸内の善玉菌を増やす
りんご

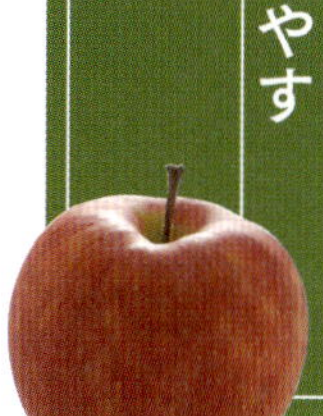

含まれる抗酸化ビタミン・ファイトケミカル

●ケルセチン
●アントシアニン

豊富なポリフェノール類ががんを防止 食物繊維ペクチンが大腸がんを予防する

実の部分にはケルセチン、皮にはアントシアニンなど、抗酸化作用が強い豊富なポリフェノール類を多く含むりんごは、がん予防に最適です。食物繊維のペクチンも豊富で、腸内の善玉菌を増やし、悪玉菌の増殖を防いで腸内環境を整えます。その結果、胃腸に関係する強力な発がん物質の発生を防いで、大腸がんを予防します。酸味成分のりんご酸は、クエン酸代謝を活発にして、疲労解消に効果的。ペクチン、アントシアニンは皮に多く含まれているので、皮をむかずに食べてください。

その他

がん予防効果が高い

ごま

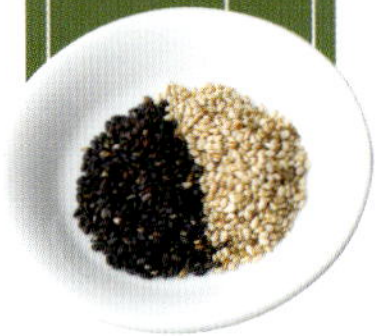

含まれる抗酸化ビタミン・ファイトケミカル

●ゴマリグナン ●アントシアニン
●セレン ●ビタミンB群
●ビタミンE

セサミンなど強力な抗酸化成分 ごま油にも、がん抑制効果

ごまは、良質なたんぱく質、ビタミンB群、ビタミンEを豊富に含む栄養価の高い食品です。なかでも注目すべきは、ゴマリグナンと総称される抗酸化作用の強い食物繊維成分です。ごま油が酸化しにくいのも、ゴマリグナンの働きによるものです。その一つセサミンは、強い抗酸化作用で、肝機能を強化し、肝臓がんの発生を抑えます。セサモリンは、炒ることでセサモールという、さらに強力な抗酸化物質を生成します。そのまま食べても、ごま油で摂っても、がん抑制効果が期待できます。

高いがん抑制効果

大豆製品

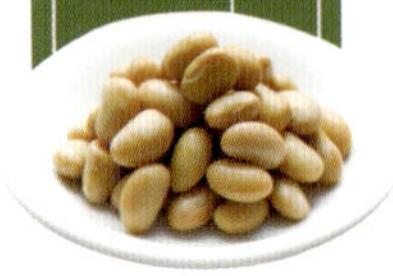

含まれる抗酸化ビタミン・ファイトケミカル

●大豆イソフラボン ●サポニン
●ビタミンE ●ビタミンB群

前立腺がん、乳がんに有効なイソフラボン サポニンが血液をサラサラに

大豆に含まれる大豆イソフラボンには、性ホルモンの作用を抑制する働きがあり、前立腺がんや乳がんに有効であることが、京都大学名誉教授・家森幸男先生の研究で明らかになっています。また、サポニンには強い抗酸化作用があり、代謝をよくして免疫力を高めて、がんを抑制します。大豆を発酵させた納豆は、ビタミンB群などの栄養成分が、大豆の2倍になるほか、納豆菌がつくるナットウキナーゼという酵素が血液をサラサラにします。ただし、この酵素は加熱によって壊れます。

胃がんを抑制

緑茶

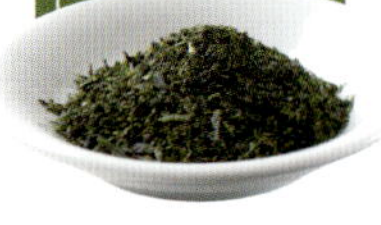

含まれる抗酸化ビタミン・ファイトケミカル

●カテキン
●クロロフィル

カテキンの強い抗酸化作用 胃がんをはじめ、さまざまながんを抑制

緑茶の渋み成分であるカテキンは、強い抗酸化作用があることで知られています。カテキンは、脂肪の酸化を抑制することで、細胞膜の酸化を防ぎ、さまざまな臓器の発がんを抑制することが、多くの研究者の報告で明らかにされています。また、緑茶をよく飲む地域では胃がんなどのがんの発生が少ないことも確認されています。カテキンには、血液中の中性脂肪や悪玉コレステロールを抑制する効果や、血圧や血糖値を安定させる働きもあります。

コレステロールを低下させる

昆布

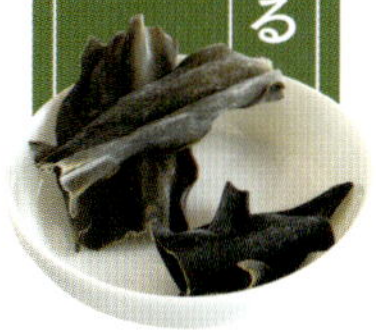

含まれる抗酸化ビタミン・ファイトケミカル

●フコイダン
●アルギン酸

フコダインががん細胞の増殖を抑える抗がん作用があるアルギン酸

海藻類に共通して含まれる抗がん成分がフコダインです。フコダインには、胃がんの原因になるピロリ菌をブロックする働きがあるほか、がん細胞を死滅させる働き、がん細胞の増殖を抑える働きがあります。さらに、フコダインには、免疫力を向上させる働きもあります。アルギン酸も、昆布やわかめのぬめり成分で、抗がんやコレステロールの低下などに効果的です。昆布には、細部バランスを整えるカリウム、悪玉コレステロールＬＤＬの酸化を防ぐ銅なども含まれています。

血液循環がアップ

もずく・ひじき

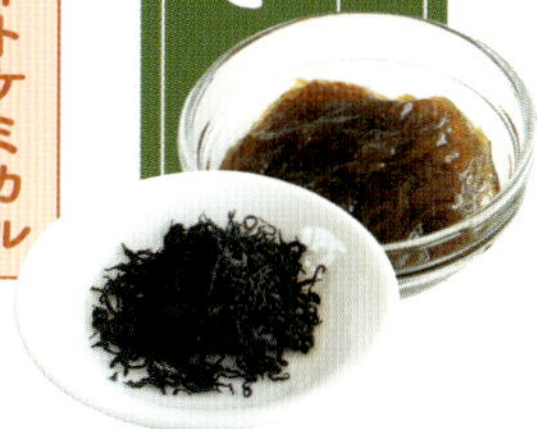

含まれる抗酸化ビタミン・ファイトケミカル

●カロテン（ひじき）
●フコイダン

フコダインには免疫力を高める働きも海藻類と野菜をバランスよく摂ろう

もずく、ひじきも、がん細胞を死滅させ、また増殖を抑えるフコダインが豊富な食材です。フコダインは、腸管で異物とみなされることで、全身の免疫力をアップさせます。また、カリウム、カルシウム、鉄分、マグネシウムなどのミネラルを豊富に含み、血液循環をよくします。酢のもののほか、煮物やサラダに加えて食べるとよいでしょう。不溶性食物繊維は野菜や大豆に多く含まれ、水溶性食物繊維は海藻類に多く含まれるので、両方をバランスよく摂ることが大事です。

がんの増殖を抑える

わかめ

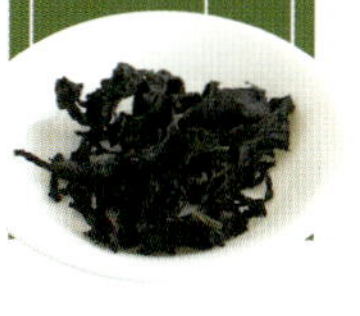

含まれる抗酸化ビタミン・ファイトケミカル

●フコイダン　●アルギン酸
●β-カロテン

フコダイン、アルギン酸ががんを抑制生活習慣病を予防する豊富な成分

わかめには、昆布と同様、ぬめりのもとになる、フコダイン、アルギン酸が豊富に含まれています。フコダインにはがんの増殖を抑える働きがあり、食物繊維のアルギン酸は抗がん作用のほか、コレステロールや中性脂肪、血圧を低下させる働きもあります。わかめにはこのほか、抗酸化作用が強いβ-カロテン、細胞のミネラルバランスを整えてがんを予防するカリウム、体に必要なカルシウム、鉄分、甲状腺の働きをよくするヨウ素なども含まれています。

（2007年世界がん研究基金）

食物・栄養・運動のがん予防の判定

↓↓↓リスク低下は「確実」　↓↓リスク低下は「おそらく確実」
↑↑↑リスク上昇は「確実」　↑↑リスク上昇は「おそらく確実」

口腔・咽頭・喉頭	
野菜※1	↓↓
果物※2	↓↓
アルコール飲料	↑↑↑

※1…カロテン類を含む食物。
※2…カロテン類を含む食物。

鼻咽頭	
広東風塩蔵魚	↑↑

食　道	
野菜※3	↓↓
果物※4	↓↓
アルコール飲料	↑↑↑
肥満	↑↑↑

※3…β-カロテンを含む食物。ビタミンCを含む食物。
※4…β-カロテンを含む食物。ビタミンCを含む食物。

肺	
果物※5	↓↓
飲料水中のヒ素	↑↑↑
β-カロテン※6	↑↑↑

※5…カロテン類を含む食物。
※6…喫煙者に対するサプリメントを用いた研究からの知見。（済陽式に食事で摂るのはOK）

胃	
野菜	↓↓
ねぎ属野菜（ねぎ・たまねぎ・にんにく等）	↓↓
果物	↓↓
塩分・塩蔵食品	↑↑

すい臓	
葉酸を含む食物	↓↓
肥満	↑↑↑
腹部肥満	↑↑

胆のう	
肥満	↑↑

肝　臓	
アフラトキシン（カビ毒）	↑↑↑
アルコール飲料	↑↑

大　腸	
食物繊維を含む食物	↓↓
にんにく	↓↓
肉類	↑↑↑
加工肉	↑↑↑
カルシウムの多い食事※7	↓↓
アルコール飲料※8	↑↑↑（↑↑）
運動	↓↓↓
肥満	↑↑↑
腹部肥満	↑↑↑

※7…大腸がんに対する牛乳とサプリメントを用いた研究からの知見。
※8…大腸がんに対して、男性は「確実」、女性は「おそらく確実」。

乳房（閉経前）	
アルコール飲料	↑↑↑
肥満	↓↓
授乳（母親）	↓↓↓

乳房（閉経後）	
アルコール飲料	↑↑↑
運動	↓↓
肥満	↑↑↑
腹部肥満	↑↑

子宮体部	
運動	↓↓
肥満	↑↑↑
腹部肥満	↑↑

前立腺	
リコピンを含む食物	↓↓
セレンを含む食物※9	↓↓
カルシウムの多い食事	↑↑

※9…前立腺がんに対するサプリメントを用いた研究からの知見。

腎　臓	
肥満	↑↑↑

皮　膚	
飲料水中のヒ素	↑↑

出典：World Cancer Research Fund/American Institute For Cancer Research. Food,Nutrition,Physical Activity, and the Prevention Of Cancer：a Global Perspective.Washington DC ：AICR,2007：370.

がん克服患者さん14名の本物のレシピ公開

毎日のジュース・常食レシピ

治すために毎日飲み続けた「ジュース」と毎日食べ続けた「常食」を紹介

CONTENTS

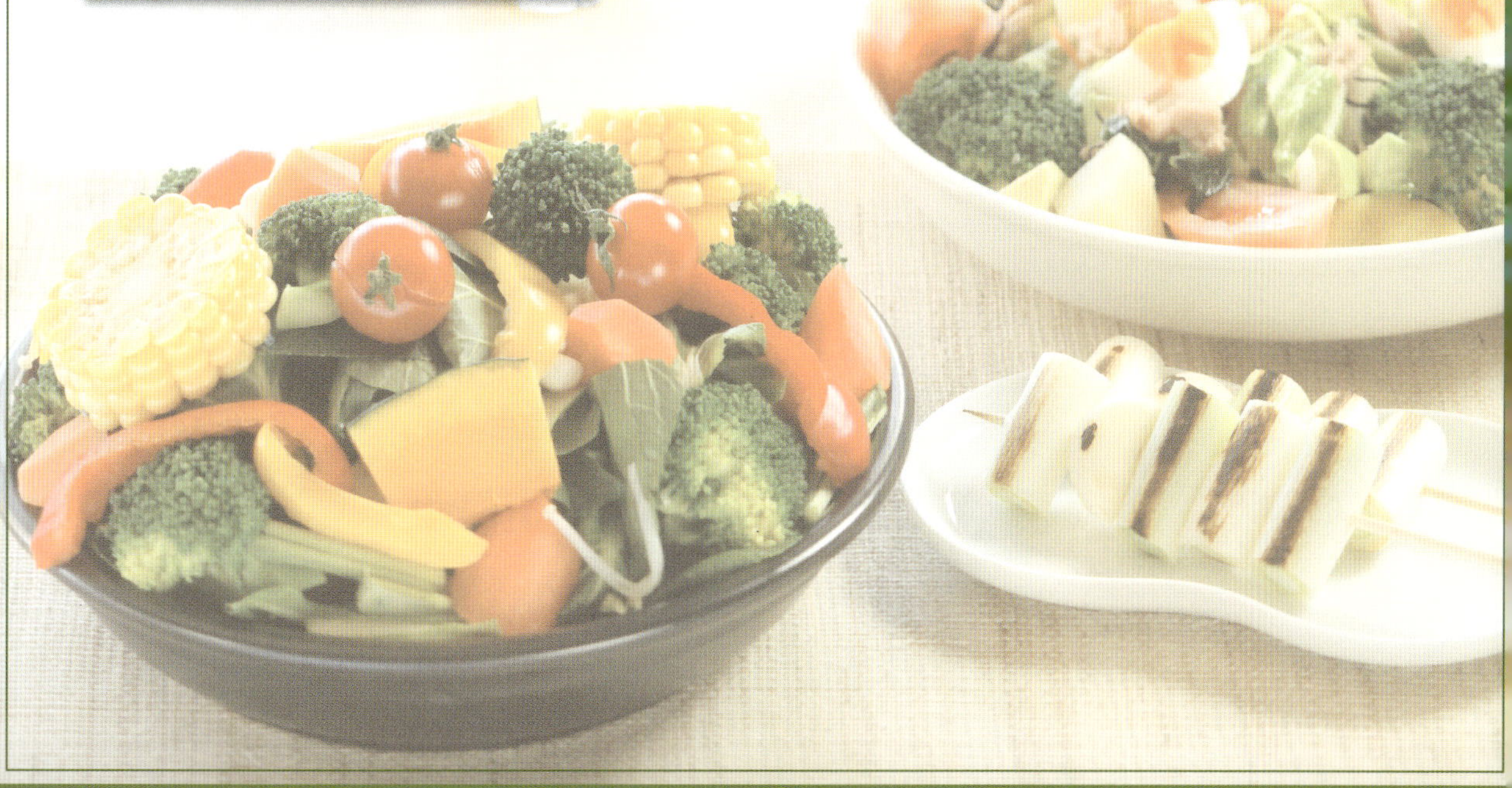

本物レシピ

01 広範に浸潤した左肺がん

養殖業・75歳　K・Eさん

抗がん剤、放射線で 12㎝のがんが1/4に縮小 現在はほぼ治癒

肺炎治療をしているあいだに がんが大きくなり、手術不能に

夫婦で海産物の養殖業をやっていて、朝から晩まで働きどおしの忙しい毎日でした。食事は、スーパーの惣菜やお弁当で済ませることも多かったです。私は漬物が大好きで、漬物とご飯だけという日もよくありました。野菜は、イモ・かぼちゃを食べる程度で、偏った食生活だったと思います。

娘は私の塩分の摂りすぎを心配していましたが、「肉体労働だから多少塩分が多めでも大丈夫」と笑い飛ばしていました。睡眠時間は1日5〜6時間くらいだったでしょうか。

２００９年の8月頃から、熱もないのに咳が続いていましたが、忙しいのと病院嫌いなのとで、「風邪だろう」と市販の風邪薬や咳止めを飲んで放置していました。しかし、咳はいっこうに収まらずひどくなる一方だったので、重い腰を上げて、２０１０年になって近くの内科を受診しました。

胸部レントゲンの結果、「気になる影がある」と言われ、紹介状を持って地域の総合病院に行きました。総合病院でCTスキャンや肺の組織を採って調べる検査を受けた結果、告げられた病名は「肺がん」でした。さらに、検査入院の際に感染したのか、重い肺炎も併発してしまい、まずは一刻を争う肺炎の治療を優先しました。約3カ月間の入院治療で、肺炎は収まり、改めて肺がんの治療を始めることになったのですが、この間に放置していた肺がんが大きくなってしまっていました。当初は3〜4㎝大だった腫瘍がどの程度まで大きくなっていたのかはわかりませんが、太い動脈にまで広がっていたらしく、「手術はできない」と言われました。3カ月ほど抗がん剤治療を受けましたが、がんは思うように小さくなりませんでした。抗がん剤治療では、髪が抜け、脱力感に悩まされました。

実例 01

肺がん

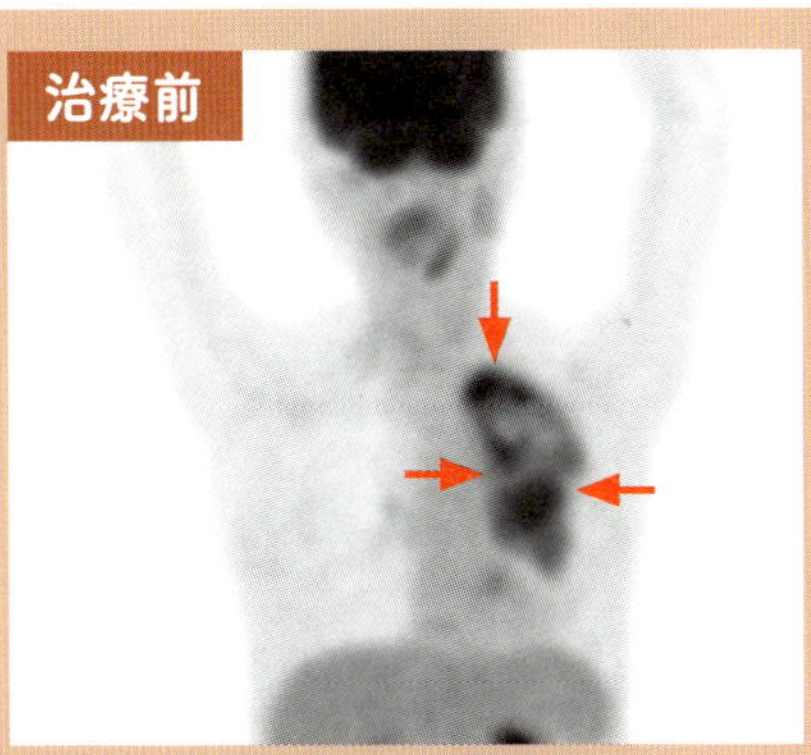

2010年9月　PET-CT画像

肺がんは左胸腔に広がり、切除不能であった

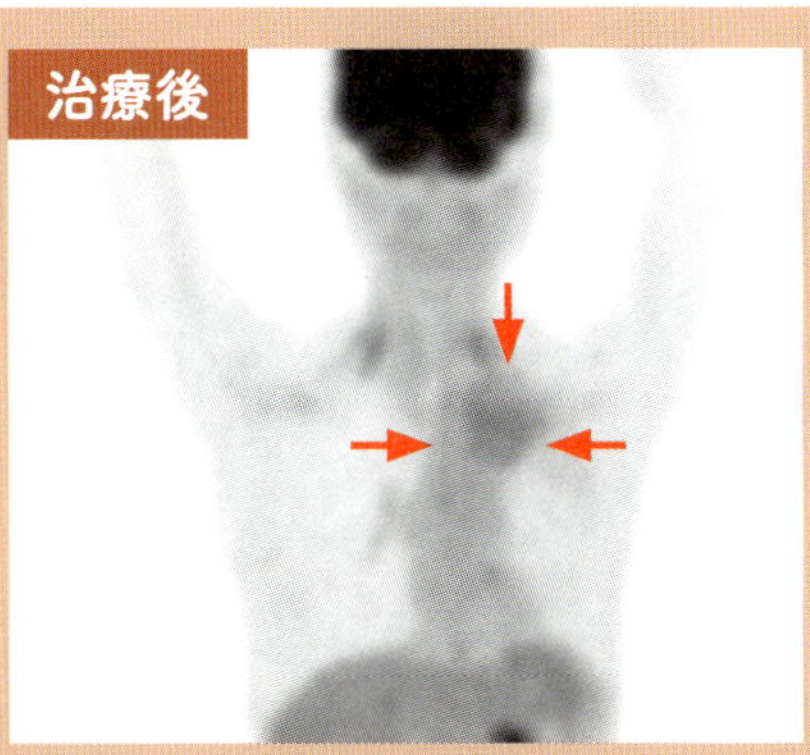

2011年7月

抗がん剤と食事療法の併用で¼に縮小。放射線治療が追加された。2012年2月現在、ほぼ治癒

肺がんに効くと言われたカロテンを積極的に摂る

ちょうどその頃、以前に医療相談の仕事をしていた娘が、済陽先生の本を持ってきて、「手術もできない、抗がん剤でもがんが小さくならない。だから、この食事療法をやるだけやってみようよ」と提案してくれました。２０１０年９月に上京し、西台クリニックでＰＥＴ検査を受けました。がんは12㎝大にまでなっていました。先生の指導のもと、病院での放射線治療と並行して、ジュースを中心とした食事療法を始めました。２カ月の放射線治療でも、一定の効果はあったもののがんは消えず、もう食事療法を頑張るしかありませんでした。済陽先生の本に「肺がんにはカロテンがよい」と書いてあったので、色付きの野菜（かぼちゃ・にんじん・セロリ・赤や黄色のピーマン）や、オレンジ色の果物（メロン・スイカなど）を積極的に摂るように心がけました。

しかし、いざ始めてみると食事療法は大変で、特に最初の頃は、闘病生活で体力も食欲も落ちていたので、野菜ジュースを作って飲むのがやっとでした。ジュースの素材は、先生の本にある野菜・果物から、ジュースにしやすい（水分が多い）ものに○印をつけて、通年手に入るものと、季節のものを入れるようにしました。小松菜などは親戚の畑で無農薬栽培してもらい、そのほかの食材は近所のＪＡで新鮮なものを購入します。

ジュースを飲み始めてしばらくは、下痢が続いて不安になりましたが、１カ月くらいで収まりました。食事療法を始めて１年後の２０１１年７月に、再び西台クリニックを受診。ＰＥＴ検査の結果を見た済陽先生の「ほとんど消えているよ」という言葉に信じられない気持ちでした。12㎝あったがんの¾が消えていたのです。75歳の体を守ってくれた食事療法を、いまも続けております。

K・Eさんの6ヵ条

K・E さんが決めた食生活ルール

食事が摂れなかった半年間も、1日1.5～2ℓジュースは必死で飲み続けました

01 体力が衰え、食欲がないときも、作りたてジュースと、300gのヨーグルトだけは毎日必ず摂る。

02 徹底した無塩のため、味付けは柑橘類の汁やすった皮を用いたり、みょうが＋刻み生姜＋酢を合わせた〝薬味酢〟を活用。

03 肺がんによいと書かれていたカロテンを積極的に摂る。

04 がん抑制効果が高いにんにくをたくさん摂る。

05 主食は玄米ごはんを茶碗に半分程度。パンは、自家製全粒粉パン（乾燥プルーン、干しブドウ入り）にはちみつをたっぷりつけて食べる。

06 先生の本で「がんによい」とある食材は少量ずつでも必ず摂る。特にさつまいも、じゃがいも、まいたけ、もずくは欠かさない。

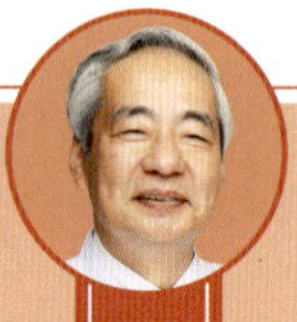

済陽先生アドバイス

カボスやスダチを上手に使って減塩 ジュースでの下痢は一時的なもの

Ｋ・Ｅさんの場合、がんの検査入院後に重い肺炎になり、その治療中にがんが大きくなってしまうという不運な出来事が重なりました。しかもがんの闘病中に骨折もしておられます。それらを乗り越え、信念を持って食事療法を続けられたことに感服します。Ｋ・Ｅさんは、果物や野菜が豊富に実る地方にお住まいで、カボスやスダチなど新鮮な柑橘類を活用して減塩に努められたのは、とてもよい方法です。大量のジュースを飲み始めるとＫ・Ｅさんのように下痢をする人は少なくありません。程度がひどい場合は半分くらい野菜スープに変える方法もありますが、多くは一時的なものなので、様子を見ながらまたジュースに戻していきます。野菜や果物のファイトケミカルやビタミンを生の状態、すなわちジュースで大量に摂るのが、がんの食事療法の基本だからです。

実例 01 肺がん

肺がん　K.Eさんが毎日食べ続けた常食リスト

朝 トマトと野菜たっぷりジュース	昼 トマトと野菜たっぷりジュース	夜 トマトと野菜たっぷりジュース
朝 有機プルーン入り無塩全粒粉パン	昼 果物 ※ジュースの口なおし	夜 果物 ※ジュースの口なおし
朝 マヌカはちみつ	昼 薬味豆腐	夜 玄米ごはん
朝 ヨーグルト	昼 薬味ところてん	夜 もずく酢の物
	昼 ヨーグルト	夜 まいたけ・にんにく炒め
		夜 ヨーグルト

常食を食べる際に、薬味をたっぷり添えるのがお約束

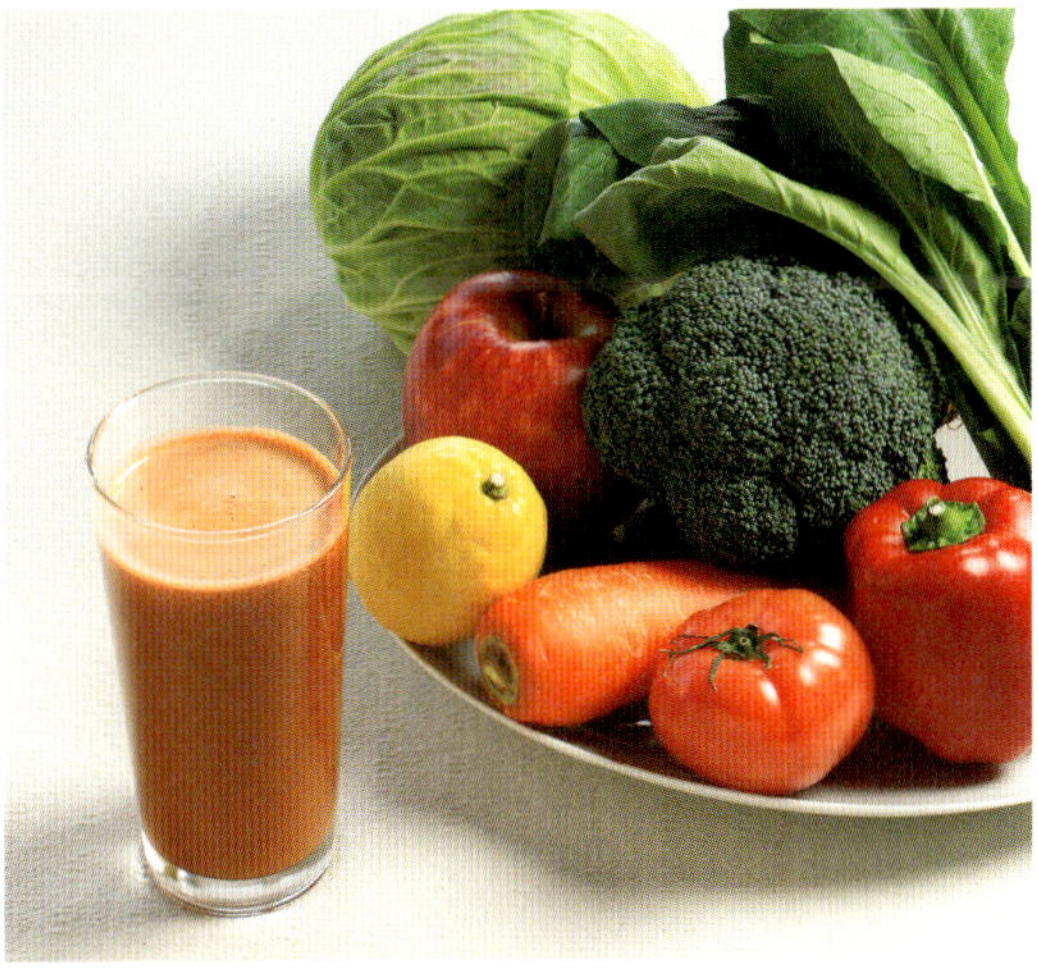

朝 昼 夜

緑黄色野菜のカロテンで肺がんを撃退

トマトと野菜たっぷりジュース（500cc）

材料（1人分）

トマト……………………100g（1個）
りんご……………………60g（¼個）
レモン……………………100g（1個）
キャベツ…………………125g（⅛個）
にんじん…………………200g（1本）
赤パプリカ………………150g（1個）
ブロッコリー……………60g（¼株）
小松菜……………………80g（2株）

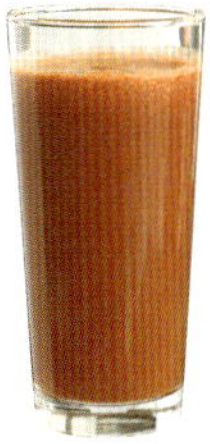

作り方

❶トマトはヘタを取り、りんごは芯を取り、レモンは皮をむき、それぞれジューサーのサイズに合わせて切る。
❷キャベツ・にんじん・パプリカ・ブロッコリー・小松菜はジューサーのサイズに合わせて切る。
❸①・②をジューサーにかける。
❹グラスに③を注ぐ。

114kcal 脂質：0.8g／塩分：0.0g

※栄養価は絞り汁で換算しています

朝

全粒粉＋抗がん効果の高いプルーン

有機プルーン入り無塩全粒粉パン

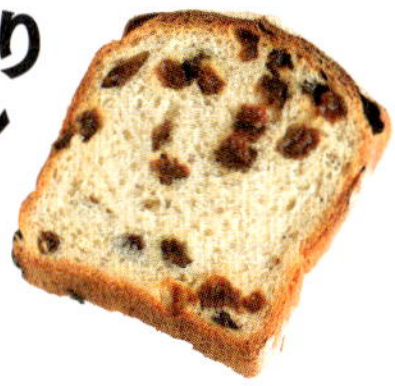

材料（1斤分）

強力粉……………………125g
全粒粉……………………125g
有機プルーン……………60g
オリーブ油………………12g（大さじ1）
スキムミルク……………6g（大さじ1）
砂糖………………………9g（大さじ1）
イースト…………………3g（小さじ1）
水…………………………200cc

作り方

❶材料をパン焼き器にセットして焼く。
❷焼き上がったパンを16等分する。

201kcal 脂質：3.1g／塩分：0.0g

朝

特有の抗菌物質ががんを抑制

マヌカはちみつ

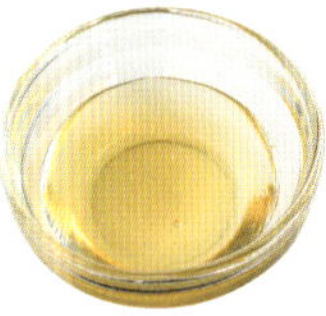

材料・作り方（1人分）

❶器にマヌカはちみつ〈21g（大さじ1）〉を盛る。
※パンに塗って食べる

62kcal 脂質：0.0g／塩分：0.0g

朝 昼 夜

オリゴ糖が腸内で善玉菌を増やす

ヨーグルト

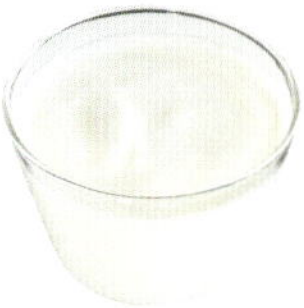

材料（1人分）
ヨーグルト※…………100g
※『小岩井ヨーグルト』

作り方
❶器にヨーグルトを盛る。

65kcal 脂質：3.8g／塩分：0.0g

昼 夜

抗酸化作用が強いビタミンC

果物

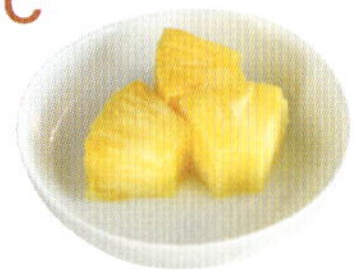

材料（1人分）
パイナップル※………50g
※すいか・ぶどう・プルーン・メロンなど季節のもの

作り方
❶パイナップルを食べやすい大きさに切り、器に盛る。

26kcal 脂質：0.1g／塩分：0.0g

昼

みょうがのα-ピネンが食欲増進に作用

薬味ところてん

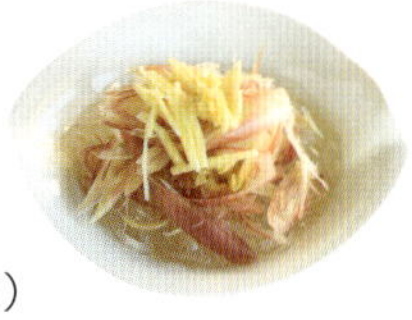

材料（1人分）
ところてん………………200g
しょうが…………………5g（1片）
みょうが…………………20g（2個）
かぼす……………………少々
米酢………………………5g（小さじ1）

作り方
❶しょうがは皮をむいてせん切り、みょうがはスライスし、かぼすは皮をすりおろす。
❷器にところてんを盛り、①をのせ、米酢をかける。

11kcal 脂質：0.0g／塩分：0.0g

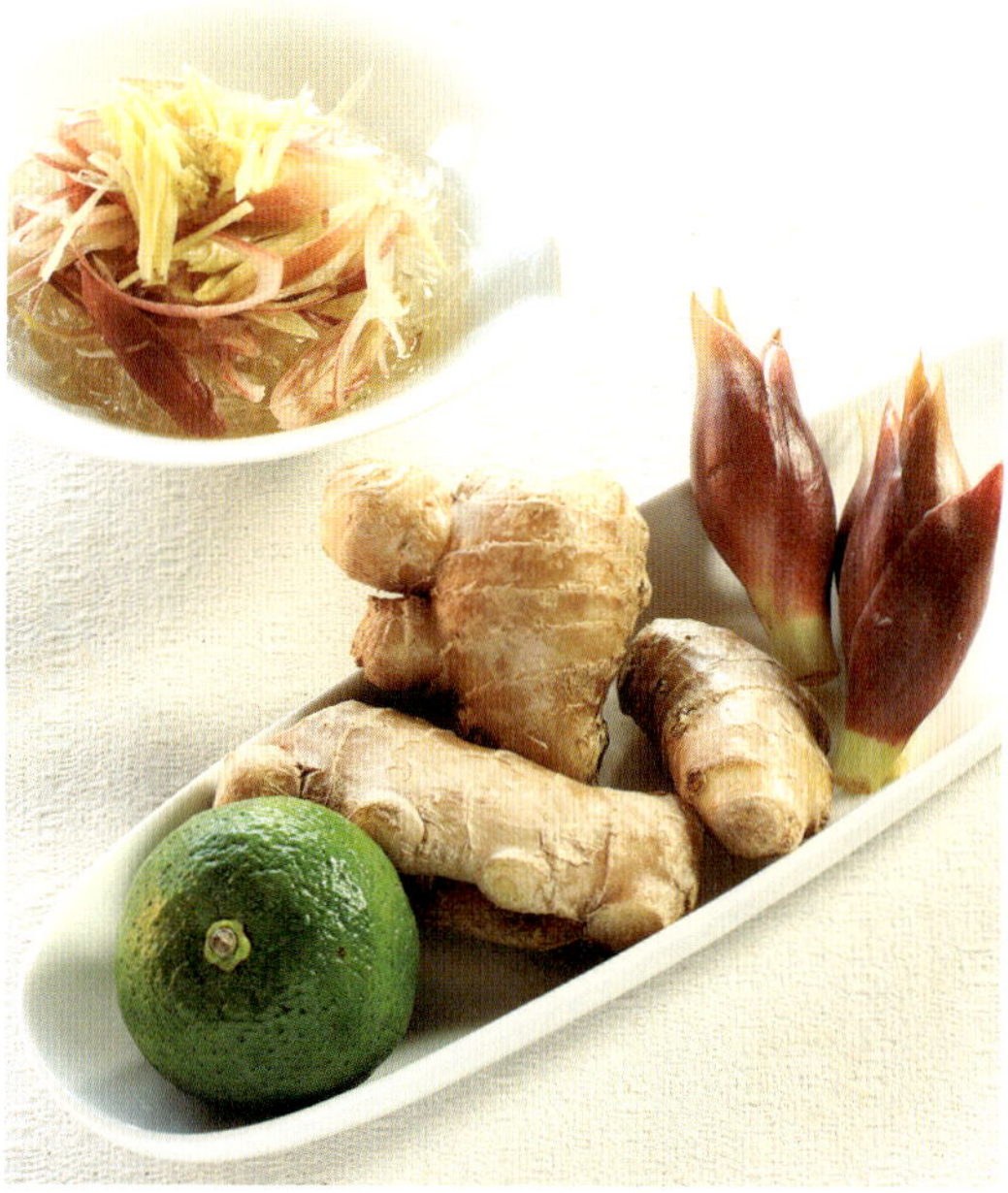

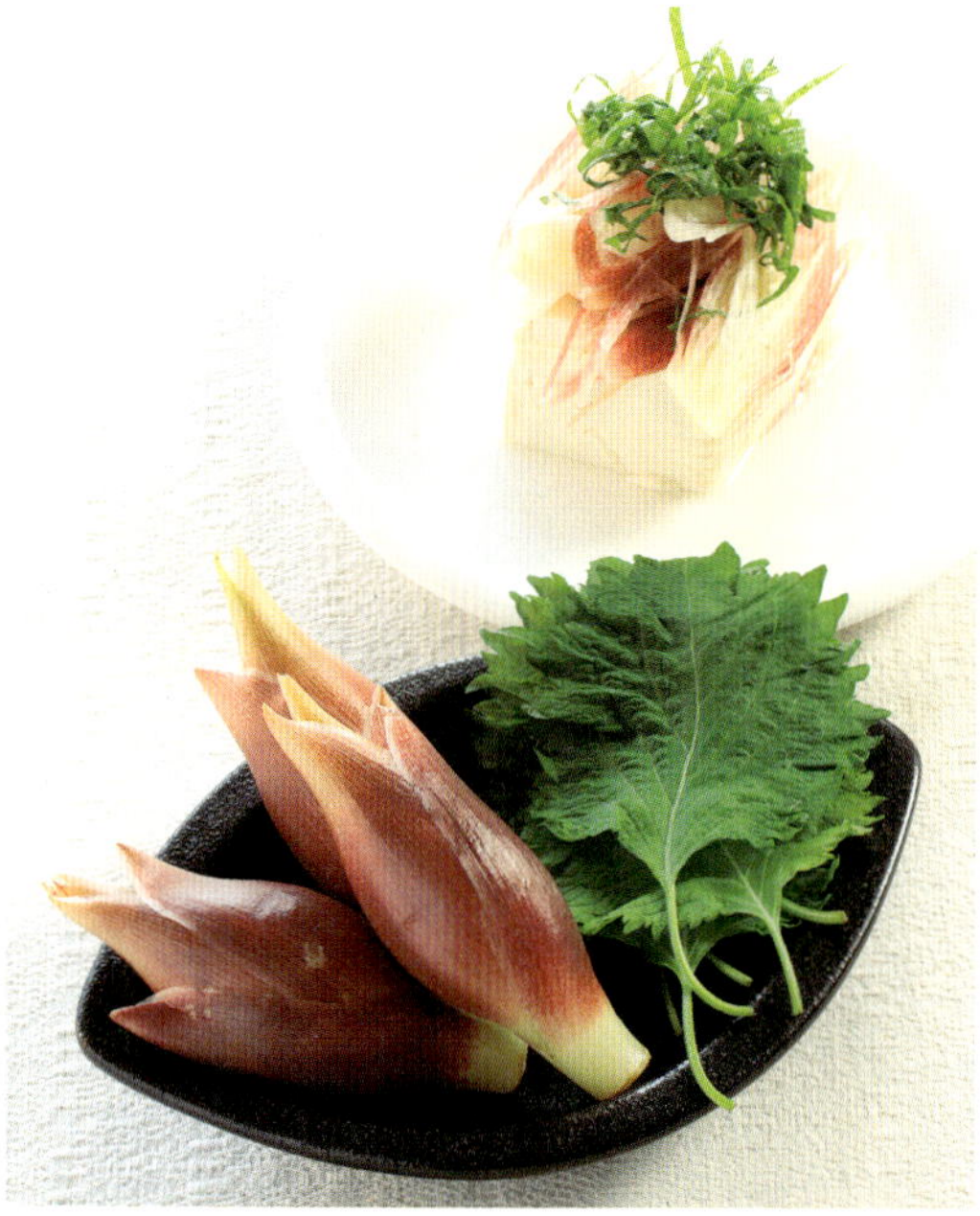

昼

米酢のクエン酸で免疫力アップ

薬味豆腐

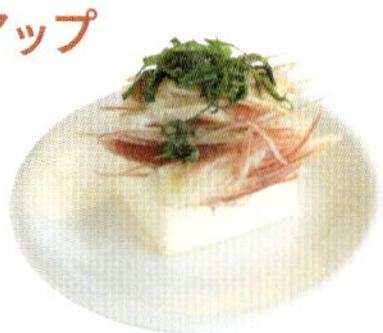

材料（1人分）
木綿豆腐………………75g（¼丁）
青しそ……………………1g（1枚）
みょうが…………………20g（2個）
米酢………………………5g（小さじ1）

作り方
❶木綿豆腐を半分に切り、器に盛る。
❷青しそはせん切り、みょうがはスライスする。
❸①の器に②をのせ、米酢をかける。

59kcal 脂質：3.2g／塩分：0.0g

実例 01
肺がん

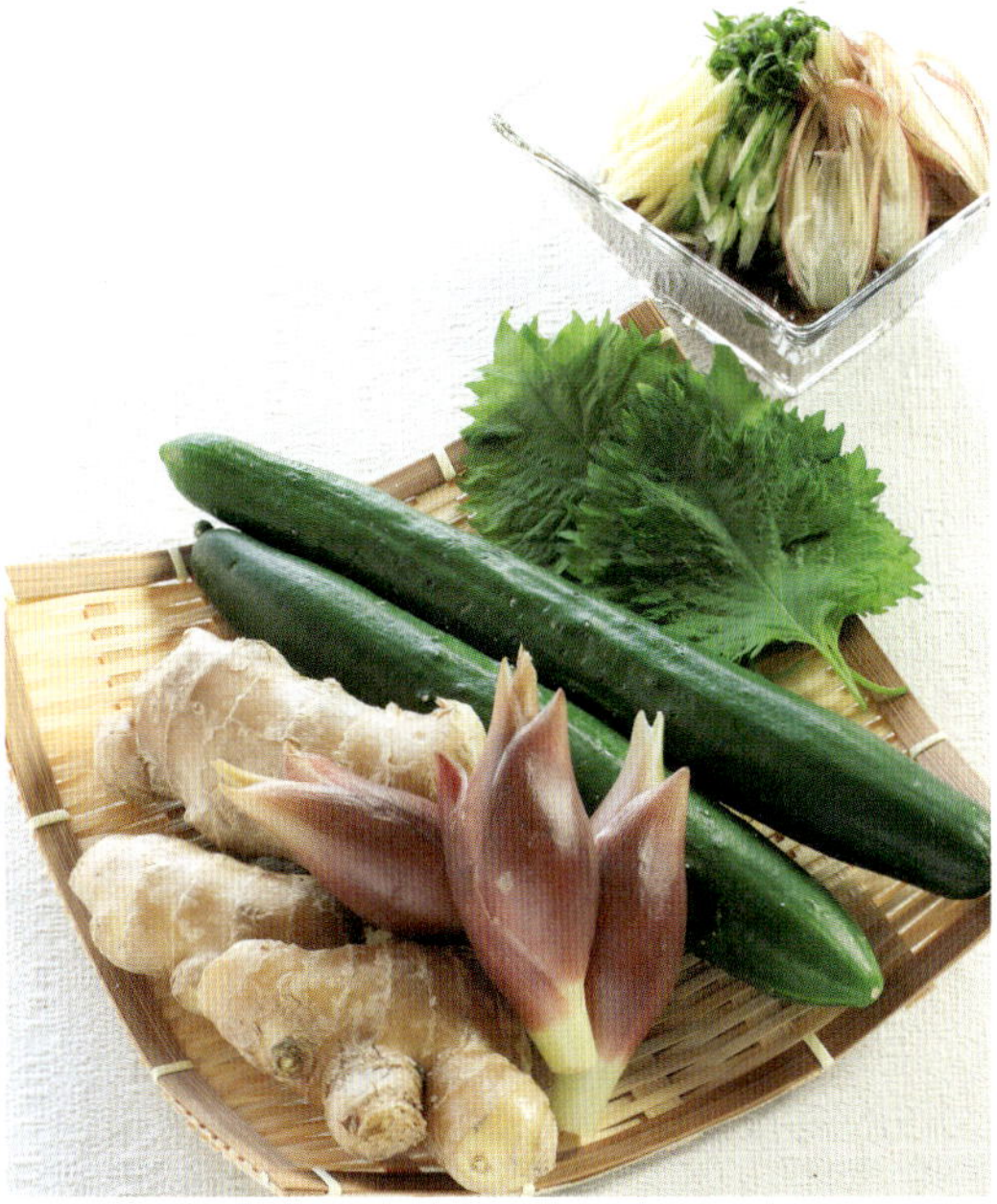

夜

がん細胞を死滅させるフコダイン

もずく酢の物

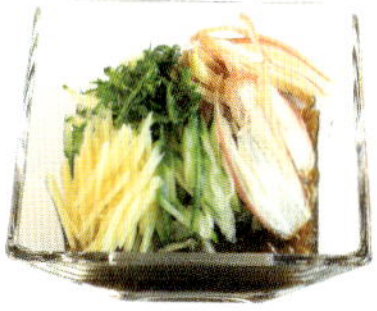

材料（1人分）

もずく……………………50g
青しそ……………………1g（1枚）
しょうが …………………5g（1片）
みょうが…………………10g（1個）
きゅうり…………………50g（½本）
米酢………………………30g（大さじ2）

作り方

❶青しそはせん切り、しょうがは皮をむいてせん切り、みょうがはスライス、きゅうりはせん切りにする。
❷器にもずくを盛り、①をのせ、米酢をかける。

26kcal **脂質：0.1g／塩分：0.1g**

夜

抗腫瘍作用が強力なまいたけのβ-グルカン

まいたけ・にんにく炒め

材料（1人分）

まいたけ…………………25g（¼パック）
たまねぎ…………………50g（¼個）
にんにく…………………5g（1片）
しょうが …………………5g（1片）
もやし……………………200g（1袋）
ごま油 ……………………4g（小さじ1）

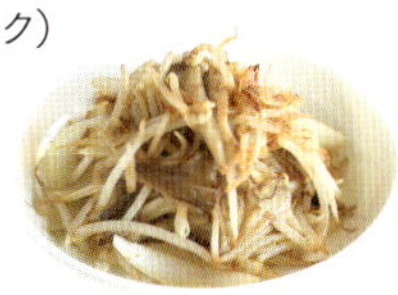

作り方

❶まいたけは小房に分け、たまねぎはくし切りにする。
❷にんにくは皮をむいてスライス、しょうがは皮をむいてすりおろす。
❸フライパンに①・②・もやしを入れて蓋をして火をつけ、蒸し焼きにする。
❹野菜に火が通ったら、ごま油をまわし入れ、器に盛る。

95kcal **脂質：4.5g／塩分：0.0g**

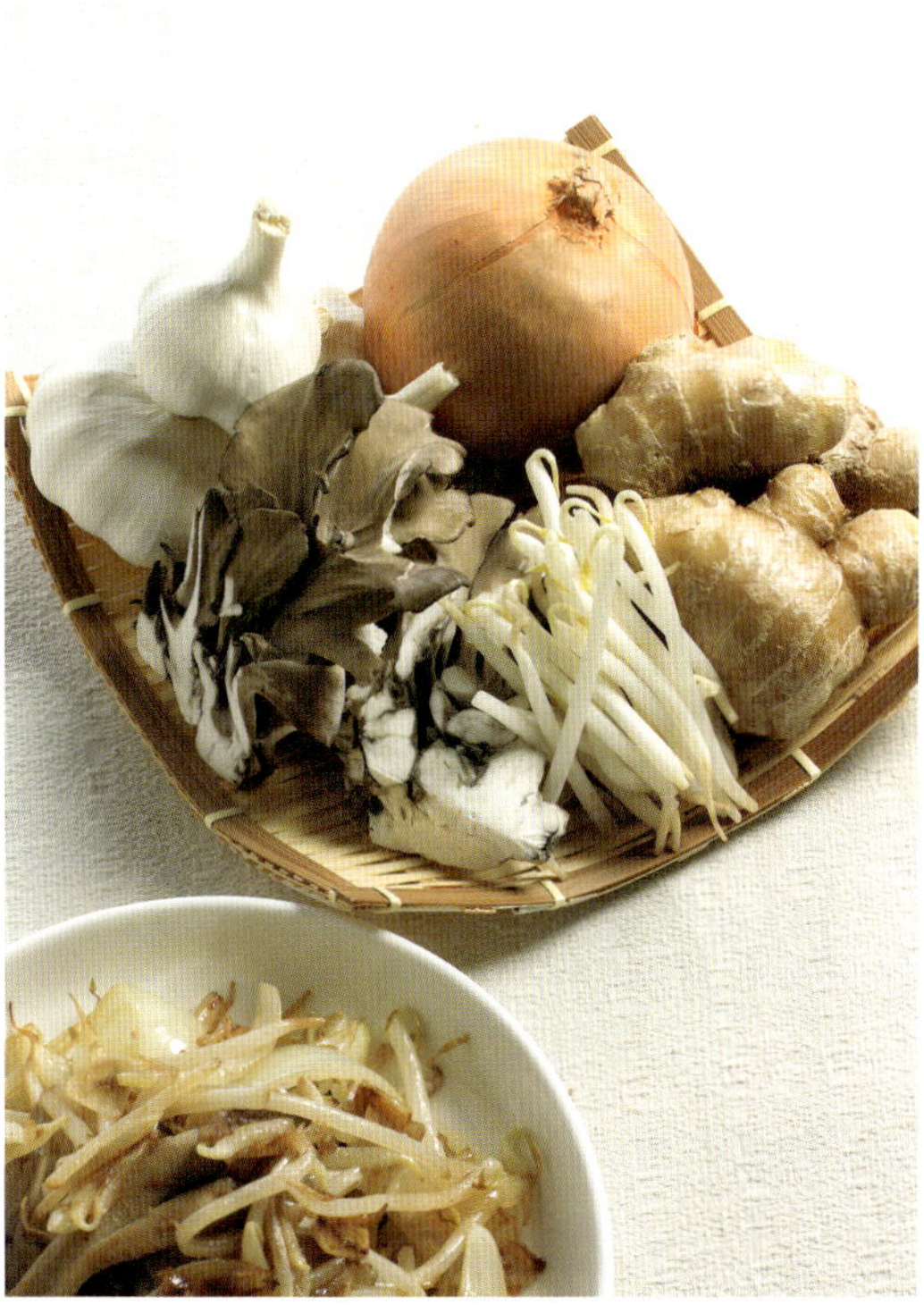

夜

ビタミンB_1でクエン酸代謝を高める

玄米ごはん

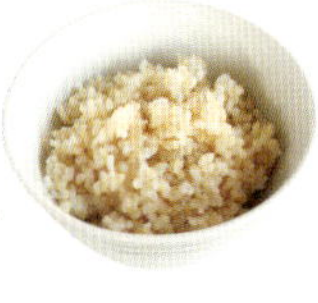

材料・作り方（1人分）

❶器に玄米ごはん（100g）を盛る。

165kcal **脂質：1.0g／塩分：0.0g**

本物レシピ

02 進行性胃がん、リンパ節転移

主婦・68歳　K・Yさん

抗がん剤治療後も増え続けたリンパ節転移がジュース中心の食事療法で消えた

胃の摘出手術後、半年でリンパ節に転移

もともと食事は、野菜や魚が中心で、肉は週1回程度。食材も減農薬・有機栽培の野菜や、食品添加物の少ないものを選ぶようにしていました。外食する際も、和食中心で食材にこだわった店を選んでいました。このように食事には気を遣っていたのですが、いま考えると、漬物・佃煮が大好きで、お茶受けとしてよくいただいていました。その結果、塩分を普通の人の2〜3倍くらい摂っていたのではないかと思われます。運動は、10年前から毎日1万歩弱のウォーキングを続けていました。

健康診断は毎年受けていましたが、２００８年12月の健康診断で初めて「胃の精密検査が必要」という通知が来ました。近くの個人医院で内視鏡検査を受けたところ、「胃の中がピロリ菌でいっぱいです。肝臓も腫れている可能性がある」と、大学病院を紹介されました。大学病院でさらに詳しい検査を受けた結果、「進行性胃がん」と診断されました。

できた場所が胃の奥深くで、「すぐに手術はできない。半年間抗がん剤投与をして縮小させたのちに手術しましょう」と言われました。そのとき私は65歳。これだけ食事に気をつけていた自分ががんになるとは思いもよりませんでしたが、「娘や孫でなくてよかった」と、案外冷静でした。

抗がん剤の副作用（体がだるく、食欲が湧かない。食べ物の味がしない）に悩まされながら治療を半年ほど続けた頃、がんが顕微鏡でしか確認できないまでに縮小し、胃の全摘手術を受けることができました。近くのリンパ節も取りました。

手術は成功し、これでひと安心と思っていたのですが、手術から半年後の２００９年暮れに、リンパ節への転移が見つかったのです。再び入院して、薬の種類を変えて抗がん剤治療を再開しました。しかし、転移がんは消えないどころか、逆に1つから2つに増えてしまいました。

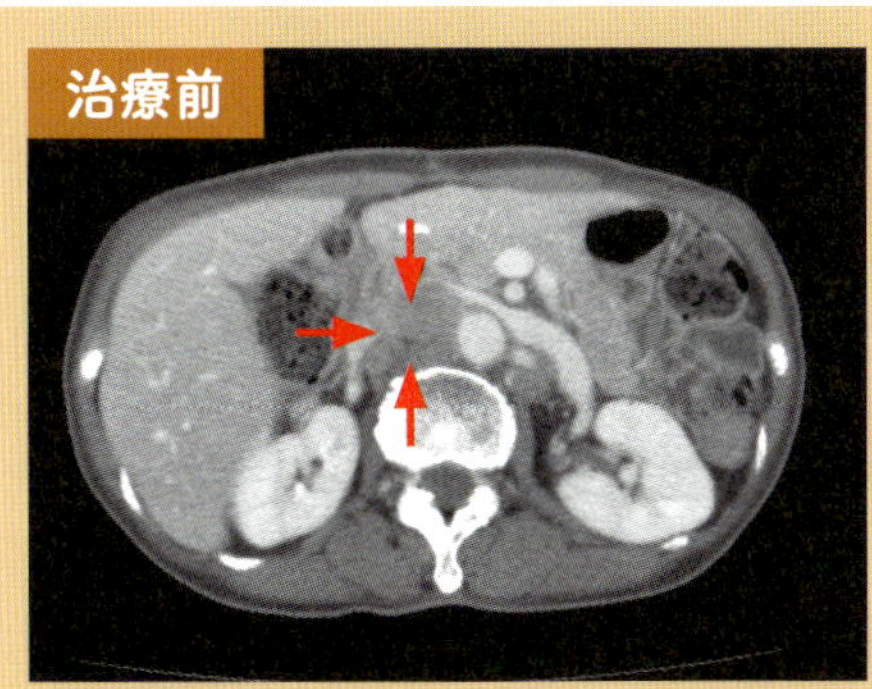

2010年3月　CT画像
胃切除術後、リンパ節再発が発見された

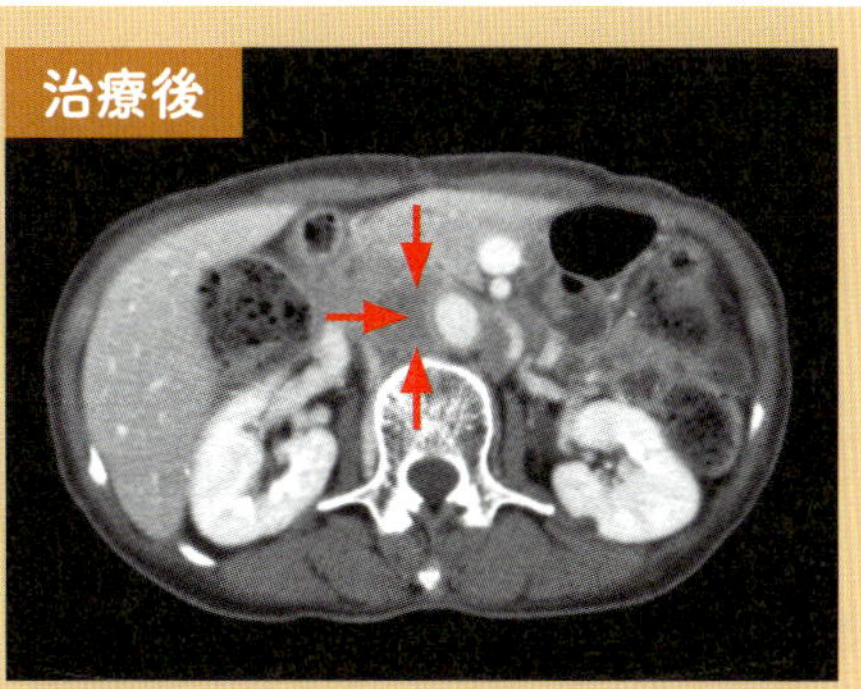

2010年6月
3cmあったリンパ節転移巣は痕跡のみとなった

毎食400ccの野菜ジュース 3カ月後にがんが消えた

リンパ節への転移が見つかって数ヵ月後の2010年2月頃、新聞広告で済陽先生の本を見た娘が買ってきてくれて、すぐに食事療法（ジュースと無塩の徹底）を始めました。「ダメでもともと、試してみよう」という気持ちでした。4月に抗がん剤を変えるために5日間入院したときも、家族が1日2回、ポットに入れた冷たいジュースと玄米おにぎりを持ってきてくれました。病院食は塩分が少なさそうな、野菜の煮物などを選んで食べました。ふと気付くと、抗がん剤の副作用が薄らいでいました。

退院後は通院で抗がん剤治療を続けながら、本格的な食事療法を開始しました。胃を全摘したため、大量の飲食はできないので、済陽式食事療法の要である野菜ジュースを最優先に考え、朝・昼・晩に『大地を守る会』から取り寄せた無農薬野菜を使ったジュースを400ccずつ飲みました。必ず入れるのは、キャベツまたは小松菜、にんじん・りんご・レモンです。一度に400ccは辛かったですが、無理をしてでも飲みました。作り置きは栄養価が落ちるので、必ず毎回作ります。はじめは、ジュースだけでお腹がいっぱいで、食事は1日1食という日も多かったのですが、だんだん慣れて食事もそれなりに食べられるようになりました。ジュースを飲み始めて3カ月後の2010年5月に、初めて西台クリニックでPET検査を受けたところ、「どこにもがんは見当たりません」との済陽先生の言葉に、キツネにつままれたようでした。大学病院のCTスキャンでも「転移がんが消えている」と言われ、家族全員で喜び合いました。現在も予防のために抗がん剤治療と、ジュース・食事療法を続けています。体を温めたいときは、すり下ろした生姜にお湯を注ぎ、はちみつを加えた生姜湯を飲みます。

K・Yさんの
6カ条

K・Yさんが決めた食生活ルール

好物の漬物・佃煮も「治るため」に断ち、徹底した無塩生活に

01 塩分は一切摂らない。味気なさは、酢やレモンを用いたり、昆布やかつお節のだしを普通の倍以上に濃くしてカバー。

02 1日1200ccの野菜ジュース。朝・昼・晩に、しぼりたてを飲む。作り置きはしない。野菜はすべて、有機栽培・無農薬・低農薬のものを宅配で取り寄せる。

03 主食は、朝・晩は玄米。昼は、手作りの無塩全粒粉パン。

04 腸の免疫力を高める、きのこ類を毎日摂る。
きのこは、スライスして半日から1日天日干しにした後、冷凍して、1週間で使いきる。冷凍すると素材の味が凝縮され、塩を使わなくてもおいしく食べられる。

05 消化を促す大根おろし、納豆、湯通ししたちりめんじゃこは毎朝食べる。

06 満足感がほしいときは、自然食品のくるみや、干ブドウなどの乾燥果物を食べる。手づくりジャムには、アカシアのはちみつを使用。

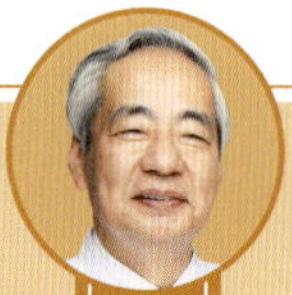

済陽先生アドバイス

大量ジュースと徹底した無塩で難しいリンパ節転移を克服

K・Yさんのように、まず抗がん剤でがんを縮小させたのち、手術に踏み切る方法は、大きさや部位から見て、すぐには根治手術ができない症例に有効です。しかし、抗がん剤の投与期間に限界があることや、がんを縮小させても、すでに目に見えないリンパ節転移が起こっている恐れがあります。K・Yさんの場合も、術後半年でリンパ節転移が見つかりました。このとき、がん消滅の決め手となるのは、患者さんの免疫力で、それを飛躍的に高めるのが、食事療法です。K・Yさんの場合、だしを工夫するなどして、がんのリスクを高める塩分を摂らない食事に改善されたこと、朝昼晩に400ccの野菜・果物ジュースを飲まれたことが、リンパ節転移という厄介ながんを、半年足らずで画像上消失させるという劇的な結果を生んだと思われます。

実例02 進行性胃がん

進行性胃がん　K・Yさんが毎日食べ続けた常食リスト

朝 小松菜りんごジュース	昼 小松菜りんごジュース	夜 小松菜りんごジュース
朝 玄米おにぎり	昼 高野豆腐煮物	夜 玄米ごはん
朝 5種類きのこ汁	昼 無塩全粒粉パン（娘さん手作り）	夜 焼き魚
朝 おろし納豆ちりめんじゃこ	昼 自家製いちごジャム	
	昼 自家製レモンジャム	
間食 焼きいも	間食 はちみつ生姜	

果物のビタミンC、きのこのβ-グルカンが免疫力をアップ

朝 昼 夜

毎食必ず作りたての生ジュース

小松菜りんごジュース（400cc）

材料（1人分）

キャベツ……………250g（¼個）
小松菜………………300g（1束）
にんじん……………400g（2本）
りんご………………250g（1個）
レモン………………200g（1個）

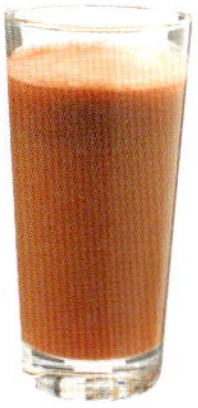

作り方

❶キャベツ・小松菜・にんじんは、ジューサーのサイズに合わせて切る。
❷りんごは芯をとり、レモンは皮をむき、それぞれジューサーのサイズに合わせて切る。
❸①・②をジューサーにかける。
❹グラスに③を注ぐ。

187kcal 脂質：1.1g／塩分：0.0g

※栄養価は絞り汁で換算しています
※ゴーヤ・トマト・セロリなどを加えることも多い。
ゴーヤの時期は1本入れる。量は増えるがおいしい

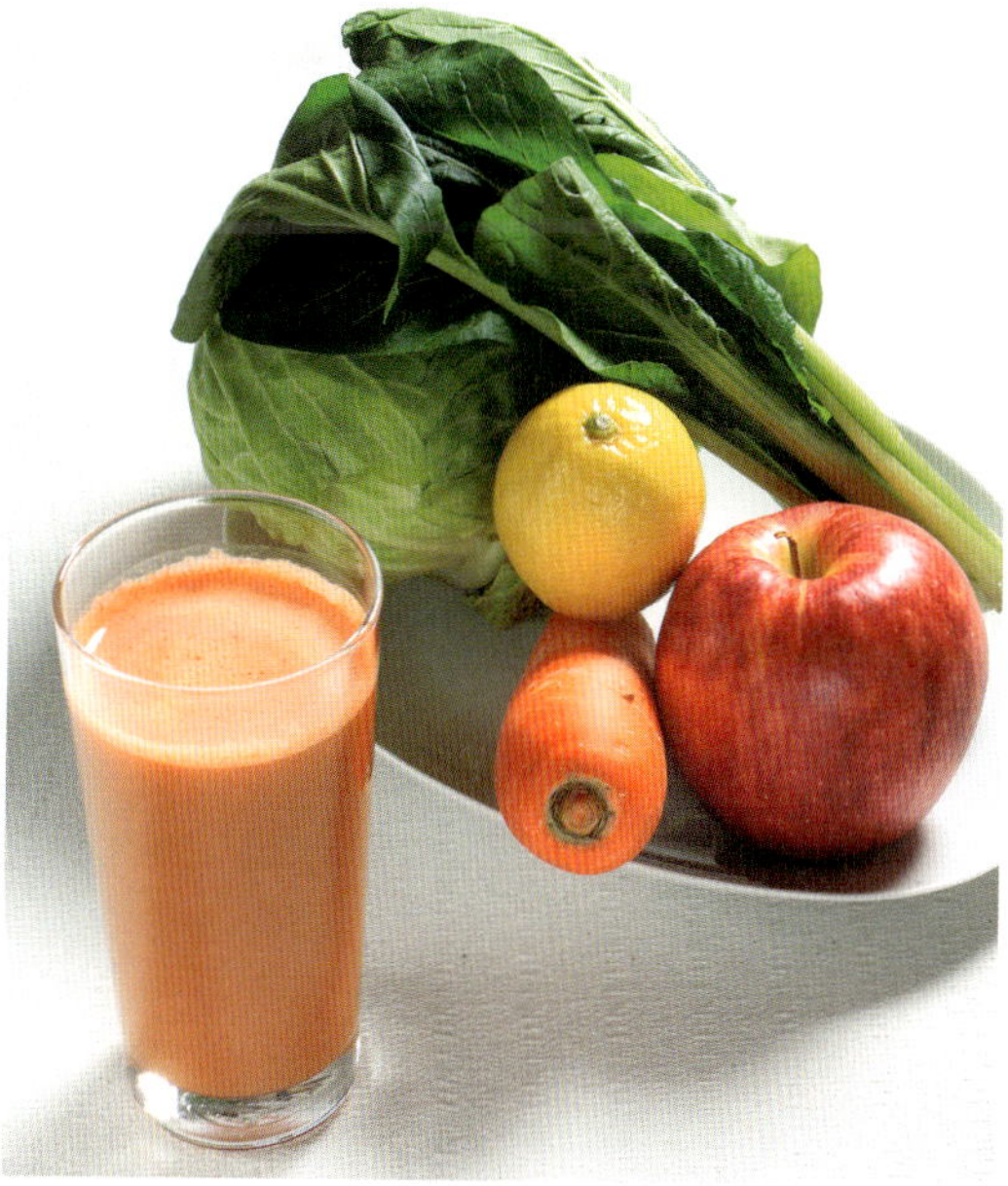

朝

朝はおにぎりで食べやすく

玄米おにぎり

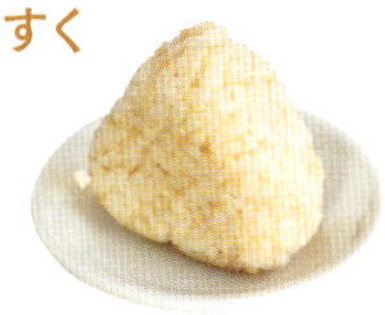

材料（1人分）

玄米ごはん……………80g

作り方

❶玄米ごはんをにぎり、器に盛る。

132kcal 脂質：0.8g／塩分：0.0g

朝

ちりめんじゃこは湯通しで塩分カット

おろし納豆ちりめんじゃこ

材料（1人分）

ちりめんじゃこ‥5g
納豆※…………50g（1パック）
大根おろし‥‥60g
※『大地を守る会』商品使用

作り方

❶鍋に湯を沸かし、ちりめんじゃこを入れてざるにあげる。
❷納豆は粘りがでるまで混ぜて器に盛り、大根おろし・①をかける。

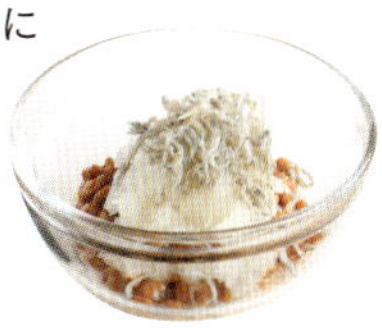

116kcal 脂質：5.1g／塩分：0.2g

朝

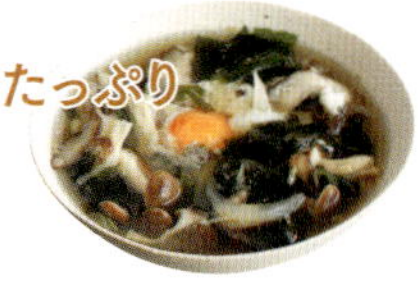

抗がん作用のあるきのこをたっぷり

5種類きのこ汁

材料（1人分）

えのき茸……10g
しいたけ……10g（1枚）
エリンギ……10g
しめじ…………10g
まいたけ……10g
わかめ（乾燥）…0.5g
たまねぎ………10g
卵…………………50g（1個）
かつおだし※…200cc
※『大地を守る会』商品使用

作り方

❶えのき茸は半分の長さに切り、しいたけ・エリンギはスライスし、しめじ・まいたけは小房に分ける。
❷わかめは水戻しし、たまねぎはスライスする。
❸鍋にかつおだし・①・②を入れて煮る。
❹きのこ類に火が通ったら、卵を割り入れる。（卵はかき混ぜない）
❺器に④を盛る。

83kcal 脂質：4.8g／塩分：0.5g

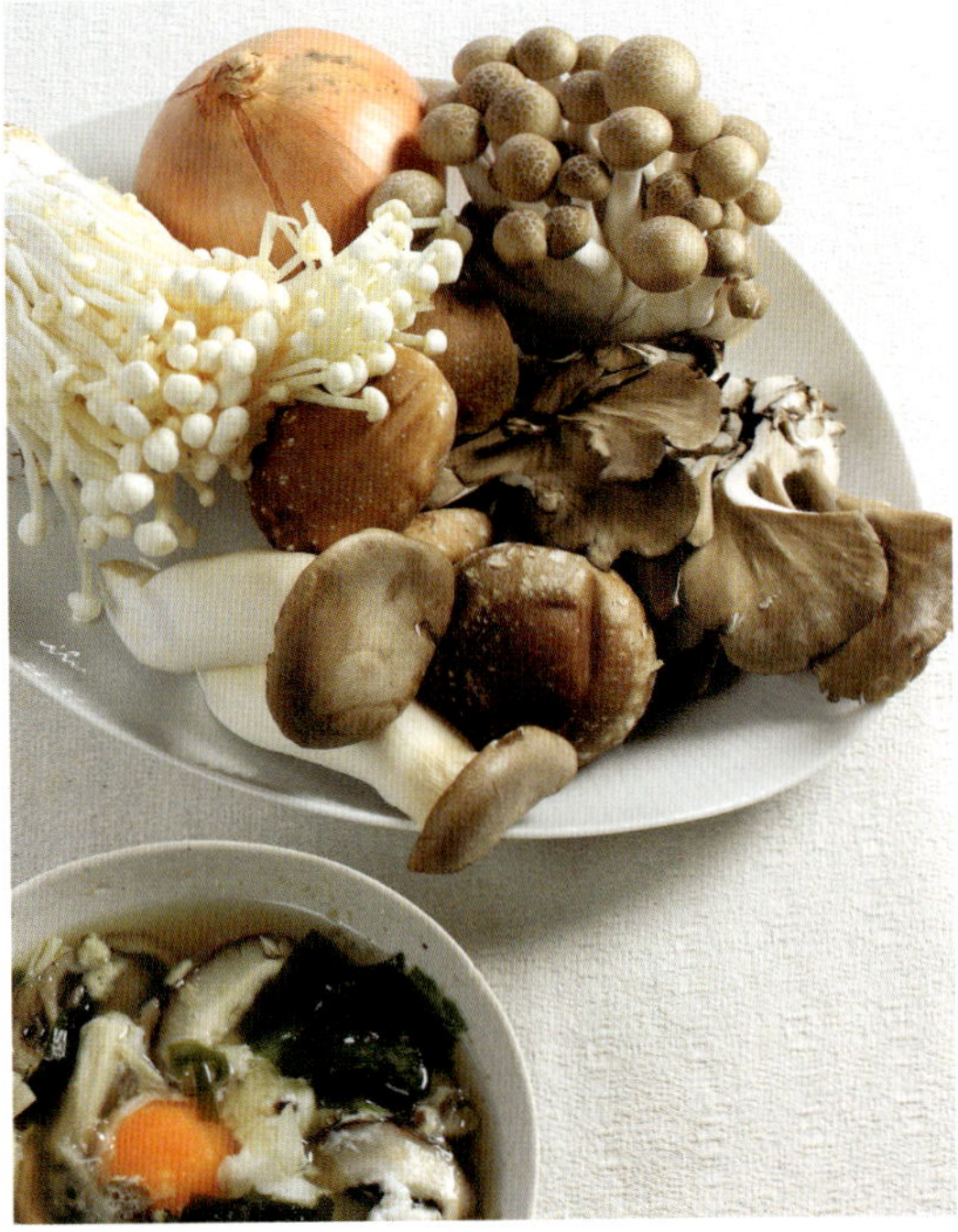

昼

自家製レモンジャムやいちごジャムと共に

無塩全粒粉パン

材料（1人分）

強力粉……125g
全粒粉……125g
クルミ…………60g
ごま…………9g（大さじ1）
オリーブ油…12g（大さじ1）
スキムミルク…6g（大さじ1）
砂糖…………9g（大さじ1）
イースト………3g（小さじ1）
水………………200cc

作り方

❶材料をパン焼き器にセットして焼く。
❷焼き上がったパンを6等分する。

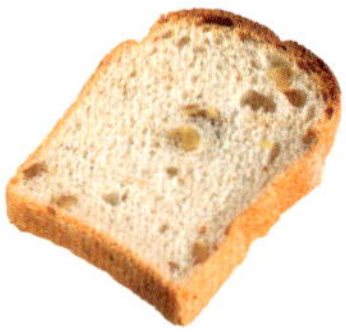

256kcal 脂質：10.9g／塩分：0.0g

昼

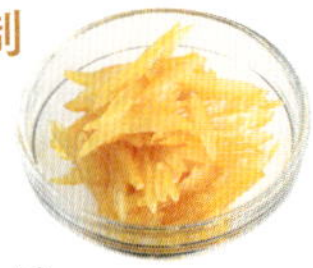

豊富なビタミンCで活性酸素を抑制

自家製レモンジャム

材料（1回分）

レモンの皮…700g（10個分）
砂糖…………60g
はちみつ……240g
レモン汁……45cc（大さじ3）

作り方

❶レモンの皮は細くスライスして、冷凍する。
❷鍋に①・砂糖・はちみつ・レモン汁を入れて煮る。
❸②を小分けにし、冷凍して保存する。

45kcal 脂質：0.2g／塩分：0.0g

※栄養価は1食分（15g）で換算しています。

昼

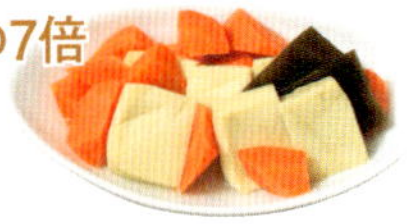

高野豆腐のたんぱく質は豆腐の7倍

高野豆腐煮物

材料（1人分）

高野豆腐…22.5g（1・½枚）
にんじん……100g（½本）
昆布…………1g
酢 ………………30g（大さじ2）
いりこだし汁※‥400cc
※『大地を守る会』商品使用

作り方

❶高野豆腐は水戻しし、水気をしぼり¼に切る。
❷にんじんは皮をむき、乱切りにする。
❸鍋に①・②・昆布・酢・いりこだしを入れて煮る。
❹器に③を盛る。

174kcal 脂質：8.0g／塩分：0.8g

昼

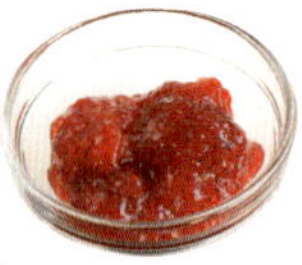

ポリフェノールを豊富に含有

自家製いちごジャム

材料（1回分）

いちご……500g（2パック）
砂糖…………10g
はちみつ……40g
レモン汁……15cc（大さじ1）

作り方

❶いちごはヘタを取り、冷凍する。
❷鍋に①・砂糖・はちみつ・レモン汁を入れて煮る。
❸②を小分けにし、冷凍して保存する。

11kcal 脂質：0.0g／塩分：0.0g

※栄養価は1食分（15g）で換算しています。

進行性胃がん K・Yさん直伝

小腹が空いたときの間食メニュー

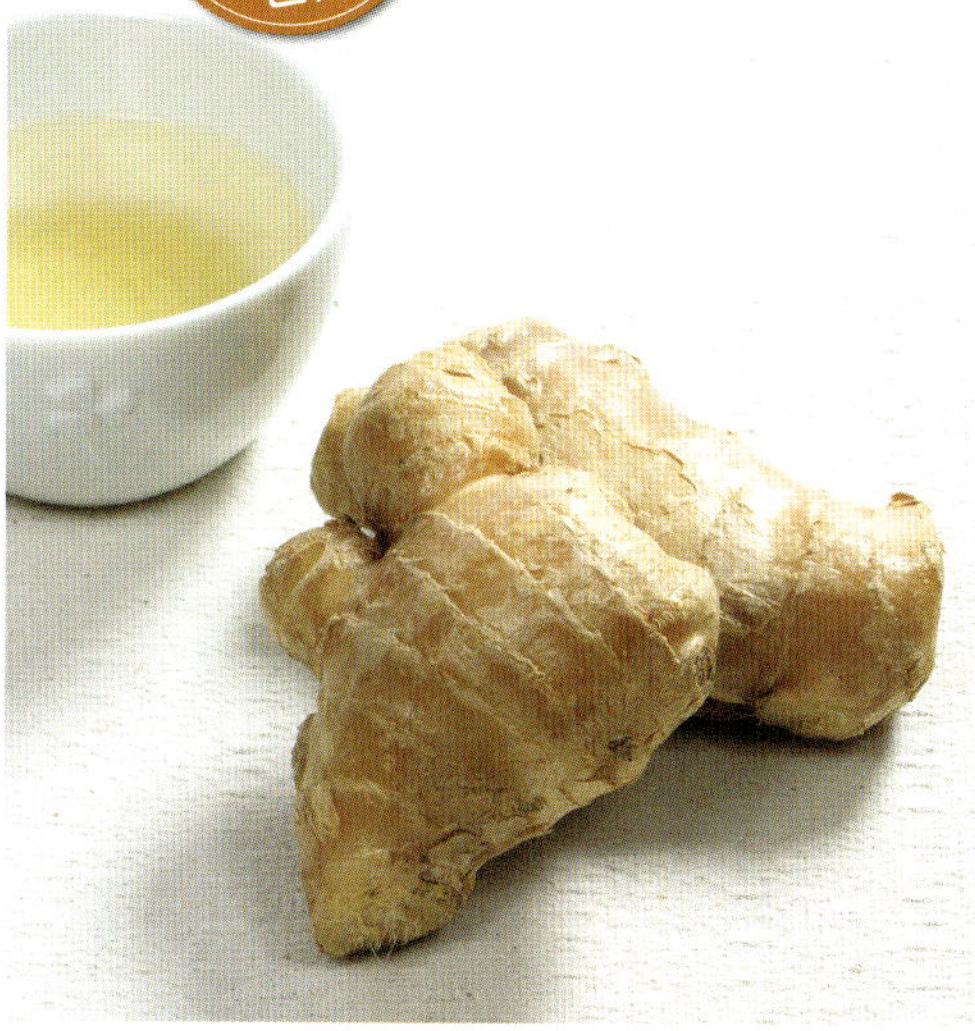

体を温めて免疫力アップ

はちみつ生姜

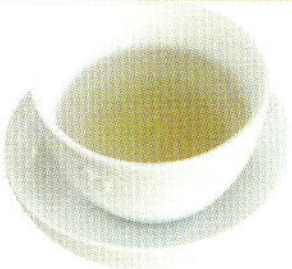

材料（1人分）

しょうが………5g（1片）

はちみつ………21g（大さじ1）

湯………………150cc

作り方

❶しょうがはすりおろす。

❷器にはちみつを入れて湯を注ぎ、①を入れる。

63kcal 脂質：0.0g／塩分：0.0g

おやつでもβ-カロテンを摂取

焼きいも

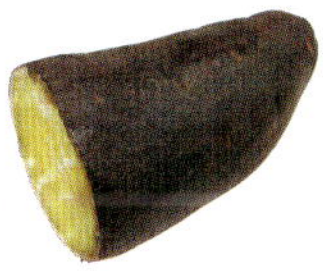

材料（1人分）

さつまいも……………50g（⅓本）

作り方

❶さつまいもは洗い、皮付きのままアルミホイルに包む。

❷①をオーブントースターで焼く。

59kcal 脂質：0.1g／塩分：0.0g

夜

ビタミンB_1でクエン酸代謝をスムーズに

玄米ごはん

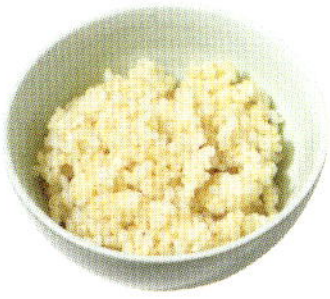

材料・作り方（1人分）

❶器に玄米ごはん（100g）を盛る。

165kcal 脂質：1.0g／塩分：0.0g

夜

鮭のアスタキサンチンで免疫力アップ

焼き魚

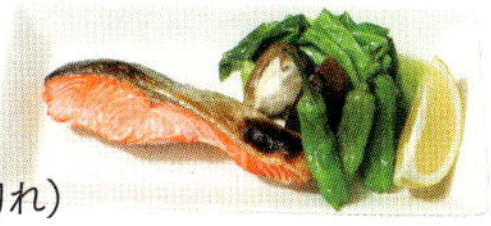

材料（1人分）

生鮭………………………60g（1切れ）

●付け合わせ

しいたけ…………………10g（1枚）

キャベツ…………………30g（½枚）

ししとう…………………15g（3本）

オリーブ油 ……………2g（小さじ½）

レモン（くし型）………15g（⅙個）

作り方

❶生鮭は魚焼きグリルで焼く。

❷しいたけは半分に切り、キャベツはひと口大に切る。

❸フライパンを温めてオリーブ油を敷き、②・ししとうを炒める。

❹器に①・③を盛り、レモンを添える。

118kcal 脂質：4.7g／塩分：0.1g

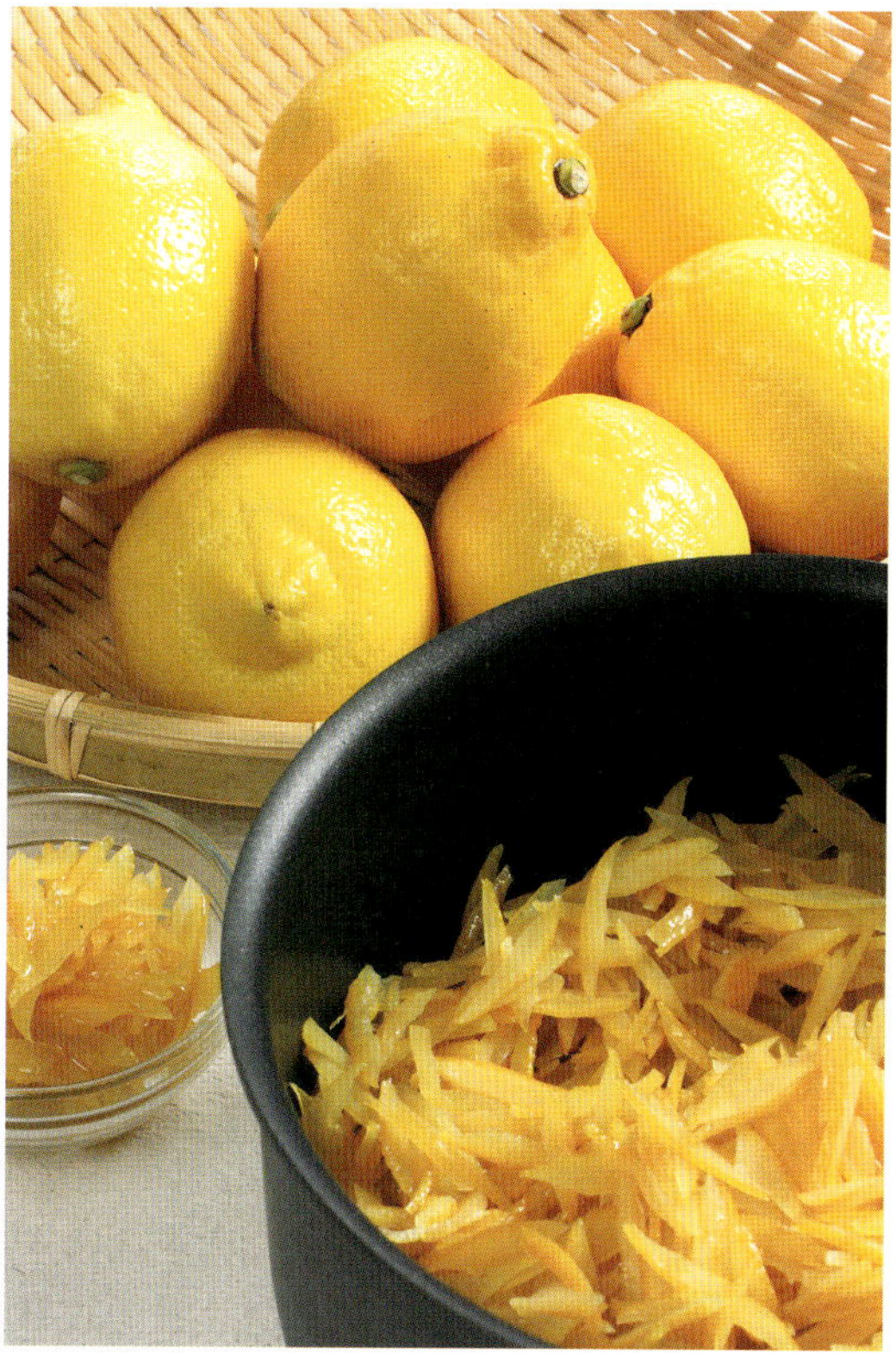

本物レシピ

03

乳がん切除後、広範肝転移 鎖骨部リンパ節転移

自営業・58歳　T・Oさん

死を覚悟した100カ所以上の肝転移が 大量のジュースで 80日で消失

食を省みる時間もない忙しい毎日 思いがけない、乳がんの発病

　生鮮食品の販売と豆腐の製造を行っている自営業で、朝は4時に起き、市場へ競りに行き、豆腐も作る仕事中心の毎日でした。定期的な休みがない上、朝食は食べず、昼食は手軽に豆腐とか晩の残りのおかずを食べる程度の不規則な生活でした。夕飯は家族のためには作りますが、自分はあまり食べませんでした。もともと肉類は食べないし、魚もあまり食べません。ただ、菓子パンは簡単に食べられるので時々食べていました。

　仕事は大好きで、娘に「お母さんはマグロだね」と言われるくらい、常に動いていました。そんな中で母が倒れ、看病疲れも重なっていきました。全部1人で頑張ってしまうタイプで、体はただただ疲れていました。発病の3年くらい前から、疲れているのに、夜はあまり眠れず、昼寝をしようとしても眠れずの毎日でした。冷え症で風邪をひきやすかったのですが、健康診断は受けていませんでした。

　２００９年の秋ごろのことです。重いものを持った時、脇の下にズキンと針を刺されたような鋭い痛みが走りました。何だろうと胸に手をあててみると、右の乳房の上のほうにしこりのようなものがありました。すぐに近くの病院でレントゲン検査を受けましたが、「何でもない。筋肉疲労みたいなもの」と言われ、安心して、そのまま仕事を続けていました。

　しかし、胸のしこりは日に日に大きくなり、これはおかしいと、２０１０年１月末に青森の総合病院に行きました。

　超音波、マンモグラフィー、CTなどの検査に1週間ほど通った結果、乳がんと診断されました。大ショックでしたが、「リンパ節以外には転移はない。抗がん剤治療で小さくしてから手術しましょう」と言われたので、悪い所さえ取ってしまえばよくなると、そのときは安易に考えていました。

実例 03
乳がん

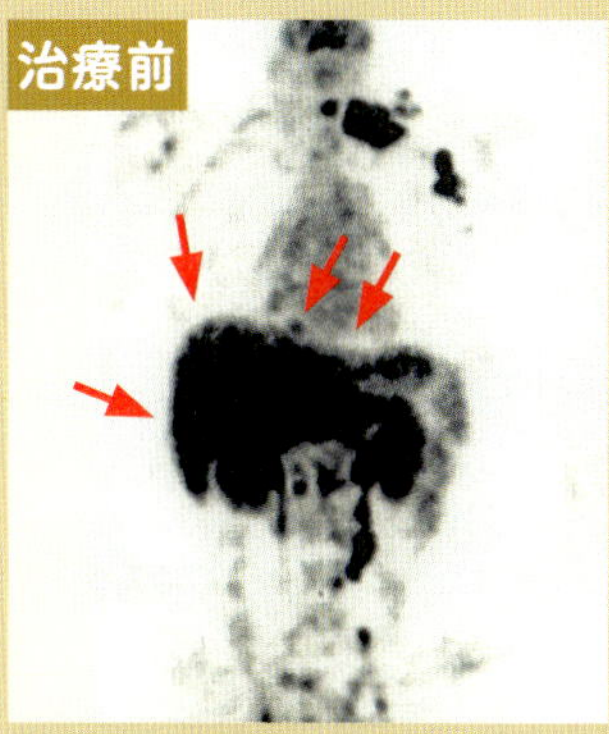

2011年4月18日　PET-CT画像
100カ所の肝臓転移、巨大な鎖骨部リンパ節転移が明らか

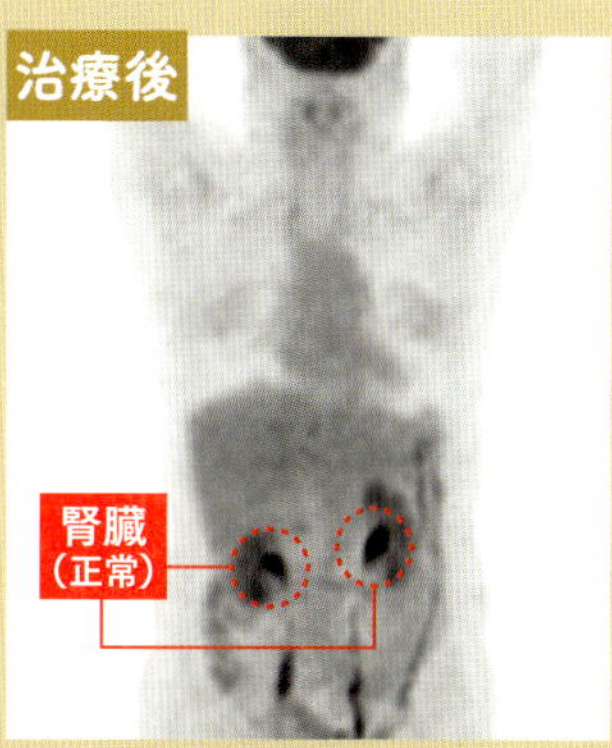

2011年6月21日
2カ月余りの食事療法で、肝転移が消失し、劇的に改善

全身転移であきらめていたがんが、ジュース療法の徹底で劇的に改善

2010年2月から3カ月間、抗がん剤治療（ファルモルビシン）を4クール受けました。髪が抜け、嘔吐と、ひどい頭痛に悩まされました。その後、比較的弱い抗がん剤（タキソール）を4クールやり、1カ月休んで、10月に手術を受けました。抗がん剤が効いたのか「病理検査でがん細胞が1個も見つからなかった」と言われ、アリミデックスというホルモン剤を6カ月飲みましたが、副作用がひどく、体を動かすのも辛い毎日でした。

ホルモン剤は飲み続けると骨が弱くなるうえ、2011年4月のPET-CT検査で100カ所以上の肝臓転移、鎖骨・リンパ節転移など体じゅうにがんの転移が見つかりました。主治医の先生から「もうじき、お腹に水がたまって動けなくなるでしょう」と、耳を覆いたくなるような宣告を受けて、頭が真っ白になりました。

死ぬことばかりを考えながら帰宅した私を待っていたのは、西台クリニックと連絡を取ってくれた娘でした。娘は最初に私ががんの宣告を受けたときから、情報を集め、済陽先生の本も読んでいました。本にある食事療法を始めましたが、「がん細胞が見つからなかった」と言われたことで、その後は気が緩んでいました。今度は落ち込んでいる暇もなく、徹底した食事療法を始めました。ジュースは毎日1・5～2ℓを目標に飲み、塩分は摂らず、玄米食にしました。

2カ月後、6月末の西台クリニックのPET検査で、「劇的によくなっている。鎖骨の5㎝大のがんが、1㎝大まで縮小している。肝臓も改善傾向なので、このまま食事療法を続けましょう」と言われたときは、本当に嬉しかったです。まだ完全にがんが消えたわけではないので、さらに頑張ってジュースを基本とした食事療法を続けていこうと思います。

T・Oさんの6カ条

T・Oさんが決めた食生活ルール

乳がんに効果的と言われる大量ジュースを基本とした食事の徹底

01 塩分は一切摂らない。味気なさは、酢やレモン、昆布やかつお節のだしを普通の倍以上に濃くする。

02 醤油を使うときは、減塩醤油を酢で割る、根昆布を入れることで味気なさを補う。

03 抗がん効果が高い、きのこ類・貝類・海藻類・たまねぎ・生姜は1日の中で必ず摂る。

04 不規則な食生活を改め、3食きちんと摂る。主食は玄米。

05 何にでも野菜を入れて、多種類の野菜を毎日摂る。

06 味噌汁には、血行をよくするたまねぎを必ず入れる。

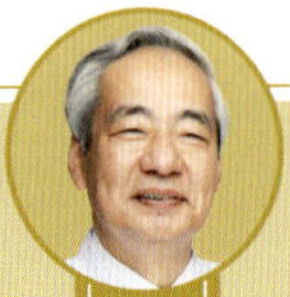

済陽先生アドバイス

乳がんにはジュースを回数多く飲むことが有効
全身転移がんが、4カ月で半減した

T・Oさんは、高度に進行した乳がんだったため、すぐには手術ができず、術前抗がん剤治療を半年間行った後、2010年10月に根治手術を受けました。その後ホルモン療法を行いましたが、2011年4月に骨転移、肝臓多発転移が発見され、私のところに相談に見えました。PET検査の所見では、肝臓全体に100カ所以上のがん病巣が広がっていました。途中で黄疸をきたし、化学療法を中断せざるを得えず、食事療法主体の治療となりました。乳がんは、野菜・果物ジュースを1日に何回も飲むことが有効です。アメリカの「キャンサーバトルプラン」という本では、1日に十数回のジュースで完治に至っており、私の患者さんでも、頻回のジュースで改善を見ています。T・Oさんも徹底したジュース・食事療法で、2カ月でがん病巣が半減しました。

乳がん　T・Oさんが毎日食べ続けた常食リスト

朝 りんごジュース	昼 具だくさん味噌汁	夜 玄米ごはんペースト
朝 しじみ味噌汁	昼 白身焼き魚	夜 青菜の和え物
朝 長芋すりおろし		夜 もずく酢
朝 玄米ごはんペースト		
朝 ひきわり納豆		
朝 ひじきの炒め煮		
10:00 プレーンヨーグルト	14:00 にんじんフルーツジュース	20:30 にんじんフルーツジュース

女性ホルモンと似た働きの大豆イソフラボンで乳がんを抑制

朝

ペクチンが腸内環境を整える

りんごジュース（400cc）

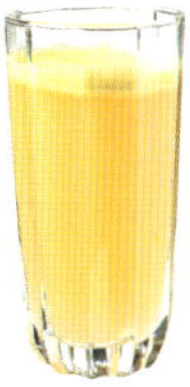

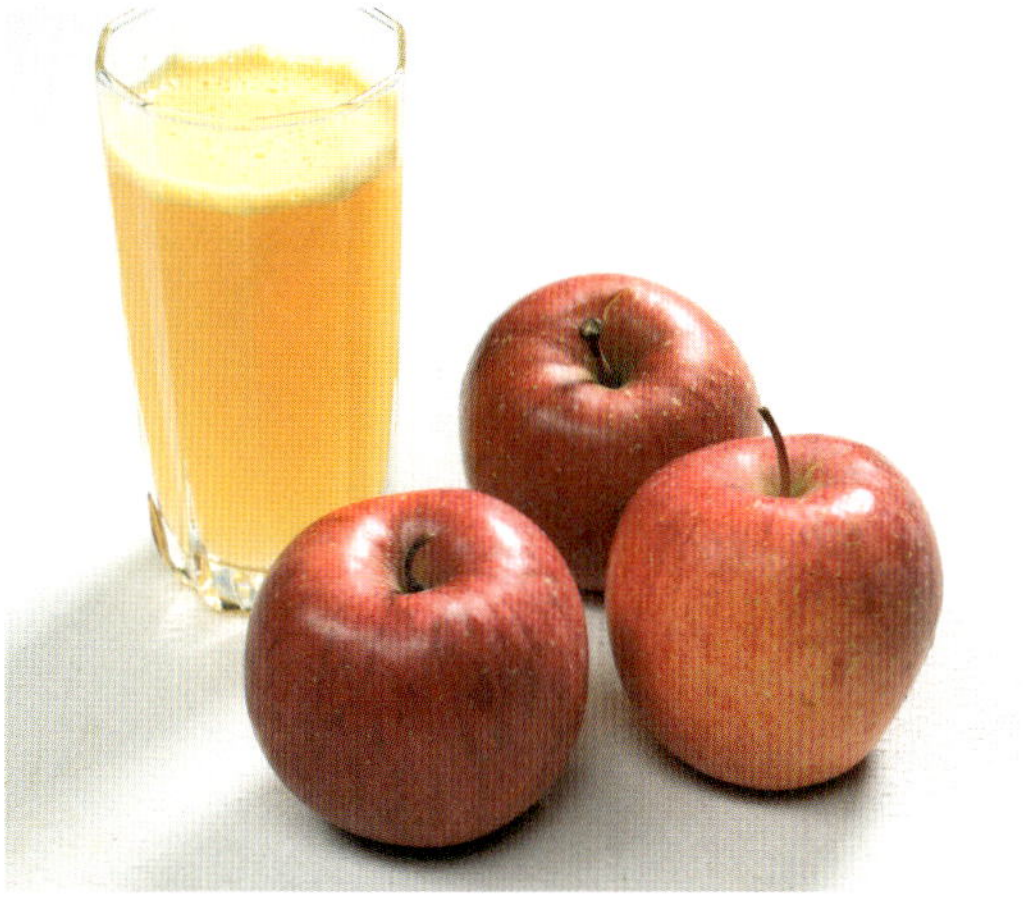

材料・作り方（1人分）
❶りんご〈750g（3個）〉は芯を取り、ジューサーのサイズに合わせて切る。
❷①をジューサーにかける。
❸グラスに②を注ぐ。

165kcal 脂質：0.4g／塩分：0.0g

※栄養価は絞り汁で換算しています

朝

活性酸素を抑制するペルオキシダーゼ

長芋すりおろし

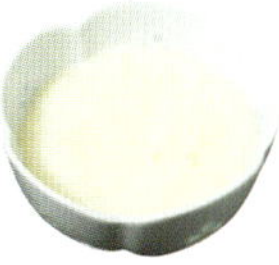

材料・作り方（1人分）
❶長芋（60g）は皮をむいてすりおろし、器に盛る。

35kcal 脂質：0.2g／塩分：0.0g

朝 夜

ミキサーでペースト状にして食べやすく

玄米ごはんペースト

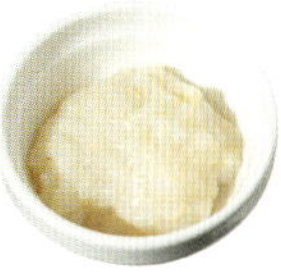

材料・作り方（1回分）
❶ミキサーに玄米ごはん（100g）・水（50cc）を入れてまわし、ペースト状にする。
❷器に①（大さじ1）を盛る。

17kcal 脂質：0.1g／塩分：0.0g

朝

しじみのタウリンが肝臓機能をアップ

しじみ味噌汁

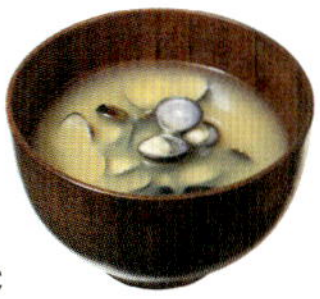

材料（1人分）
しじみ……………………………50g
低塩みそ…………………………10g
手作りしいたけ昆布だし…150cc

作り方
❶しじみはよく洗う。
❷鍋に①・手作りしいたけ昆布だしを入れ、しじみの口が開くまで煮る。
❸②に低塩みそを溶き入れ、器に盛る。

52kcal 脂質：1.0g／塩分：1.2g

●**手作りしいたけ昆布だし作り方**
❶水（1500cc）にだし昆布（10g）・干ししいたけ〈12g（6枚）〉を浸し、ひと晩冷蔵庫に入れる。

朝

納豆には豆腐の2倍のビタミンB_1

ひきわり納豆

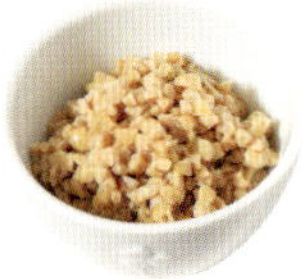

材料（1人分）

納豆（ひきわり）…………50g（1パック）
減塩醤油…………………3g（小さじ½）
酢…………………………2.5g（小さじ½）

作り方

❶納豆・減塩醤油・酢を粘りがでるまでよく混ぜ、器に盛る。

103kcal 脂質：5.0g／塩分：0.3g

10：00

間食で腸内の善玉菌を増やす

プレーンヨーグルト

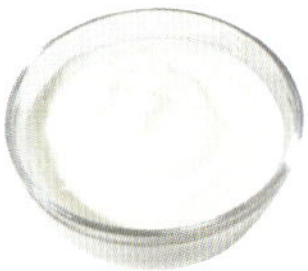

材料・作り方（1人分）

❶器にプレーンヨーグルト（300g）を盛る。

186kcal 脂質：9.0g／塩分：0.3g

朝

海藻、きのこ、にんじんの相乗効果でがんを抑制

ひじきの炒め煮

材料（1人分）

ひじき（乾燥）‥3g
えのき茸………20g（⅕袋）
にんじん………20g（⅒本）
油揚げ…………10g（½枚）
しょうが…………………5g（1片）
手作りしいたけ昆布だし‥200cc
減塩醤油………………6g（小さじ1）

作り方

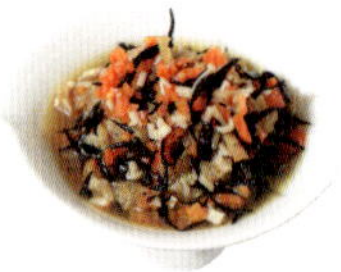

❶ひじきは水戻しし、水気を切る。
❷えのき茸は根元を切り落として細かく切り、にんじんは皮をむいてみじん切りにする。
❸油揚げは熱湯をかけて油抜きし、みじん切りにする。
❹しょうがは皮をむいてすりおろす。
❺フライパンを温め、①・②・③・手作りしいたけ昆布だしを入れて炒め煮にする。
❻⑤に④・減塩醤油を加えて煮る。
❼器に⑥を盛る。

68kcal 脂質：3.4g／塩分：0.9g

昼

手作りしいたけ昆布だしを常に活用

具だくさん味噌汁

材料（1人分）

しじみ………200g（1カップ）
たまねぎ……20g（⅒個）
さつまいも…20g
まいたけ……20g（⅕パック）
小松菜………20g（½株）
にんにく……3g（少々）
卵（うこっけい）………50g（1個）
ふのり…………………少々
手作りしいたけ昆布だし…200cc
煮干し（粉）…………1g（小さじ½）
減塩みそ………………10g

作り方

❶しじみはよく洗う。
❷たまねぎは皮をむいてスライス、さつまいもは皮をむいていちょう切り、まいたけはほぐし、小松菜は2cm長さ、にんにくは薄くスライスする。
❸鍋に①・②・手作りしいたけ昆布だし・煮干粉を入れて煮る。
❹③に減塩みそを溶き入れ、卵を割り入れて、半熟になったら火を止める。
❺器に④を盛り、ふのりをのせる。

250kcal 脂質：8.4g／塩分：1.8g

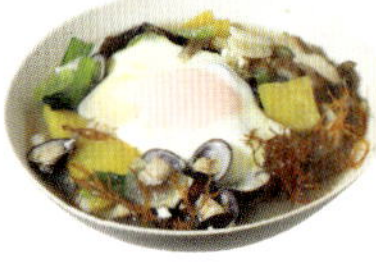

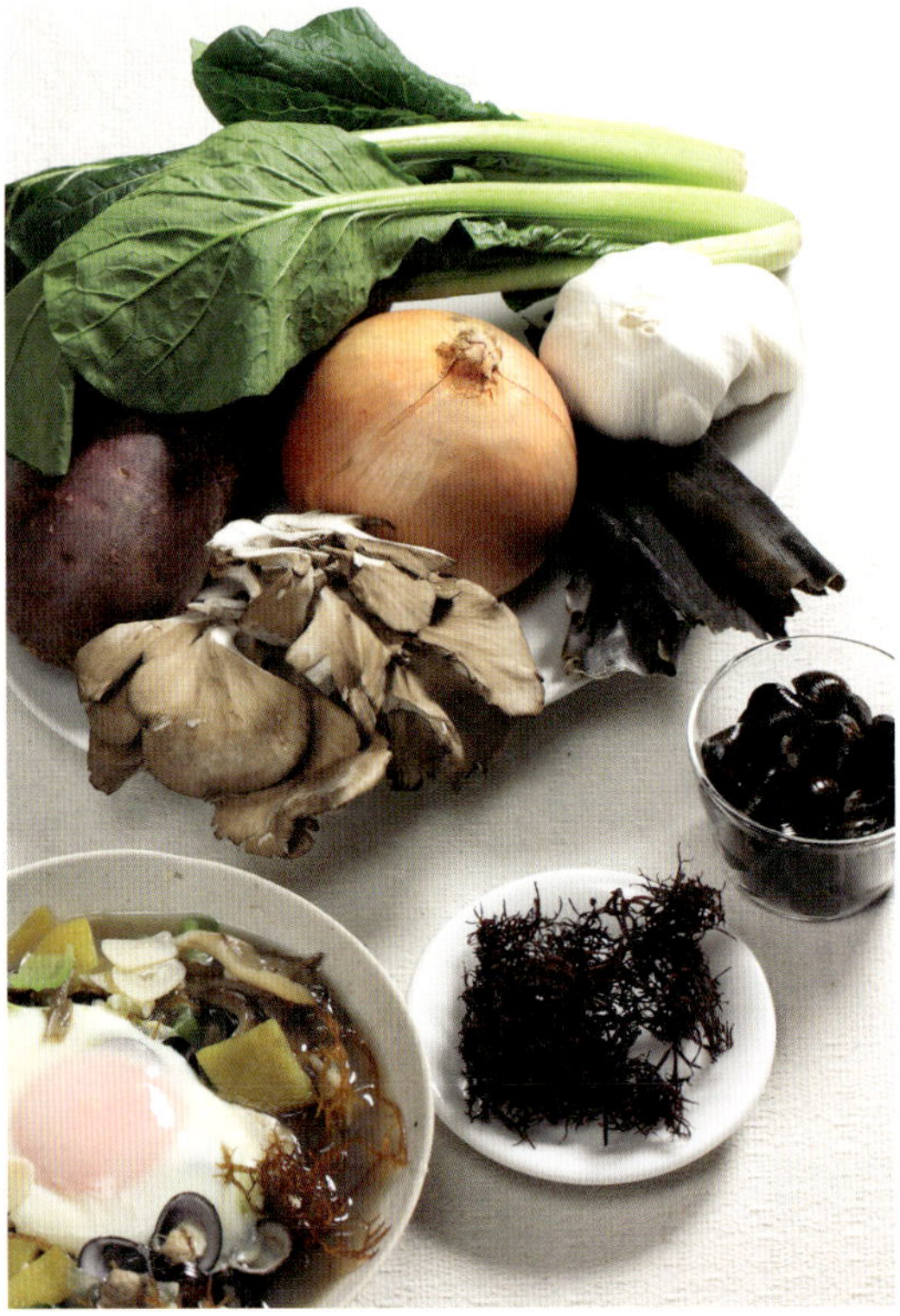

実例 03
乳がん

14:00 20:30

7種類の野菜・果物にはちみつを加えて

にんじんフルーツジュース（400cc）

材料（1人分）

グレープフルーツ…60g（¼個） 小松菜…………100g（⅓束）
レモン……………50g（½個） キャベツ…………120g（2枚）
トマト………………50g（½個） セロリ……………10g
にんじん…………400g（2本） はちみつ…………7g（小さじ1）

作り方

❶グレープフルーツ・レモンは皮をむき、トマトはヘタを取り、それぞれジューサーのサイズに合わせて切る。
❷にんじん・小松菜・キャベツ・セロリ
ジューサーのサイズに合わせて切る。
❸①・②をジューサーにかける。
❹グラスにはちみつを入れ、③を注ぐ。

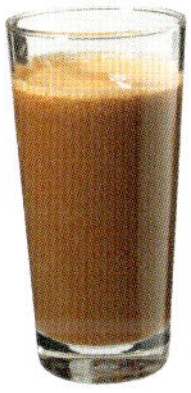

122kcal 脂質：0.6g／塩分：0.0g

※栄養価は絞り汁で換算しています

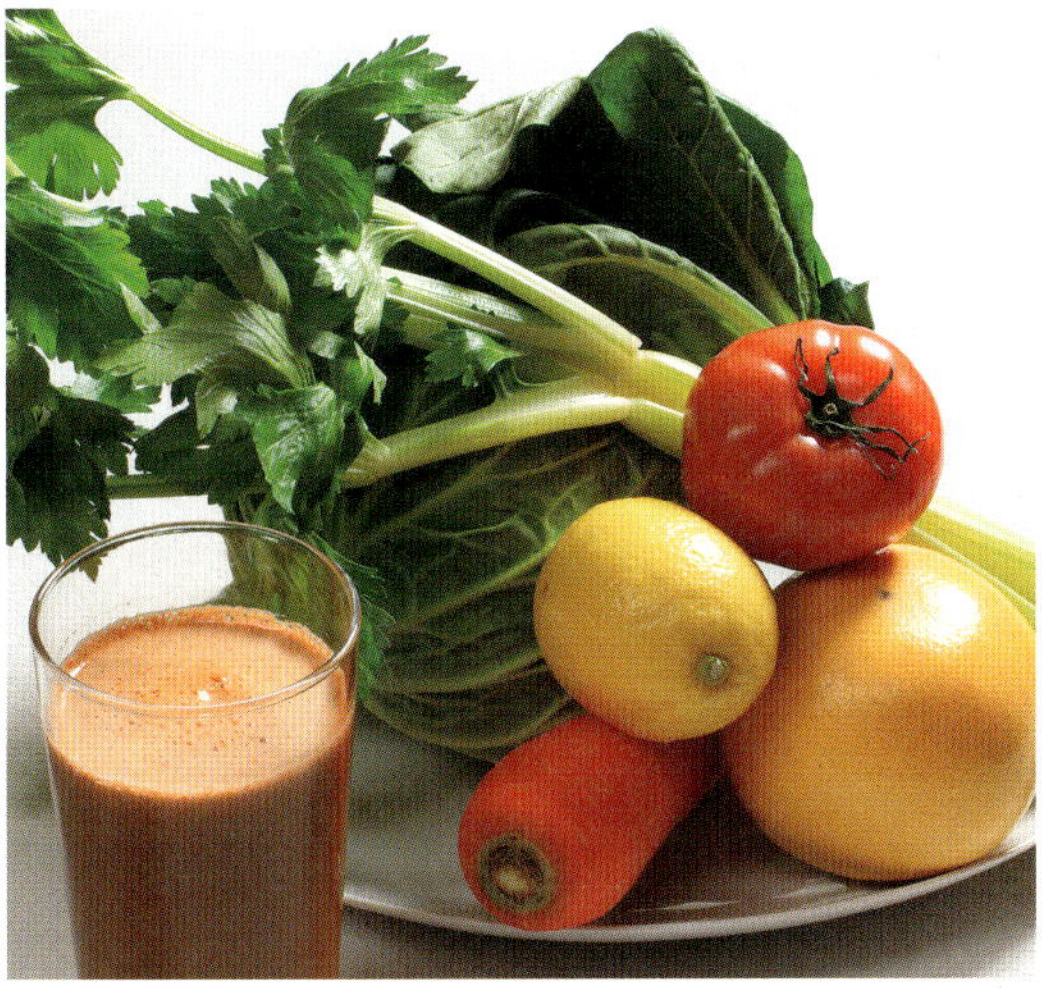

夜

がんの増殖を抑制するフコダイン

もずく酢

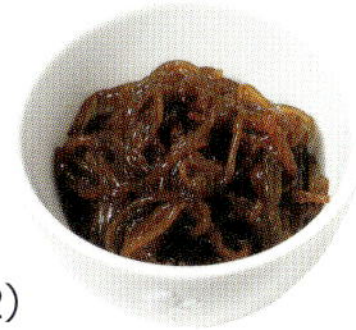

材料（1人分）

もずく…………………………50g
減塩醤油…………………6g（小さじ1）
玄米酢……………………30g（大さじ2）

作り方

❶器にもずくを盛り、減塩醤油・玄米酢を混ぜてかける。

11kcal 脂質：0.1g／塩分：0.3g

昼

大根おろしのオキシターゼが発がん物質を解毒

白身焼き魚

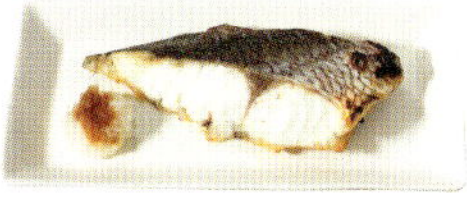

材料（1人分）

タイ…………………………………60g
大根………………………………60g（2㎝厚さ）
減塩酢醤油……………3g（小さじ½）

作り方

❶タイは魚焼きグリルで焼く。
❷大根は皮をむいてすりおろす。
❸器に①を盛り、②を添えて減塩酢醤油をかける。

130kcal 脂質：6.5g／塩分：0.4g

夜

豊富なカロテン、ルティンが発がんを抑制

青菜の和え物

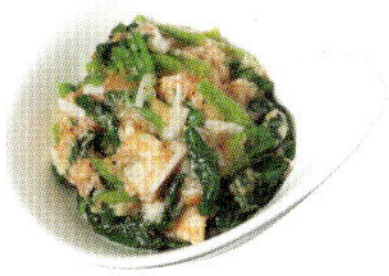

材料（1人分）

ほうれん草……………50g（¼束）
えのき茸…………………25g（¼袋）
長芋…………………………50g
桜エビ……………………5g
かつお節（粉）…………1g（小さじ½）
煮干し（粉）……………1g（小さじ½）
減塩醤油………………2g（小さじ⅓）
玄米酢…………………15g（大さじ1）

作り方

❶ほうれん草は熱湯でゆでて冷水に取り、水気をしぼって1.5㎝長さに切る。
❷えのき茸は根元を切り落として1㎝長さに切り、熱湯でさっとゆでてざるに上げる。
❸長芋は皮をむいてすりおろす。
❹桜エビはすり鉢ですり、粉にする。
❺ボウルに①・②・③・④・かつお節・煮干し・減塩醤油・玄米酢を入れて和える。
❻器に⑤を盛る。

71kcal 脂質：0.7g／塩分：0.4g

本物レシピ

04

悪性リンパ腫、脊椎転移手術後、腎門部再発

無職・74歳　S・Tさん

全身転移、2回の再発がんが抗がん剤、放射線治療と無農薬野菜ジュースでほとんど消えた

「ステージⅣ。5年生存率50％」のまさかの宣告

63歳で仕事を辞めたあとは、畑を借りて家庭菜園を楽しみ、野菜は無農薬のものをたくさん食べていました。しかし、魚嫌いで、肉料理が多く、揚げものを好んでよく食べていました。酒・たばこはやりません。

前立腺肥大の薬を服用していた以外は、いたって元気で、退職後、日本百名山を50登頂の目標も達成しました。毎朝、近所の小学校のラジオ体操にも参加していました。夜9時就寝、朝5時起床の早寝早起きで、睡眠も十分取っていました。

3年前の2008年、2月の健康診断では何の異常もなかったのに、5月頃に左横腹に痛みを感じるようになりました。近所の病院では原因がわからず、埼玉医科大学川越総合医療センターで、検査入院して詳しく調べることになりました。ところが、検査入院の順番がようやくまわってきた9月の入院日の朝、突然足に力が入らなくなり、フラついて歩けなくなってしまいました。娘の車で埼玉医大へ行ったところ、「背骨の神経が圧迫されている」ということで、病理検査は後にして、強いステロイド（デカドロン）と放射線治療を受けました。痛みは治まりましたが、「また痛みが出るでしょう」と言われました。

その1カ月後くらいに受けた病理検査の結果、腎臓周辺にがんが散らばっていることがわかり、「悪性リンパ腫のステージⅣ。5年生存率は50％」という宣告を受けました。背骨の神経の圧迫も、がんによるものだったようです。放射線治療で背骨のがんは消えていたのですが、11月に、今度は肩に痛みが出て、埼玉医大で第4頸椎の手術（金属の支えを入れて骨を固定する）を受けました。首にもがんが転移していたらしく、手術後、数カ月の抗がん剤治療を受けたのち、「しばらく様子を見ましょう」と言われました。

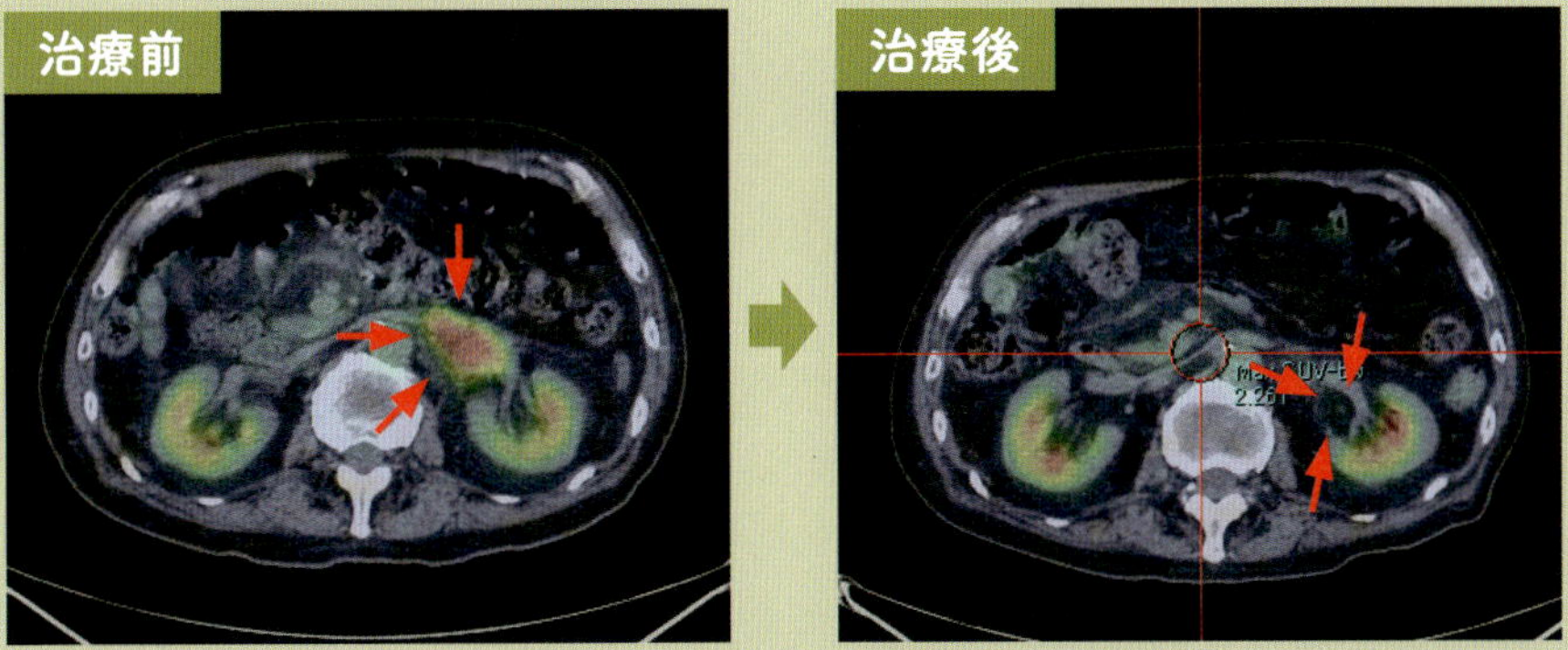

2010年5月　PET-CT画像
左腎門部に径3㎝の再発が明らか

2010年11月
半年間の抗がん剤投与と食事療法で病変部はほとんど消失

実例04
悪性リンパ腫

腎臓のまわりを取り囲むようにできた再発、再再発のがん

何か病気に打ち勝つ方法はないかと、妻が本屋で済陽先生の本を見つけてきて、2009年5月に初めて西台クリニックを訪れました。済陽先生の「大丈夫だよ。頑張りましょう」の言葉に励まされ、食事療法に取り組み始めました。

しかし、2010年5月西台クリニックのPET検査で、腎臓のまわりに3㎝大のがんの再発が見つかりました。抗がん剤治療と並行して、野菜ジュースを1日1・5ℓ飲むこと、玄米食を基本に、納豆・豆腐・ヨーグルト・たっぷりの野菜の食事を心がけたところ、11月のPET検査では、腎臓のまわりのがんがきれいに消えていました。

それですっかり安心していたのですが、2011年3月に帯状疱疹で行った病院で、念のために撮ったMRIで、再び腎臓を取り囲むようにがんができていることが判明しました。2度目の再発です。抗がん剤治療を少しやったあと、夏に約1カ月間放射線治療を受けました。

現在は様子をみているところですが、放射線治療と食事療法でがんはほとんど消え、いまは1カ所だけ、それも1・5㎝大縮小しています。痛みなどはなく調子がよいので、食事療法を続けながら、家庭菜園に打ち込んでいます。ジュースは野菜だけだと飲みづらいので、りんごやみかんなどのフルーツを必ず入れます。ケールなど苦みが強い野菜は少しずつ入れます。食事は妻任せですが、毎日のジュース作りは自分の仕事と決めて、工夫しながら飲んでいます。

以前から患っていた前立腺肥大が治ったことも、抗がん剤の副作用がほとんどなかったことも、食事療法のおかげと思っています。一緒にジュースを飲んでいる妻も、20年間苦しんでいた足の皮膚病が治りました。現在は、済陽先生に、漢方薬も処方していただいています。

S・Tさんの
6ヵ条

S・Tさんが決めた食生活ルール

家庭菜園で作った無農薬野菜を自分でジュースにして、毎日3回、500ccずつ飲む

01 限りなくゼロに近い減塩。料理には手作り昆布醤油（減塩醤油400cc、日本酒200cc、昆布30gを鍋に入れ火にかける）を少量使う。

02 ジュースは、1日1～1.5ℓを必ず飲む。キャベツ、にんじん、レモン、はちみつは必ず入れ、冬場はりんご、夏場は柑橘類を入れる。毎回自分でジュースを作るのが日課。

03 四足歩行の動物の肉は一切食べない。（鶏ささみはときどき食べるが、単体ではなく、必ず数種類の野菜と共に食べる）。

04 自家製ヨーグルト（250cc）を1日2回欠かさず食べる。

05 玄米は苦手なので、玄米と白米を半々で炊いたごはんを食べる。

06 やむを得ず外食するときは、蕎麦か、魚系の定食にする。

済陽先生アドバイス

ジュースの量を増やし、フルーツも加えることで、前立腺肥大も同時に改善

S・Tさんは、２００８年９月に悪性リンパ腫の脊椎転移が発見され、11月に脊椎のリンパ腫切除の手術を受けられました。それで小康を得られたのですが、リンパ腫が広範に広がっていたため、治療は簡単ではなく、２００９年５月に、食事指導を開始しました。その結果、かなり改善されましたが、２０１０年５月に腎臓の入口に３㎝のがんの再発が認められました。そこで、新鮮な野菜・果物ジュースを１日１・５ℓ以上に増やす、野菜に加えてりんごやみかんなどのフルーツもふんだんに加えるなど、さらに徹底したジュース・食事療法を行っていただいたところ、半年後の11月には、腎臓の再発がんがすっかり消えた症例です。S・Tさんは、ご自身で野菜を栽培されるほどの熱の入れようで、前立腺肥大も、食事療法によって改善されました。

悪性リンパ腫　S・Tさんが毎日食べ続けた常食リスト

朝 キャベツにんじんジュース	昼 キャベツにんじんジュース	夜 キャベツにんじんジュース
朝 自家製ヨーグルト	昼 自家製ヨーグルト	

※ヨーグルトは1日2回食べる。朝・晩で食べることもある

すべてのメニューに野菜を入れて、まんべんなく摂る

朝 昼 夜

フルーツを加えて飲みやすく

キャベツにんじんジュース（500cc）

材料（1人分）

レモン……………………………100g（1個）
たまねぎ…………………………25g（⅛個）
りんご※…………………………250g（1個）
ゴーヤ……………………………250g（½本）
キャベツ…………………………500g（½個）
にんじん…………………………200g（1本）
小松菜……………………………150g（½束）

※無い時期は、『宇和ゴールド』を1個

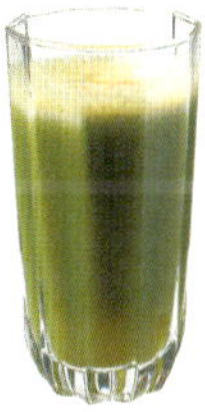

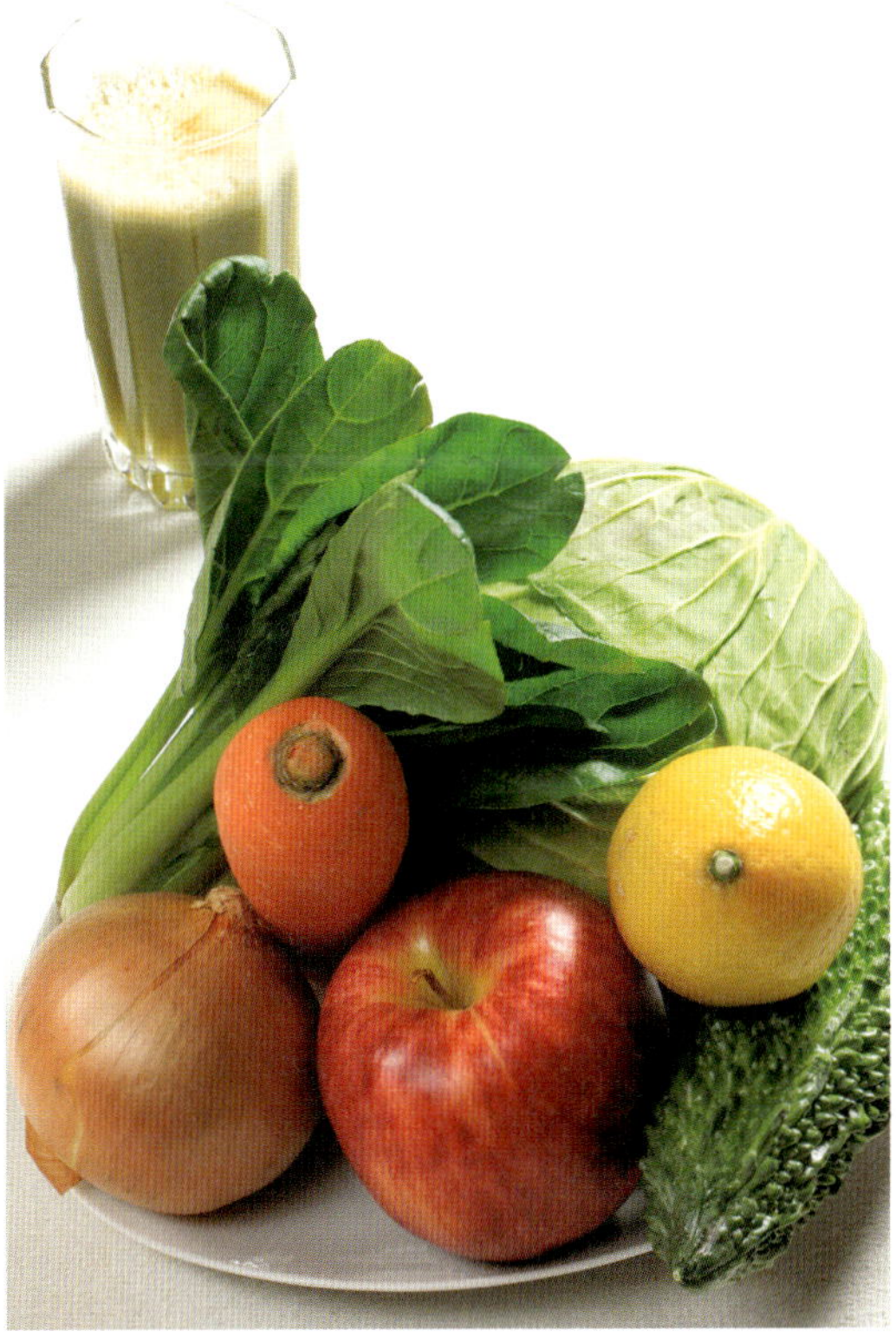

作り方

❶レモン・たまねぎは皮をむき、りんごは芯を取り、ゴーヤは種を取ってそれぞれジューサーのサイズに合わせて切る。
❷キャベツ・にんじん・小松菜はジューサーのサイズに合わせて切る。
❸①・②をジューサーにかける。
❹グラスに③を注ぐ。

187kcal 脂質：1.1g／塩分：0.0g

※栄養価は絞り汁で換算しています

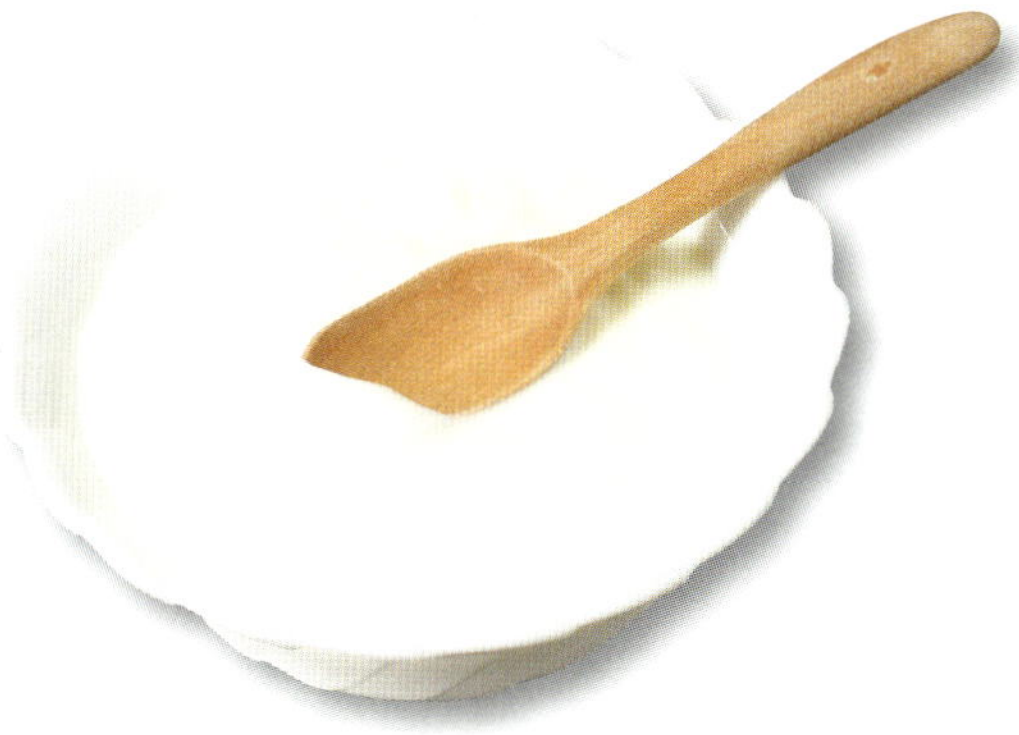

朝 昼

乳酸菌で腸の働きを活性化

自家製ヨーグルト

材料・作り方（1人分）

❶器に自家製ヨーグルト（250g）を盛る。

※1日2回食べる決まり

155kcal 脂質：7.5g／塩分：0.3g

悪性リンパ腫
S・Tさん直伝

頻繁に食卓に登場した野菜たっぷりメニュー

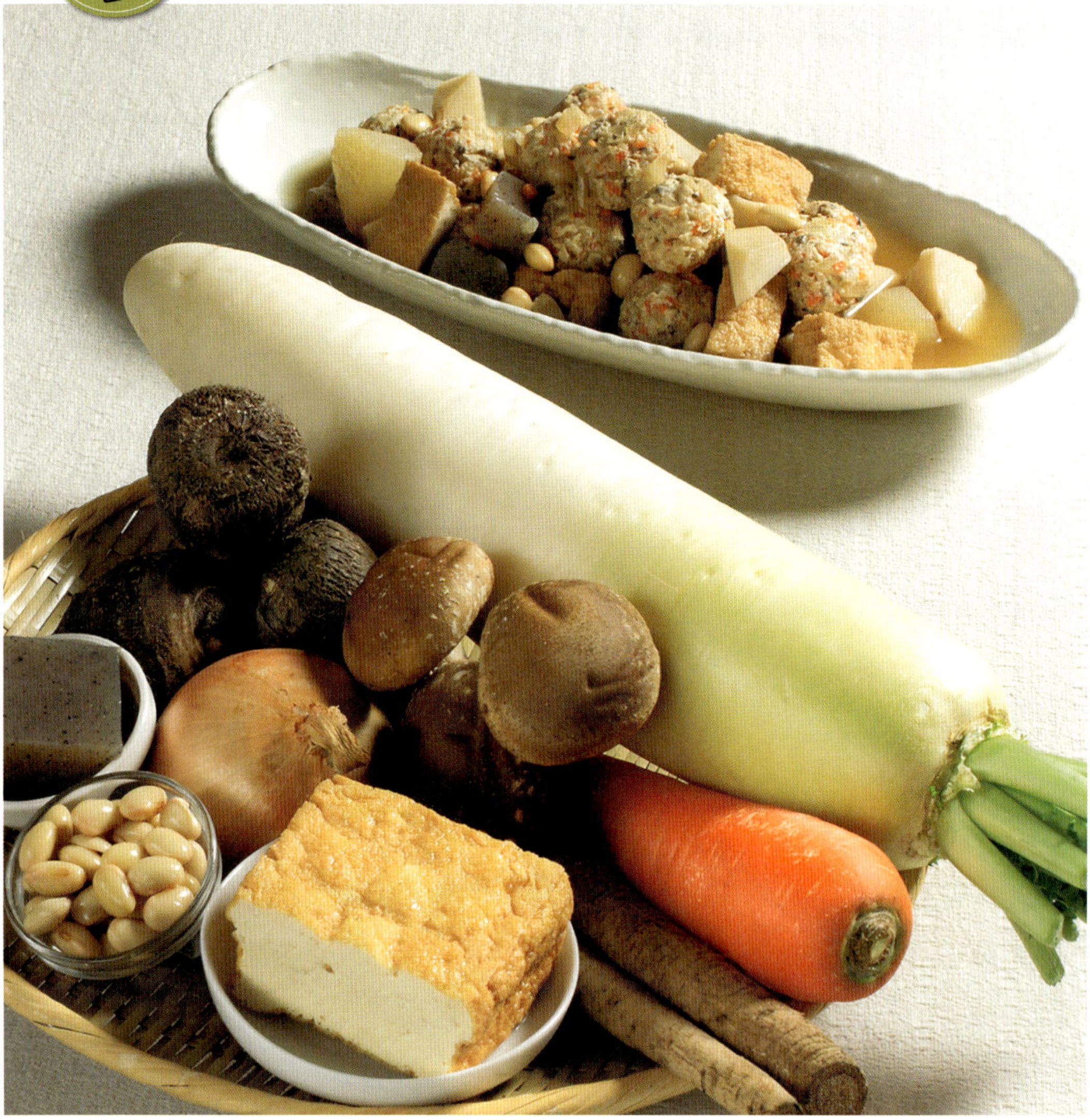

7種類の野菜、大豆製品、鶏肉を1品で

野菜入り鶏団子煮物

材料（1人分）

里芋……………100g（2個）
大根……………30g（3㎝厚さ）
こんにゃく………80g（⅓丁）
厚揚げ…………60g（¼丁）
大豆（水煮）……10g
手作り昆布だし…400cc
酒………………15g（大さじ1）
手作り昆布醤油‥2.5g（小さじ½）

●肉団子

木綿豆腐…………75g（¼丁）
鶏むねひき肉………50g
しいたけ…………20g（2枚）
たまねぎ…………100g（½個）
にんじん…………65g（⅓本）
ごぼう……………60g（⅓本）
長ねぎ（白い部分）…100g（1本）

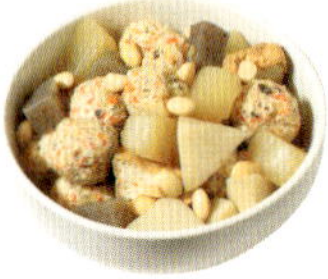

作り方

❶木綿豆腐は重石をして水切りする。
❷しいたけは石づきを取り、たまねぎ・にんじん・ごぼうは皮をむきそれぞれみじん切りにする。
❸長ねぎはみじん切りにする。
❹ボウルに①・②・③・鶏むねひき肉を入れてよく混ぜ、ひと口大の肉団子を作る。
❺里芋・大根は皮をむいてひと口大の乱切り、こんにゃく・厚揚げは食べやすい大きさに切る。
❻鍋に⑤・大豆・手作り昆布だし・酒を入れて煮る。
❼⑥に④を入れて煮る。
❽肉団子に火が通ったら、手作り昆布醤油を加える。
❾器に⑧を盛る。

460kcal 脂質：15.2g／塩分：1.2g

実例 04

悪性リンパ腫

きれいな色どりで食欲増進、効果もアップ

4色野菜入り卵焼き

材料（1人分）

卵……………50g（1個）
しいたけ……10g（1枚）
ピーマン……5g（¼個）
にんじん…………20g（⅒本）
たまねぎ…………50g（¼個）
手作り昆布だし‥5g（小さじ1）

作り方

❶しいたけは石づきを取り、ピーマンは種を取り、にんじん・たまねぎは皮をむいて、それぞれみじん切りにする。
❷ボウルに卵・①・手作り昆布だしを入れて混ぜ合わせる。
❸フライパンを温めて②を流し入れ、手前から巻いていく。
❹③を食べやすい大きさに切り、器に盛る。

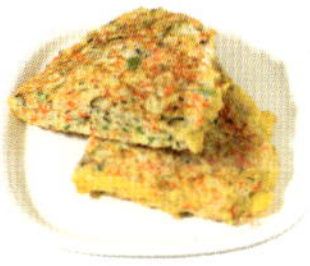

93kcal 脂質：4.5g／塩分：0.2g

●手作り昆布だし
昆布・干ししいたけを水につけておく

鮭のアスタキサンチンががんの増殖を抑制

焼鮭のおろし生姜かけ

材料（1人分）

生鮭……………………………60g（1切れ）
大根……………………………300g（10㎝厚さ）
しょうが………………………5g（1片）
手作り昆布醤油………………6g（小さじ1）
米酢……………………………5g（小さじ1）

作り方

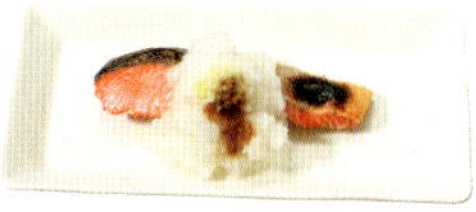

❶生鮭は魚焼きグリルで焼く。
❷大根・しょうがは皮をむいてすりおろす。
❸器に①を盛り、②を添えて手作り昆布醤油・米酢をかける。

143kcal 脂質：2.8g／塩分：0.5g

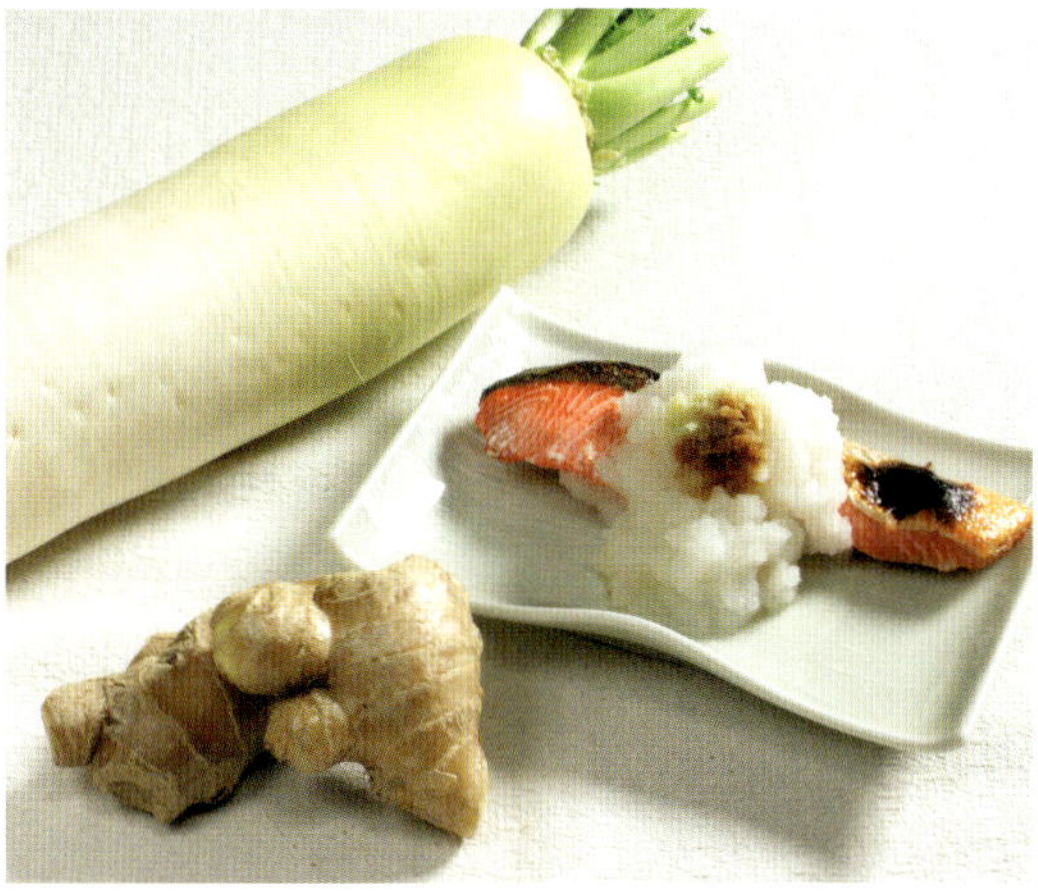

ねぎの硫化アリルが免疫細胞を活性化

ねぎたっぷり冷奴

材料（1人分）

長ねぎ（白い部分）…………100g（1本）
絹豆腐…………………………100g（⅓丁）
ごま……………………………18g（大さじ2）
ちりめんじゃこ………………5g
手作り昆布醤油………………1滴
米酢……………………………5g（小さじ1）

作り方

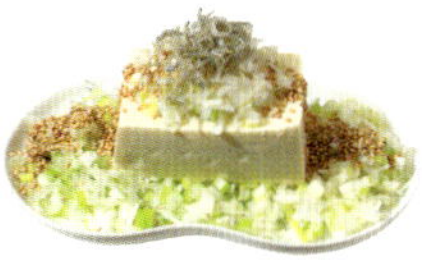

❶長ねぎはみじん切りにする。
❷器に絹豆腐を盛り、①・ごま・ちりめんじゃこをのせ、手作り昆布醤油・米酢をかける。

200kcal 脂質：12.9g／塩分：0.3g

●手作り昆布醤油
減塩醤油2：日本酒1で混ぜ、昆布30gを入れる

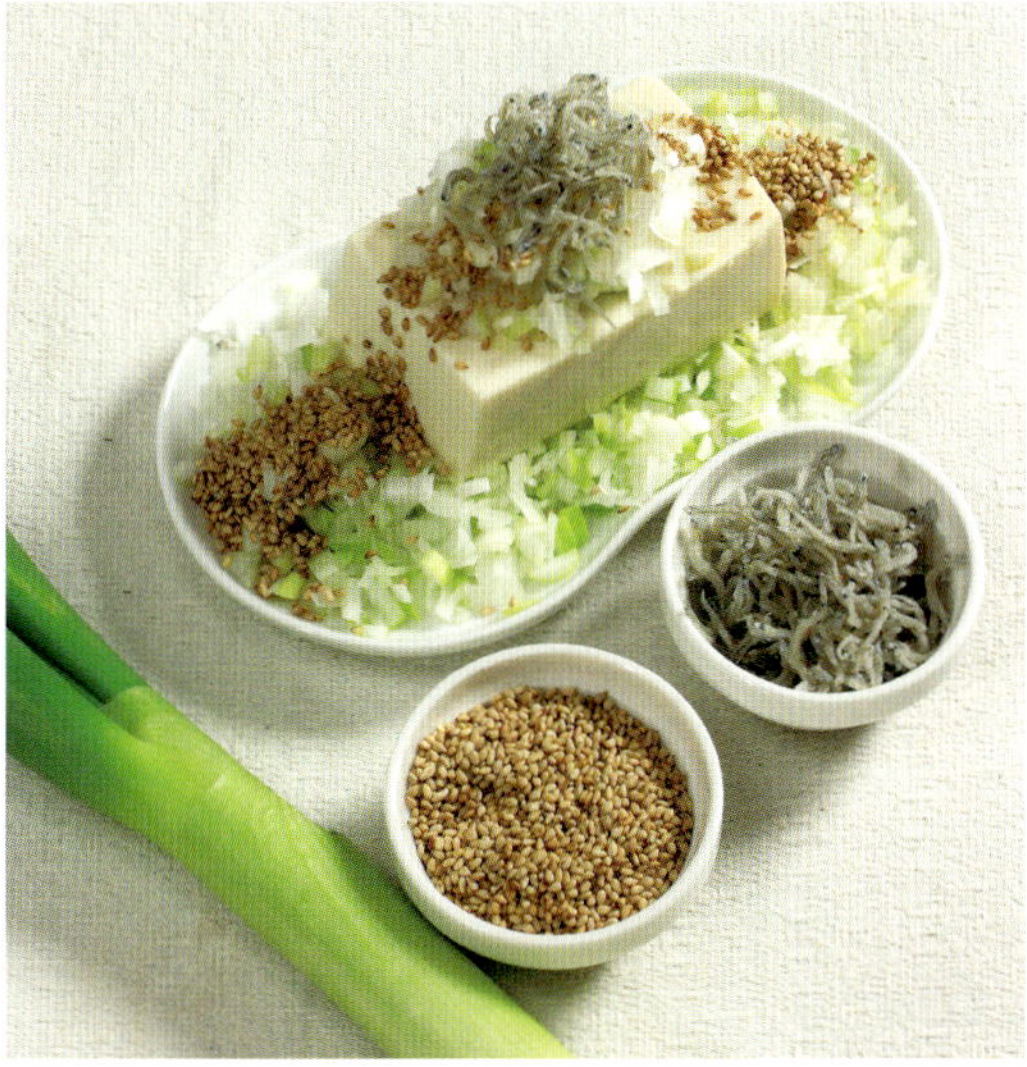

ビタミンB群・C・Eなどが豊富なにらも一緒に

にら納豆

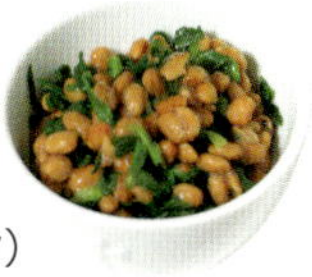

材料（1人分）

にら……………………………50g（½束）
納豆……………………………50g（1パック）
減塩醤油………………………3g（小さじ½）

作り方

❶にらは熱湯でゆでて冷水に取り、水気を切って細かく切る。
❷ボウルに①・納豆・減塩醤油を入れ、粘りがでるまでよく混ぜ合わせる。
❸器に②を盛る。

113kcal 脂質：5.2g／塩分：0.3g

本物レシピ

05 残胃がん

無職・81歳　T・Tさん

胃がん根治手術13年後に残胃がん再発 食事療法だけで、半年後に完治

まさかの残胃がん「手術は無理、余命3年」の宣告

鉄道の仕事を定年退職後も、第2、第3の職場で大好きな鉄道関係の仕事を続けていました。酒は好きで、飲む機会も多くありました。辛いものや魚が好きで、野菜はあまり好きではありませんでした。

67歳のときだったと思います。食欲がなく痩せてきたことを心配した妻の強い勧めで、しぶしぶ近くの胃腸科で胃カメラ検査を受けたところ、「気になる影がある」と言われ、紹介所を持って近くの大きな病院へ。「胃がん」と診断され、胃を$\frac{4}{5}$を切除する根治手術を受けました（そのときは、自分では$\frac{2}{3}$切除だと思っていました）。手術後はすぐに元気になり、仕事にも復帰しましたが、まもなく腸閉塞を2回起こし、退職しました。退職後は、毎日妻と1万歩を歩いていたほか、買い物にもよく行きました。年に1～2度の胃カメラ検査でも再発はなく、問題なく過ごしていました。

ところが、手術から13年後の2010年6月の市民健診で「胃に1つポリープがある」と言われました。「胃のポリープはがんにはならない」と聞いていたので放置していましたが、次第に痩せてきて、食欲も落ちたため、再び妻の強い勧めで9月末に病院を受診。「残った胃に、がんが再発している（残胃がん）」と告げられました。このとき初めて、胃が$\frac{1}{5}$しか残っていないことを知りました。紹介状を持って、大きな病院で受診したところ、胃と食道の縫い目のところにがんがあり、「手術で取ることは無理。このままだと、もって3年です」という宣告に、愕然としました。12月に今後の治療方針を2人の息子と聞きに行くことになっていたのですが、予約日の3日前に、自宅で転び、左脚の大腿骨を骨折。三愛病院に運ばれ、即手術となったのですが、入院中に肺炎に感染し、まずは肺炎治療を優先することになりました。

実例
05
残胃がん

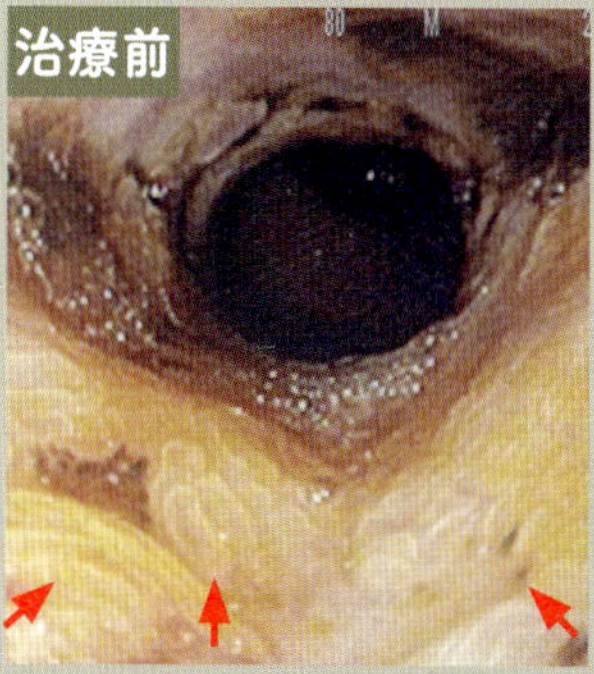

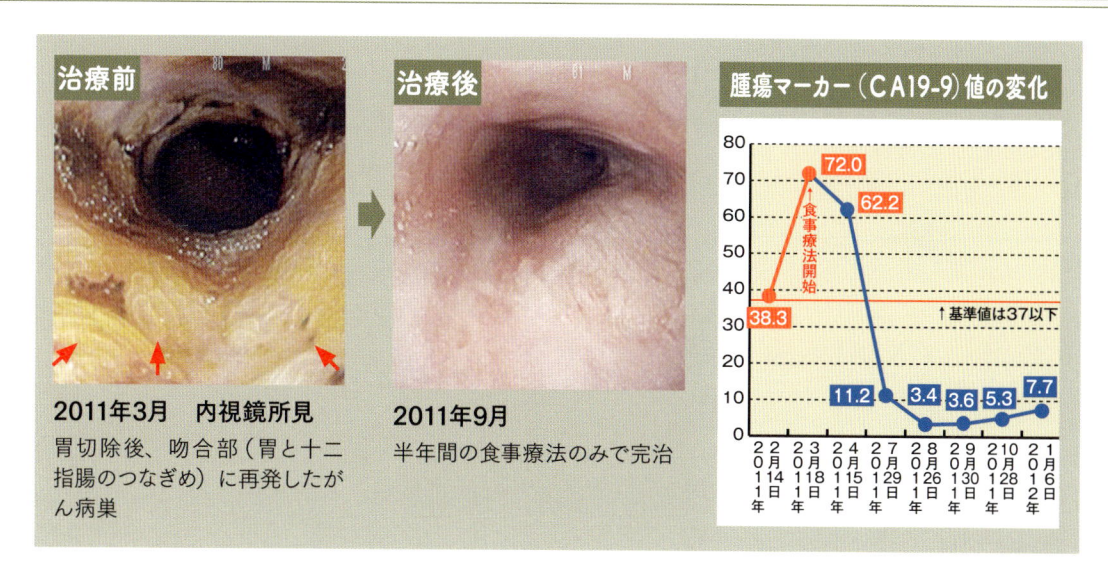

2011年3月　内視鏡所見
胃切除後、吻合部（胃と十二指腸のつなぎめ）に再発したがん病巣

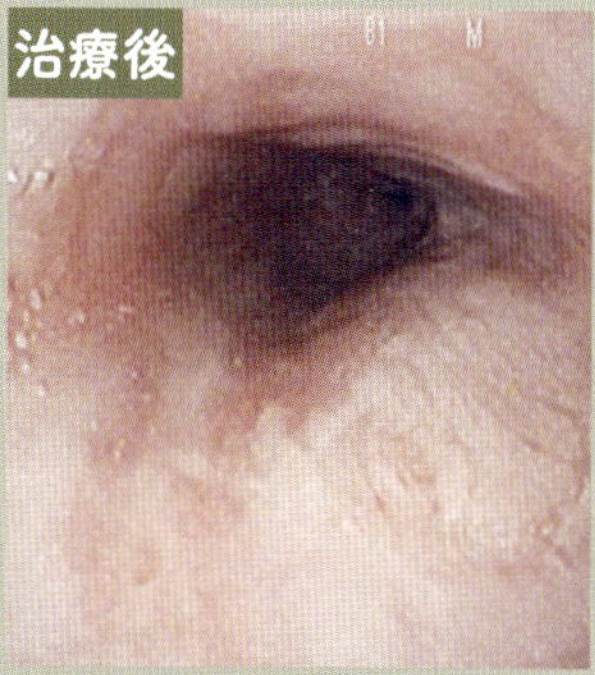

2011年9月
半年間の食事療法のみで完治

腫瘍マーカー（CA19-9）値の変化

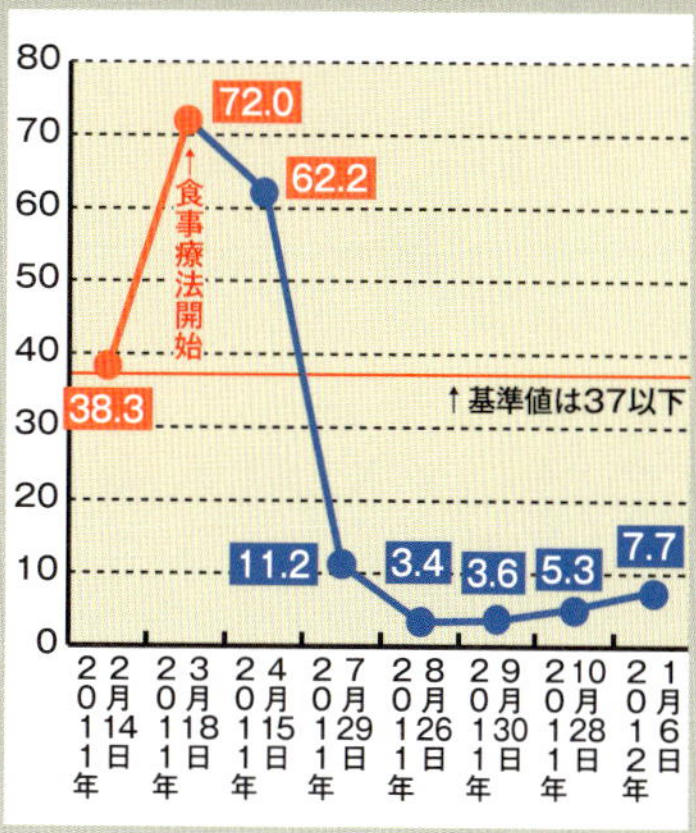

妻の献身的な食事療法で半年で腫瘍マーカーが下がった

肺炎が治り、2011年3月に、ようやく西台クリニックで胃がんのPET検査を受けました。先生から、「体に負担がかかる抗がん剤治療ではなく、食事療法を主体にしましょう」と言われて、「えっ、食事で治す?」と正直ビックリしましたが、妻の協力で大量のジュースを中心とした食事療法を始めました。先生から渡されたプリント通りに、「減塩」「野菜を大量に摂る」「肉は鶏のささみと胸肉だけ」などを忠実に守りました。胃が⅕しかないので、大量な飲食は無理ですが、1日500cc程の新鮮な野菜の青汁や（スティックの青汁も使いました）、レモンやオレンジを主体としたフルーツジュースは欠かさず飲みました。入れ歯で硬いものはかめないので、食事も、普通の倍の分量の水で柔らかく炊いた玄米や、胃に負担がかからず消化を促進する大根おろしなどをプラスしました。また、柔らかく炊いたご飯に、多種類の野菜を入れておじや風にコトコト煮たものや、タウリンが豊富で、抗がん作用がある好物のホタテ・エビ・アサリなどを、だしや汁に使うなど、75歳の妻が頑張って、日々、目先を変えたメニューを工夫してくれました。食事療法を始めて半年ほど経った、9月のPET検査で、その努力の成果が表れました。がん病巣がほとんど消え、腫瘍マーカー（CA19-9）の値が3月の「72」から、なんと正常値の「3」に下がっていたのです。現在もまだ完全にがんが消えたわけではありませんが、食欲も出てきて、杖をついて散歩や買い物にも行けるほど元気になりました。いまはベランダ菜園に打ち込む毎日です。脚の骨折も、普通の人より治りが速いと言われました。妻には苦労をかけていますが、やはり人間は食事が大事なのだと実感し、ここまでよくなったのはジュースと食事療法のおかげと感謝しています。

T·Tさんの
6カ条

T・Tさんが決めた食生活ルール

4/5を切除した胃に、負担をかけないよう、少量ずつ多種類食べる。見た目の美味しさも食欲増進の秘訣

01 塩分は、使うときでも減塩醤油1滴程度。
サラダは、すりゴマ、オリーブ油かごま油少々で味付けする。

02 辛味が苦手な大根おろしは、りんご・にんじんのすりおろしを混ぜて、毎日食べる。湯通ししたシラスを混ぜれば味わいもアップ。

03 嫌いな野菜・果物は、ジュースのほか、好きな魚介類と混ぜるなど工夫して摂る。

04 肉は週に1度か2度、鶏の胸肉かササミを、にんにくと炒めて食べる。

05 ごはんは、飽きないように、玄米、五穀米、おこわ、白米を３合ずつ炊いて小分け冷凍しておき、１食50g程度を順番に食べる。

06 排尿で体の毒素を出すために、意識的に水分を摂る。
（もともと水分を摂らないタイプ）

済陽先生アドバイス

抗がん剤を使わず食事療法だけで改善 魚介類のだしで胃に負担をかけない工夫

Ｔ・Ｔさんは、13年前に胃切除を受け、残った胃にがんが再発した症例です。81歳とご高齢で、しかも、大腿骨の手術を受け、術後に肺炎を併発して、ようやく改善した時期に進行残胃がんの診断を受けられました。体の衰弱と、高齢ということもあり、抗がん剤を投与することが無理だったので、徹底した食事療法を行っていただきました。通常の新鮮な野菜・果物ジュースに加えて、胃が⅕しかなく食事の量が十分摂れないので、おかゆを主体とし、魚介類やエビのだしをふんだんに使うことで、胃に負担をかけずに必要な成分を摂る食事を工夫されました。

そうしたところ、半年間で腫瘍マーカーが72から正常値になり、内視鏡写真でも改善が確認されています。抗がん剤を使わずに、徹底した食事療法で改善した好例です。

実例 05 残胃がん

残胃がん T・Tさんが毎日食べ続けた常食リスト

朝 小松菜とセロリの青汁※	昼 のり・エビふりかけ玄米ごはん	夜 小松菜りんごジュース
朝 バナナヨーグルト	昼 大豆サラダ	夜 のり・エビふりかけ玄米ごはん
朝 長芋がけ玄米ごはん	昼 きのことにんにくの炒め	夜 焼き青魚
朝 焼き鮭		夜 大根にんじんおろし
朝 わかめとオクラの納豆和え		
朝 あさり味噌汁		
朝 りんご（¼個）		
朝食後20分 レモンジュース	15:00 小松菜とセロリの青汁	
10:00 小松菜とセロリの青汁	15:00 ヨーグルト（LG21）	

※「小松菜とセロリの青汁」を飲まない場合、「オレンジジュース」を飲み、「小松菜の炒めもの」食べる。

玄米・五穀米のおかゆと減塩の徹底で胃粘膜を保護

朝（食後10分） 10:00 15:00

ビタミンC豊富なゴーヤを加えて抗酸化力アップ

小松菜とセロリの青汁（150cc）

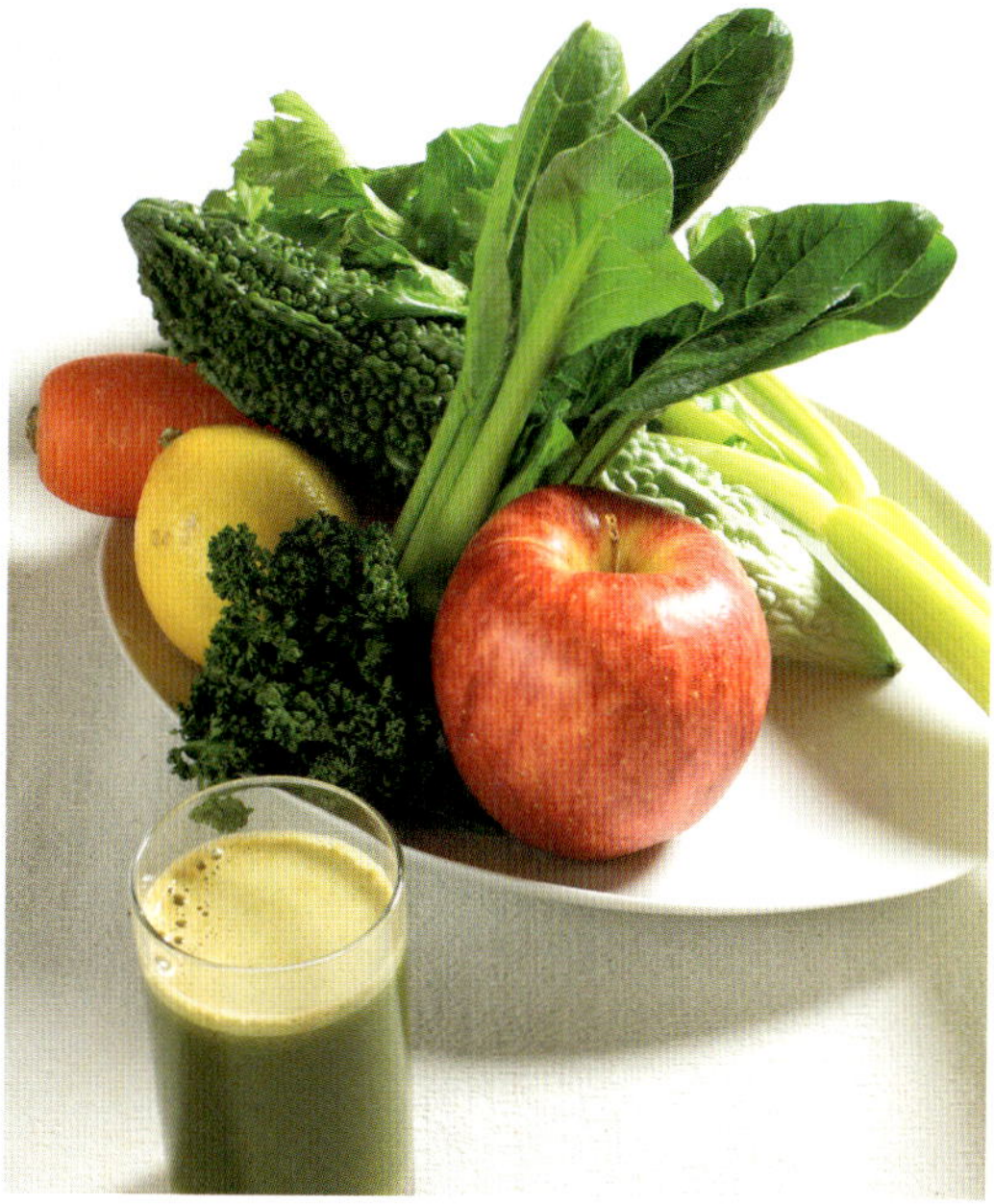

材料（1人分）

ゴーヤ………25g
アロエ………10g
りんご………125g（½個）
レモン ………20g（⅕個）
小松菜………120g（4株）
セロリ…………30g
にんじん……100g（½本）
パセリ…………5g

作り方

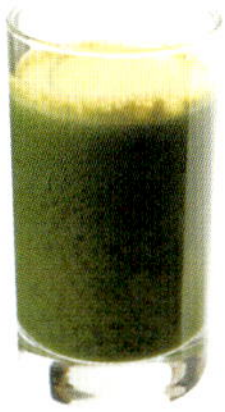

❶ゴーヤは種を取り、アロエは皮をむき、りんごは芯を取り、レモンは皮をむき、ジューサーのサイズに合わせて切る。
❷小松菜・セロリ・にんじん・パセリは、ジューサーのサイズに合わせて切る。
❸①・②をジューサーにかけ、グラスに注ぐ。

66kcal 脂質：0.4g／塩分：0.0g

※栄養価は絞り汁で換算しています

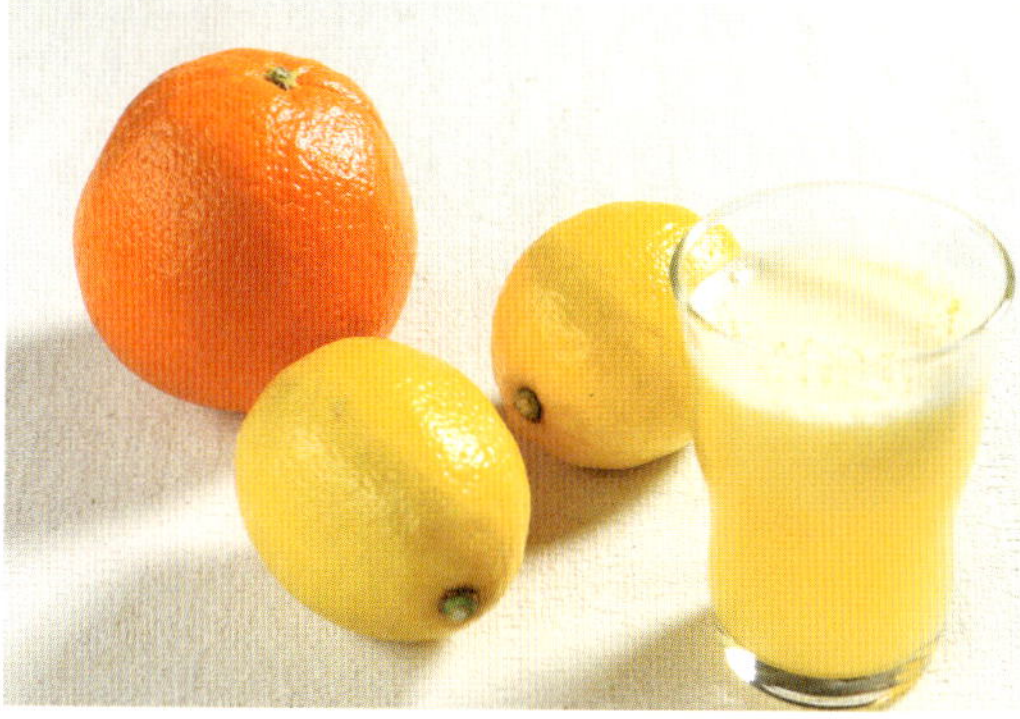

朝（食後20分）

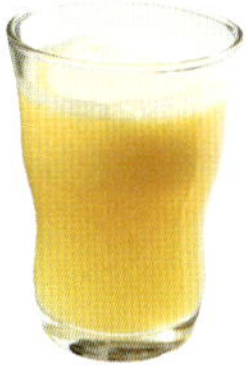

豊富なシトラスは長寿のもと

レモンジュース

材料・作り方（1人分）

❶レモン〈200g（2個）〉・オレンジ〈100g（½個）〉は皮をむき、ジューサーのサイズに合わせて切る。
❷①をジューサーにかける。
❸グラスにはちみつ〈63g（大さじ3）〉を入れ、②を注ぐ。

232kcal 脂質：0.3g／塩分：0.0g

※栄養価は絞り汁で換算しています

朝

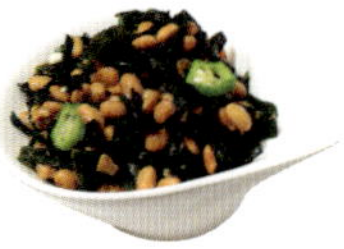

大豆、海藻、野菜を効率よく

わかめとオクラの納豆和え

材料・作り方（1人分）

❶オクラ〈10g（1本）〉は熱湯でゆでて冷水に取り、輪切りにする。

❷わかめ（乾燥・0.5g）は水戻しし、水気を切る。

❸納豆〈50g（1パック）〉・①・②・減塩醤油〈3g（小さじ½）〉を粘りがでるまでよく混ぜ、器に盛る。

106kcal 脂質：5.0g／塩分：0.4g

朝

過酸化脂質の生成を抑えるビタミンE

焼き鮭

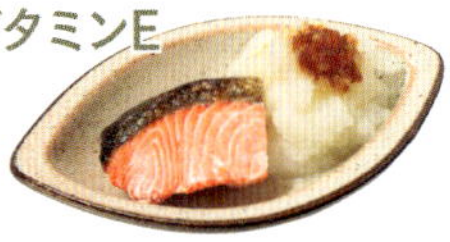

材料・作り方（1人分）

❶生鮭〈30g（½切れ）〉は魚焼きグリルで焼く。

❷器に①を盛り、大根おろし（150g）を添えて減塩醤油〈3g（小さじ½）〉をかける。

69kcal 脂質：1.4g／塩分：0.4g

朝

豊富なポリフェノールは長寿のもと

りんご

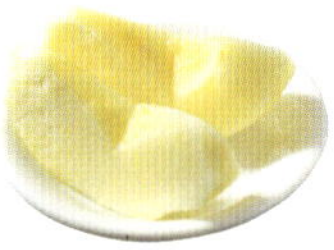

材料・作り方（1人分）

❶りんご〈60g（¼個）〉は芯を取り、皮をむいて食べやすい大きさに切る。

❷器に①を盛る。

28kcal 脂質：0.1g／塩分：0.0g

昼 夜

柔らかく炊いて消化力アップ

のり・エビふりかけ玄米ごはん

材料・作り方（1人分）

❶焼きのり〈1g（⅓枚）〉は細かくちぎる。

❷器に玄米ごはん（50g）※を盛り、①・桜エビ（少々）をかける。

※通常の2倍量の水で炊いたごはん

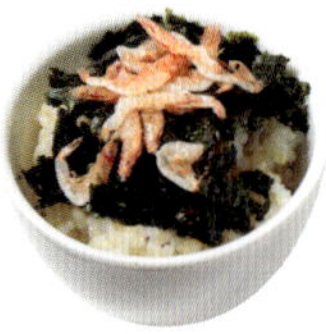

46kcal 脂質：0.3g／塩分：0.0g

朝

免疫力を高める長芋を加えて食べやすく

長芋がけ玄米ごはん

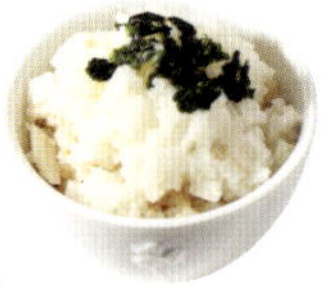

材料・作り方（1人分）

❶長芋（20g）は細かく刻む。

❷器に玄米ごはん※（50g）を盛り、①・のりのふりかけ（少々）をかける。

※通常の2倍量の水で炊いたごはん

54kcal 脂質：0.3g／塩分：0.2g

朝

あさりのタウリンが代謝を上げる

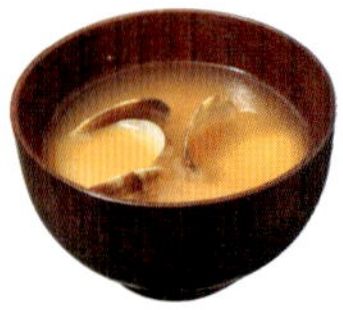

あさりの味噌汁

材料・作り方（1人分）

❶あさり（30g）は洗い、水に浸して砂抜きする。

❷鍋にだし汁（150cc）・①を入れ、あさりの口が開くまで煮る。

❸②に減塩みそ（10g）を溶き入れる。

❹器に③を盛る。

36kcal 脂質：0.6g／塩分：1.9g

朝

バナナのビタミンB群で代謝を促進

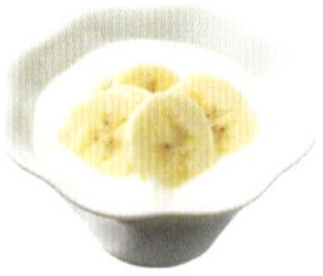

バナナヨーグルト

材料・作り方（1人分）

❶バナナ〈30g（⅓本）〉はひと口大の輪切りにする。

❷器にプレーンヨーグルト（150g）・①を盛る。

108kcal 脂質：4.5g／塩分：0.2g

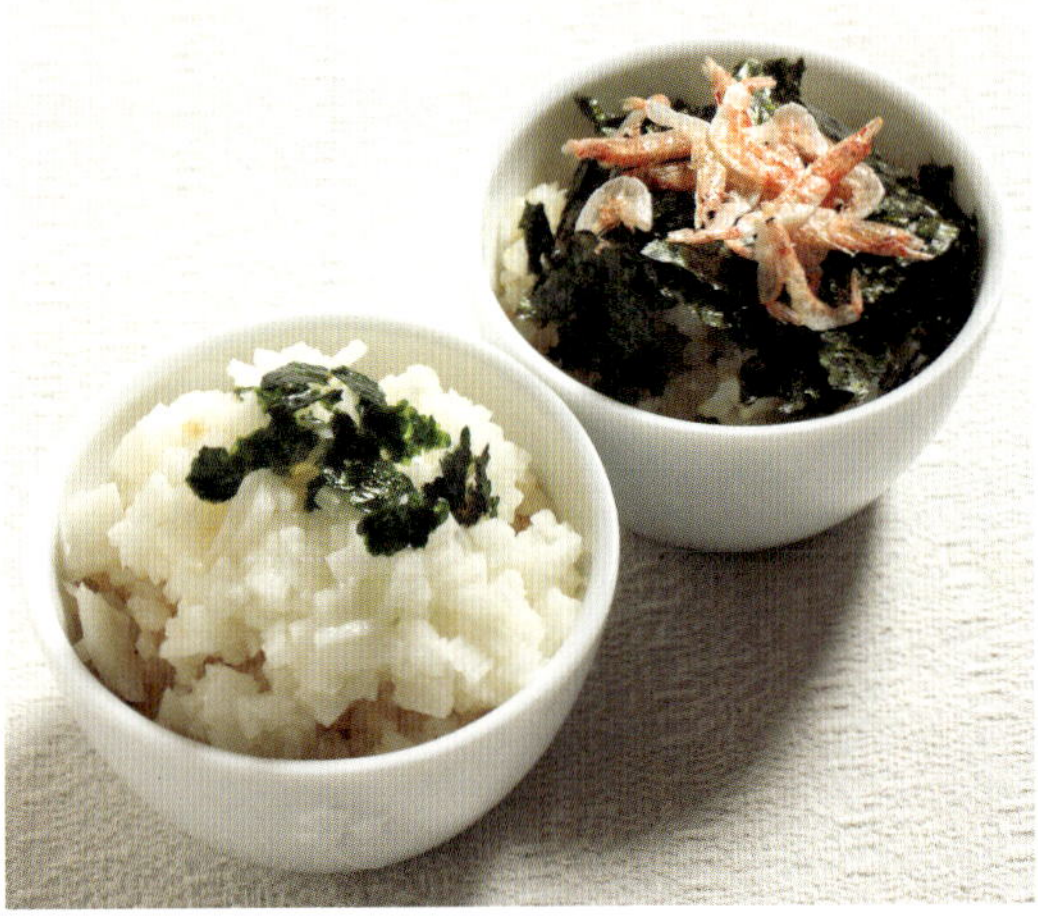

実例 05

残胃がん

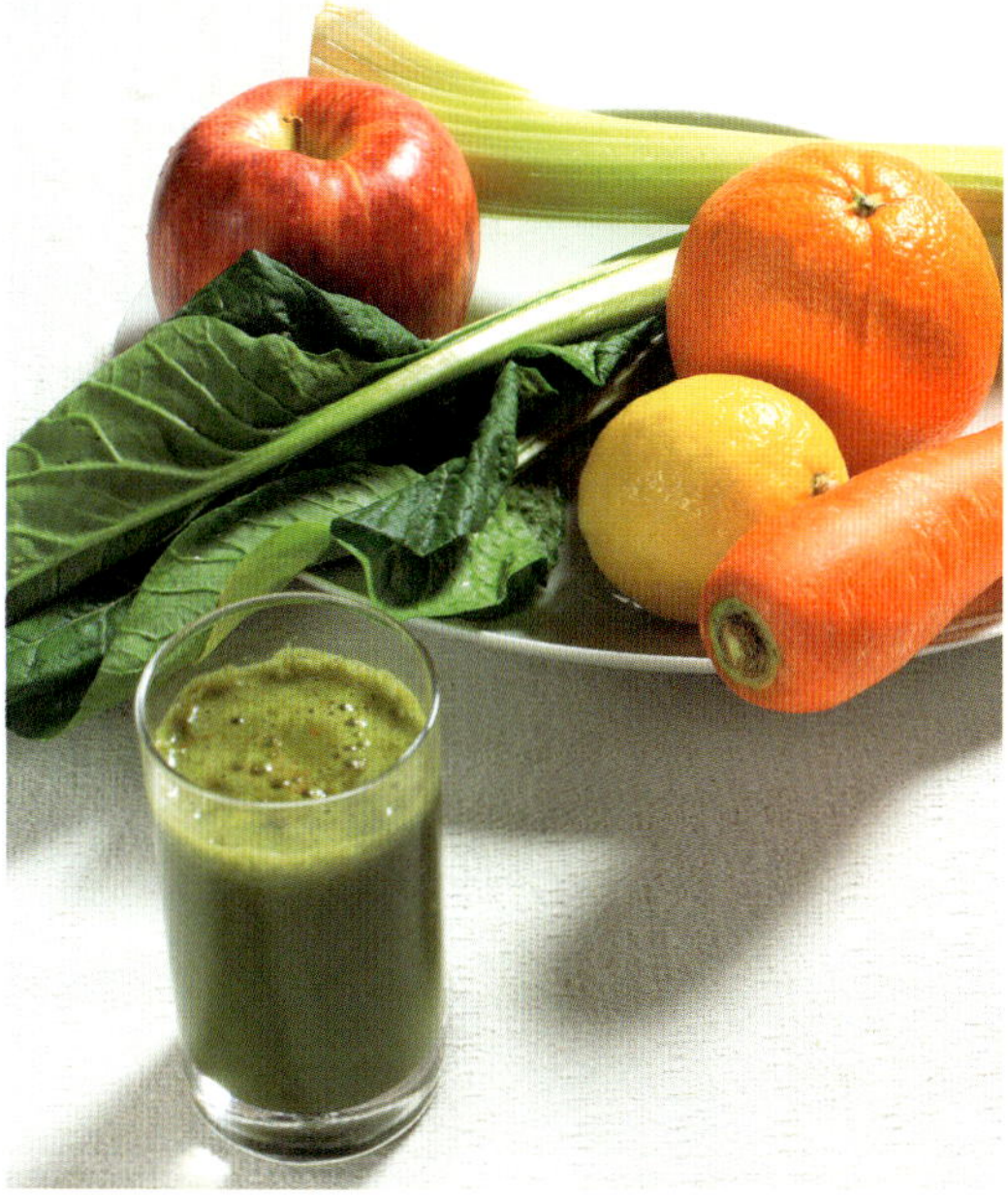

夜

新鮮な野菜、果物ジュースは食事の基本

小松菜りんごジュース（150cc）

材料（1人分）

りんご……125g（½個）　小松菜……160g（4株）
オレンジ……50g（½個）　セロリ……30g
レモン……25g（¼個）　にんじん…100g（½本）

作り方

❶りんごは芯を取り、レモン・オレンジは皮をむき、それぞれジューサーのサイズに合わせて切る。
❷小松菜・セロリ・にんじんは、ジューサーのサイズに合わせて切る。
❷①・②をジューサーにかける。
❹グラスに③を注ぐ。

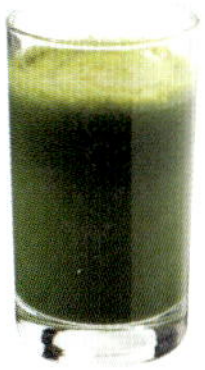

71kcal　脂質：0.4g／塩分：0.0g

※栄養価は絞り汁で換算しています

夜

胃に負担をかけずに食欲増進

大根にんじんおろし

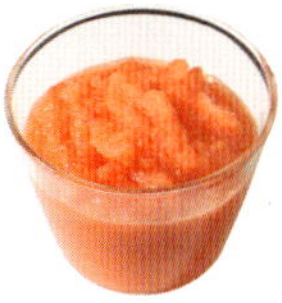

材料・作り方（1人分）

❶大根〈90g（3cm厚さ）〉・にんじん〈30g（⅙本）〉・りんご〈65g（¼個）〉は皮をむいてすりおろし、器に盛る。

57kcal　脂質：0.2g／塩分：0.0g

昼

ごま油、減塩醤油、かつお節で味付け

大豆サラダ

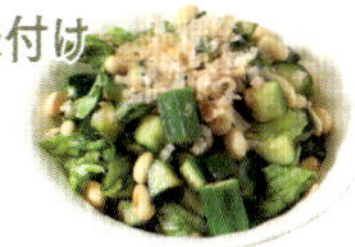

材料（1人分）

大豆（水煮）……50g　オクラ………20g（2本）
きゅうり…………100g（1本）　ごま油………4g（小さじ1）
レタス……………30g（1枚）　減塩醤油….6g（小さじ1）
わかめ（乾燥）…1g　かつお節….少々

作り方

❶きゅうりは1cm角に切り、レタスはちぎり、わかめは水戻しして水気を切る。
❷オクラは熱湯でゆで、斜め3等分に切る。
❸ボウルにごま油・減塩醤油を入れてよく混ぜ合わせ、①・②・大豆を入れて和える。
❹器に③を盛り、かつお節をかける。

136kcal　脂質：7.6g／塩分：1.1g

昼

炒め物は、がん予防最上位のにんにくと

きのことにんにくの炒め

材料（1人分）

エリンギ….100g（2本）　減塩醤油….6g（小さじ1）
にんにく….5g（1片）　ごま油………2g（小さじ½）

作り方

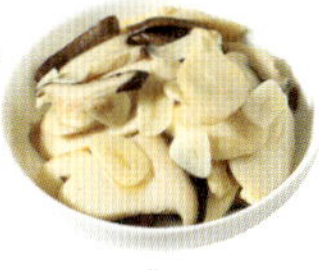

❶エリンギは5mm厚さの斜め切りにする。
❷にんにくは薄くスライスする。
❷フライパンを温めてごま油を敷き、①・②を入れて炒める。
❹③にしょうゆを回し入れて炒め合わせ、器に盛る。

52kcal　脂質：2.5g／塩分：0.6g

夜

青魚のDHAで生活習慣病予防

焼き青魚

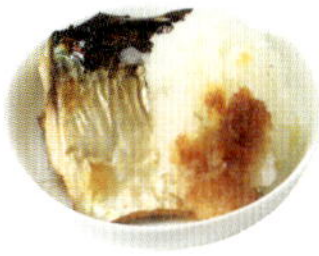

材料・作り方（1人分）

❶サバ〈30g（½切れ）〉は魚焼きグリルで焼く。
❷器に①を盛り、大根おろし（150g）を添えて減塩醤油〈3g（小さじ½）〉をかける。

77kcal　脂質：3.7g／塩分：0.4g

本物レシピ

06

直腸がん、肝転移手術後、多発肺転移

主婦・63歳　A・Sさん

直腸、肝転移巣摘出、血小板減少に対し脾臓摘出
食事療法で抗がん剤治療が可能に。
腫瘍マーカーの数値が下がる

直腸がんが肝臓にも転移
抗がん剤で縮小させて手術

　主婦業のほか、息子の長期にわたる病気、父の介護などで忙しい日々でした。食生活は、自分では普通だったと思うのですが、いま考えると塩分が多めで、野菜は少なめだった気もします。外食では、トンカツやハンバーグ・ラーメン・餃子などをお腹いっぱい食べていました。５人きょうだいの一番上で、責任感が強く、一人で頑張るクセがあり、弟・妹が数年の間に相次いで亡くなったこともあり、心労もたまっていたと思います。どこへ行くのも歩いていたので、運動不足ではなかったはずです。健康診断は、毎年受けていました。

　２００８年12月ごろ、胃の周辺が硬い気がしました。体がだるく、食欲も落ちて、６kgくらい痩せてしまったので、以前から高血圧で通っていた近所の内科で紹介状をもらい、２００９年3月に大きな病院で胃カメラ検査を受けました。胃カメラでは異常なしでしたが、次に大腸の内視鏡検査をしたところ、直腸がんが見つかりました。さらに別の病院でＣＴ検査をしたところ、肝臓にも転移していました。「肝臓への転移は無数。肝臓全体ががんになっている状態」ということで、「手術は不可能。抗がん剤で延命治療しましょう」と言われました。ステージⅣの末期がんでした。インターネットで娘が探してくれた、高度な手術技術がある病院で、セカンドオピニオンを取ったところ、「抗がん剤治療で、がんが縮小できれば手術ができる可能性もある」と言われて、少し希望が見えてきました。約2カ月の抗がん剤治療（アバスチンなど）を行ったところ、幸いがんが縮小したので、残す左の肝臓を大きくするための手術（門脈塞栓術）を受けたあと、２００９年9月に右の肝臓を全摘する手術を受けました。さらに、２カ月後に、直腸を摘出する手術を受けました。

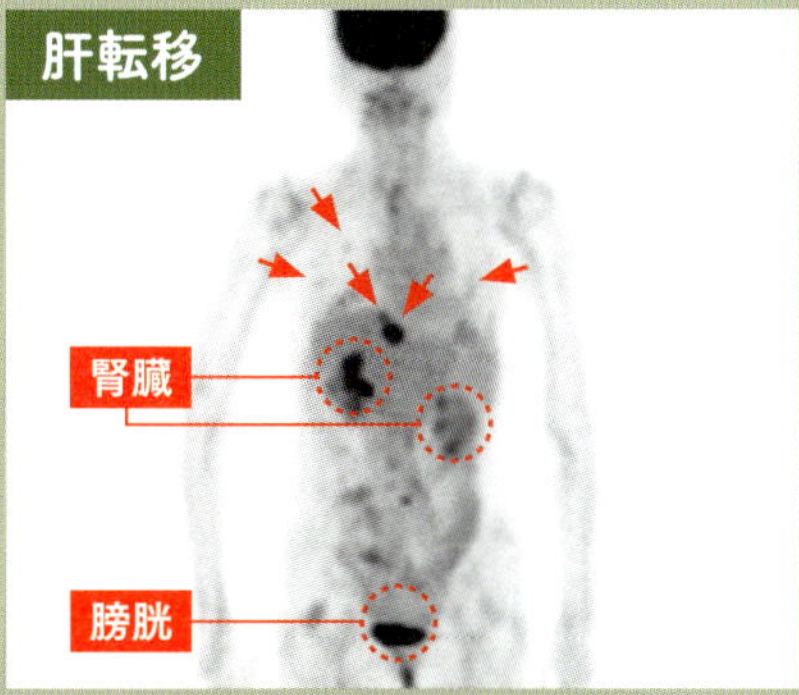

2010年2月12日　PET-CT画像
肝左葉に直径3㎝の転移巣が残る。肺に数カ所の転移が見られる

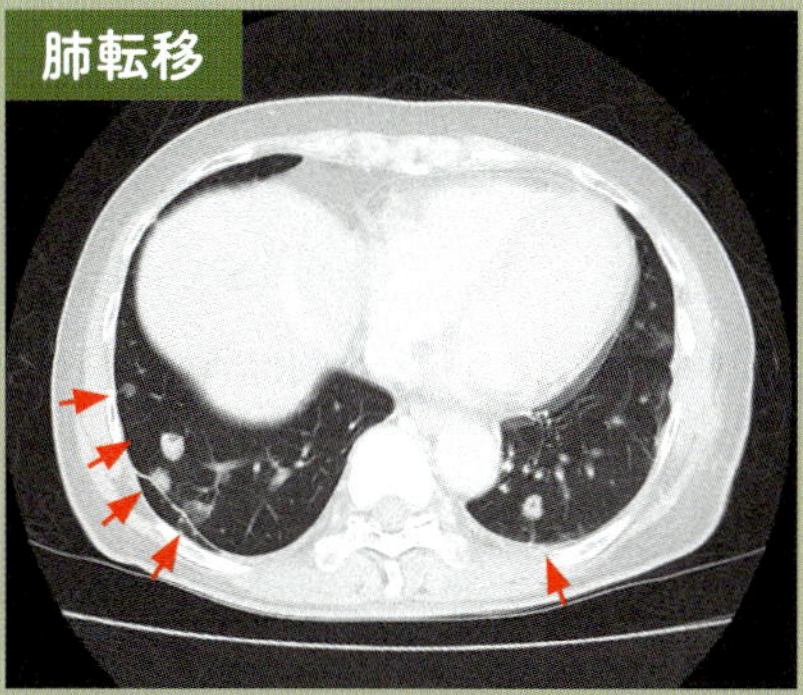

2011年1月　CT画像
両肺に10カ所以上の転移巣を認めるが、抗がん剤投与と食事療法で改善傾向

肺にも転移が見つかった ジュースで血小板の値が上がる

２００９年4月、抗がん剤治療で入院中に、娘が済陽先生の本を買ってきてくれました。本を読んで、肉食をやめ、朝・晩に野菜ジュースを飲みはじめました。しかし、入院中のため、病院食の肉は残しましたが、夫が作ってきてくれるジュースの量はコップ2～3杯程度でした。再入院したときは、「肉は出さず、毎食ヨーグルトを」とお願いしましたが、ジュースに関しては、主治医から、「検査数値を正しく把握するために、入院中と退院後1カ月は飲まないでください」と言われ、しばらくは飲めませんでした。

直腸の手術の際に、人工肛門をつけましたが、手術から2カ月後の２０１０年1月に人工肛門の閉鎖手術を受けることができ、ホッとしました。しかし、この閉鎖手術時の検査で、なんと肺にもがんが転移していることがわかり、2月から再び抗がん剤治療が始まりました。ところが、抗がん剤治療で下がった血小板の数値がなかなか正常値に戻らず、定期的な抗がん剤治療が行えない状態でした。ちょうどその頃、初めて西台クリニックの済陽先生を訪ね、本格的な食事療法を開始しました。抗がん剤治療ができない間も、腫瘍マーカーが上がらなかったのは食事療法のおかげだと思っています。

肝機能を高めて、血小板の値を上げるために、２０１０年10月に、脾臓摘出手術を受けました。脾臓摘出と食事療法で、血小板、白血球の数値が回復し、定期的に抗がん剤治療を受けられるようになり、現在に至っています。２０１１年のＣＴ検査では肺転移の状態はあまり変化がなく、食事療法のおかげもあって進行が緩やかなのだと思います。

まだ一進一退の状態ですが、腫瘍マーカーの数値は下がっているので、これからもジュース中心の食事療法を頑張っていきます。

A・Sさんの 7カ条

A・Sさんが決めた食生活ルール

抗がん剤で食欲がない日も、ジュースだけは必ず飲むようにしています。

01 朝・晩は、酵素を壊さない「ヒューロム　ジューサー」で作った、にんじんジュースとりんご・トマト・青菜のジュース（計1日1600cc）、昼は冷凍青汁（90g×2パック）、15時にハニーレモンを必ず飲む。

02 具だくさんの味噌汁と、酢とごま油で味付けしたサラダで、野菜を大量に摂る。

03 有機・無農薬野菜を使う。（にんじんは10日で10kgを取り寄せ。セロリとパセリは家庭菜園でつくる）

04 肉は、鶏肉も含め一切食べない。卵は、有機のエサを食べている、平飼いの鶏のものを使用。

05 抗がん作用の強い、にんにく・きのこ類・豆類は必ず摂る。

06 腸内活性を高める飲むヨーグルトを毎日摂る。

07 薄味のものを自分用に取り分け、そのあとで家族用に調味する。

済陽先生アドバイス

食事療法が、手術・抗がん剤をサポート 家庭菜園の野菜の大量摂取で改善

A・Sさんは、肝臓転移で直腸がんが発見され、「手術は不可能、抗がん剤による延命しかない」と言われたケースです。そこで、食事療法に取り組まれ、抗がん剤投与も功を奏して、肝臓転移がんが半減。肝臓の半分を切除する手術、続いて、2カ月後に原発の直腸がんの手術を受けられました。食事療法の徹底で小康状態を得ていたのですが、腸摘出手術の2カ月後（2010年1月）に、肺転移が発見され、抗がん剤治療を続けたところ、副作用で血小板が通常の⅓まで減少、抗がん剤投与が続けられなくなりました。脾臓摘出手術で、血小板の回復が見られ、現在は、抗がん剤治療と食事療法を併用されています。まだ完治はしていませんが、食事療法が、抗がん剤の副作用を抑え、効果を上げることに大いに役立ったと考えられる症例です。

実例06 直腸がん

直腸がん　A・Sさんが毎日食べ続けた常食リスト

朝 自家製セロリ&パセリ	昼 季節の果物	夜 玄米ごはん
朝 全粒粉のパン※市販	昼 バナナ	夜 ねぎ納豆
朝 手作りらっきょう	昼 おもち	夜 5種野菜の味噌汁
朝 腸内活性ヨーグルト※市販	※外食をする際には、蕎麦をやまいも+大根おろしで食べる。蕎麦つゆはつけない。	夜 手作りらっきょう
朝 玄米小豆がゆ※市販		夜 熟成にんにく1片※市販
朝 玄米酵素・NK-1 ※市販	13:30 無調整豆乳※市販	夜 玄米酵素・NK-1 ※市販
朝 エビオス錠10錠※市販	13:30 青汁※市販	夜 エビオス錠10錠※市販
食後30分 にんじんジュース	15:00 ハニーレモン	食後30分 にんじんジュース
食後30分 りんご・トマト・青菜のジュース	15:00 天然乾燥芋※市販	食後30分 りんご・トマト・青菜のジュース
※抗がん剤をした日は300cc	15:00 国産無塩ピーナッツ※市販	※抗がん剤をした日は300cc
食後30分 プルーンエキス※市販	15:00 焼きのり(5枚) ※市販	食後30分 焼きのり(5枚) ※市販
	15:00 食べる昆布(4枚) ※市販	食後30分 プルーンエキス※市販

1日6~7回の野菜・果物ジュースで治療効果を高める

朝(食後30分)　夜(食後30分)

トマトのリコピンが大腸がんを抑制

りんご・トマト・青菜のジュース(500cc)

※抗がん剤をした日は300cc

材料(1人分)

小松菜…………40g(1株)
チンゲン菜……100g(1株)
キャベツ…………300g(5枚)
りんご……………250g(1個)
トマト…………100g(1個)
赤パプリカ…75g(½個)
レモン………200g(2個)

作り方

❶小松菜・チンゲン菜・キャベツはジューサーのサイズに合わせて切る。
❷りんごは芯を取り、トマトはヘタを取り、赤パプリカは種を取り、レモンは皮をむいてそれぞれジューサーのサイズに合わせて切る。
❸①・②をジューサーにかける。
❹グラスに③を注ぐ。

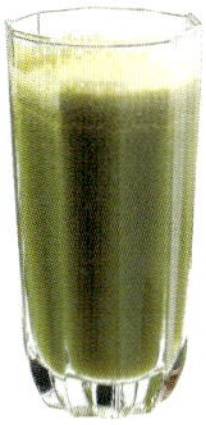

115kcal 脂質:0.6g/塩分:0.0g

※栄養価は絞り汁で換算しています

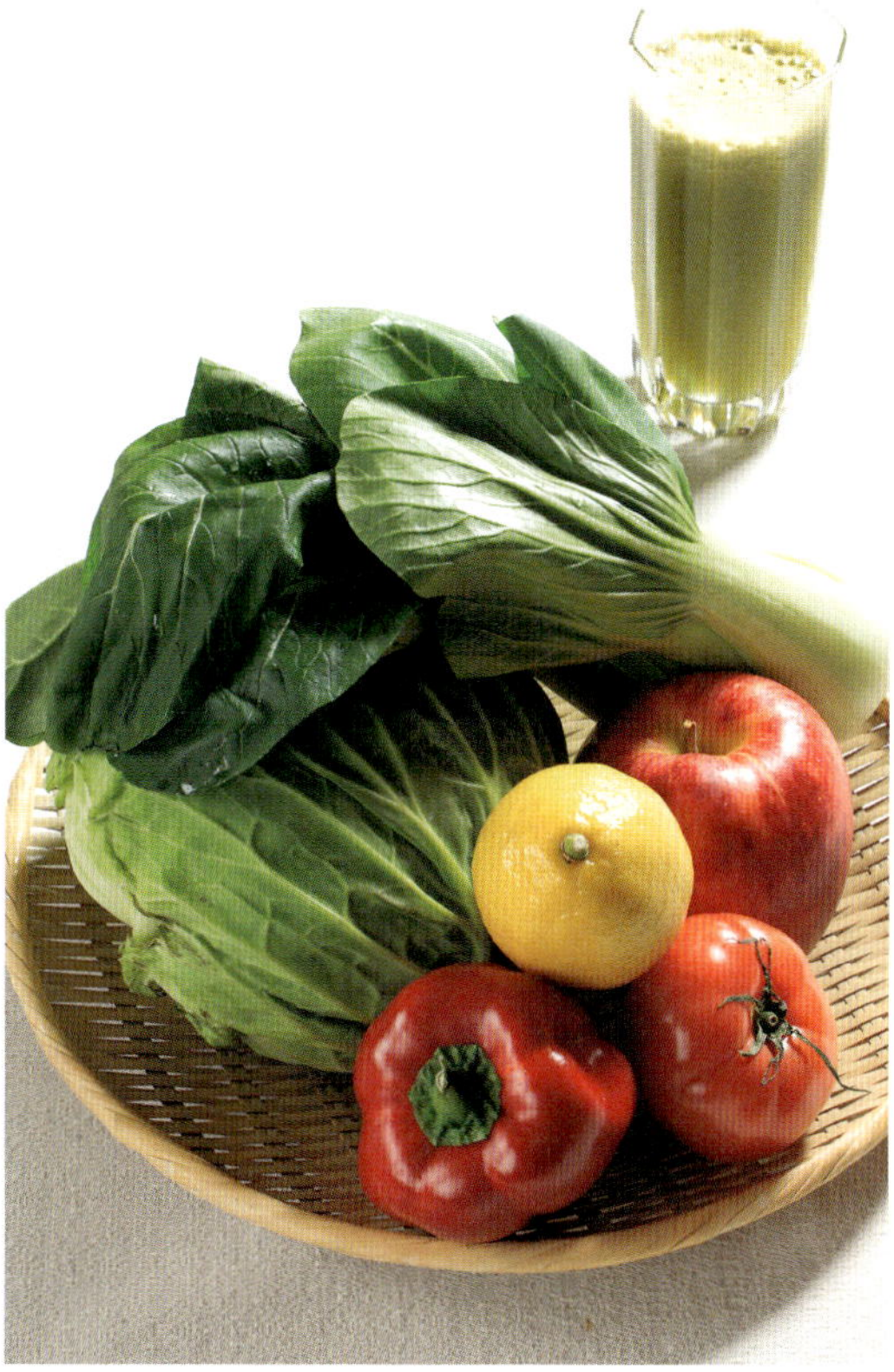

朝（食後30分）　夜（食後30分）

大量のにんじんで活性酸素を抑制

にんじんジュース（300cc）

材料・作り方（1人分）

❶にんじん〈600g（3本）〉はジューサーのサイズに合わせて切る。
❷①をジューサーにかける。
❸グラスに②を注ぐ。

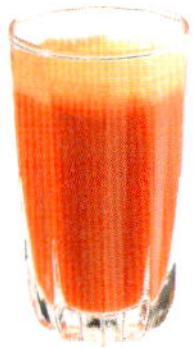

84kcal　脂質：0.3g／塩分：0.0g

※栄養価は絞り汁で換算しています

朝

家庭菜園の野菜を毎朝摂取

自家製セロリ&パセリ

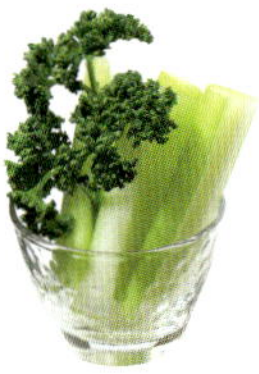

材料・作り方（1人分）

❶セロリ〈70g（½本）〉・パセリ10g〉を食べやすい大きさに切り、器に盛る。

14kcal　脂質：0.1g／塩分：0.1g

朝

胚芽とはちみつで免疫力アップ

全粒粉のパン

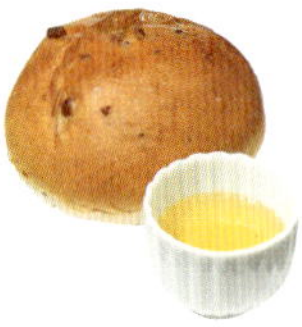

材料・作り方（1人分）

❶全粒粉コッペパン〈60g（1個）〉にはちみつ〈7g（小さじ1）〉を塗り、器に盛る。

※パンのかわりに、ふかし芋かじゃがいも1個、玄米の無塩せんべいを食べることもある

179kcal　脂質：1.3g／塩分：0.7g

昼

ビタミンCの抗酸化作用を発揮

季節のくだもの

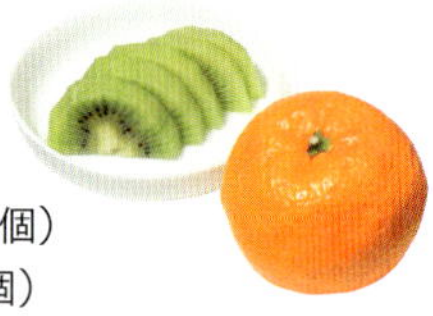

材料（1人分）

キウイフルーツ…………………50g（½個）
みかん……………………………75g（1個）

作り方

❶キウイフルーツは皮をむき、食べやすい大きさに切る。
❷器に①・みかんを盛る。

56kcal　脂質：0.1g／塩分：0.0g

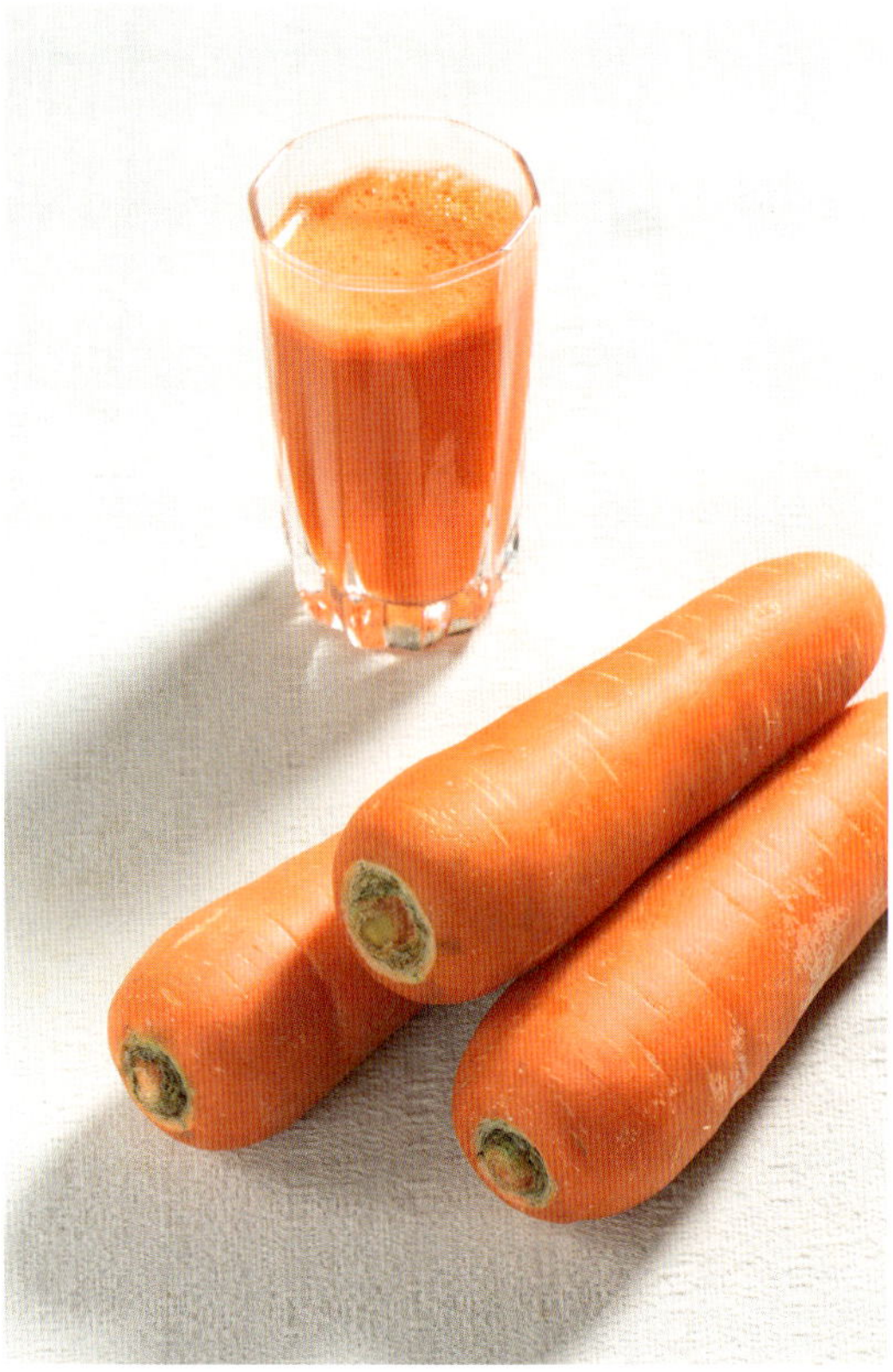

朝　夜

らっきょうのアリシンが殺菌効果を発揮

手作りらっきょう

材料（1人分）

らっきょう………………………25g（5粒）
はちみつ（アカシア）…………21g（大さじ1）
有機酢……………………………30g（大さじ2）

作り方

❶保存瓶にはちみつ・有機酢・らっきょうを入れて漬ける。
❷器に①を盛る。

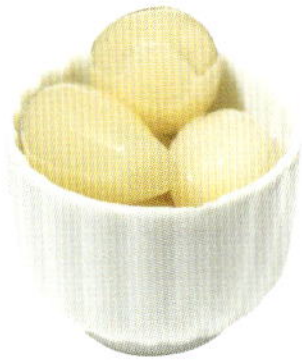

99kcal　脂質：0.1g／塩分：0.0g

13:30

大豆サポニンががんを抑制

無調整豆乳

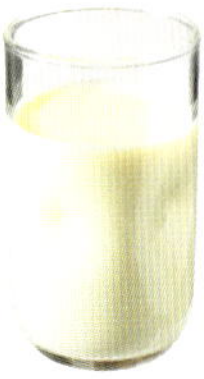

材料・作り方（1人分）

❶グラスに無調整豆乳（125cc）を注ぐ。

※らでぃっしゅぼーや「しろさきの豆乳」使用

78kcal　脂質：4.6g／塩分：0.0g

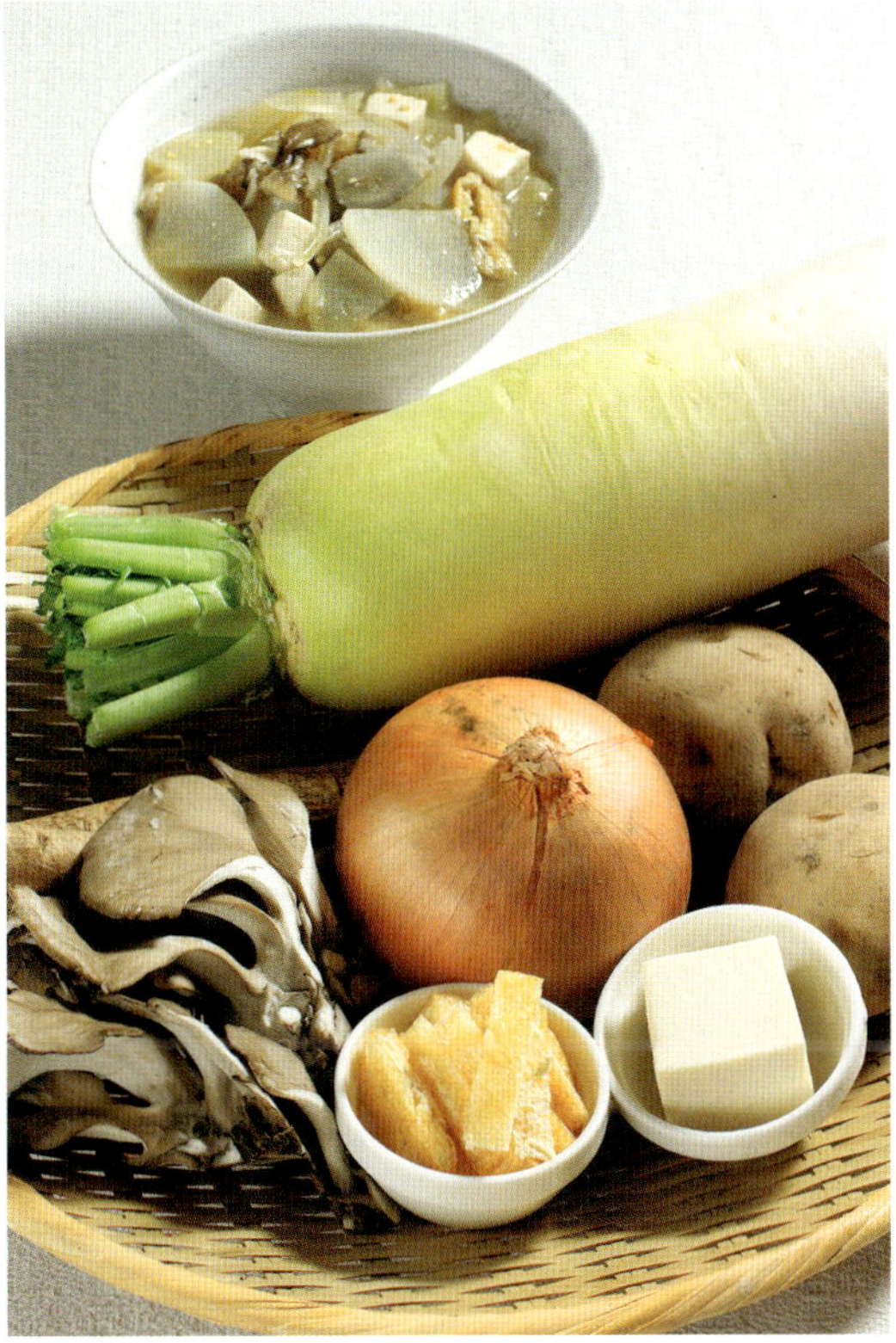

夜

抗がん作用のあるきのこと根菜をたっぷり入れて

5種野菜の味噌汁

材料（1人分）

まいたけ……20g(⅕パック)
絹豆腐……30g（⅒丁）
油揚げ……10g（½枚）
たまねぎ……20g（⅒個）
じゃがいも…25g（¼個）
大根…………30g（1cm厚さ）
ごぼう…………20g（⅑本）
昆布かつおだし‥200cc
低塩みそ……10g

作り方

❶まいたけはほぐし、絹豆腐はさいの目切り、油揚げは細切りにする。
❷たまねぎは皮をむいてスライス、じゃがいも・大根は皮をむいていちょう切り、ごぼうは皮をむいて斜めスライスする。
❸鍋に①・②・昆布かつおだしを入れて煮る。
❹③にみそを溶き入れ、器に盛る。

108kcal 脂質：4.6g／塩分：0.4g

※汁はのまない

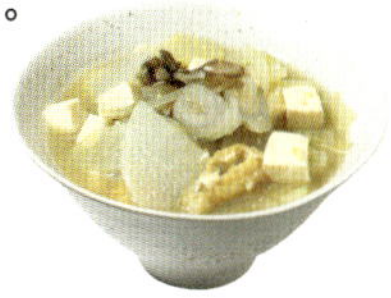

13:30

ビタミンが免疫細胞を活性化

青汁

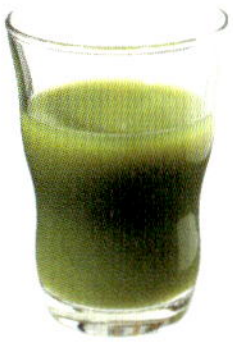

材料・作り方（1人分）

❶冷凍青汁〈180g（2パック）〉を解凍し、グラスに注ぐ。

※キューサイ青汁（冷凍パック）90g

22kcal 脂質：0.2g／塩分：0.1g

15:00

酸味と甘みがほどよくマッチ

ハニーレモン

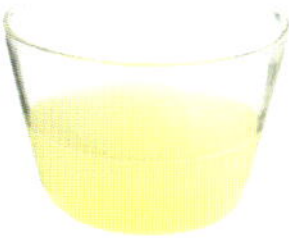

材料（1人分）

レモン……………………………100g（1個）
はちみつ（マヌカ）…………7g（小さじ1）

作り方

❶レモンをしぼり、グラスに注ぐ。
❷①にはちみつを加えて混ぜる。

34kcal 脂質：0.1g／塩分：0.0g

夜

ナットウキナーゼで血液サラサラ

ねぎ納豆

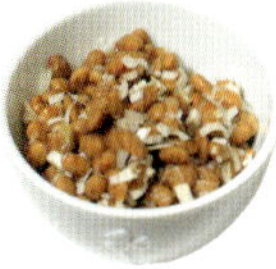

材料・作り方（1人分）

❶長ねぎ〈10g（⅒本）〉はみじん切りにする。
❷納豆〈50g（1パック）〉・①を粘りがでるまでよく混ぜる。
❸器に②を盛る。

103kcal 脂質：5.0g／塩分：0.0g

夜

ビタミンB群をしっかり補給

玄米ごはん

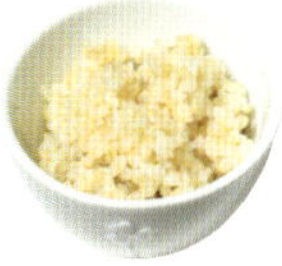

材料・作り方（1人分）

❶器に玄米ごはん（35g）を盛る。

58kcal 脂質：0.3g／塩分：0.0g

本物レシピ

07

進行前立腺がん、精嚢《せいのう》に浸潤

会社経営・59歳　O・Hさん

精嚢《せいのう》に浸潤して切除不能の ステージⅣ、余命宣告されたがんが、 ホルモン治療と大量のジュースで消失

会社の健康診断でがん発見、余命は半年〜2年と宣告される

がんが発見されたのは、２０１０年４月の会社の健康診断でした。毎年健康診断は受けていましたが、このときは、腎臓の機能を調べるクレアチニン（ＣＲＥ）検査と、前立腺の腫瘍マーカーを調べるＰＳＡ検査をオプションでつけました。

５月の検査結果で、腎臓は問題ありませんでしたが、ＰＳＡの値が27と高く（通常は５以下）、再検査となりました。３週間後に、大学付属病院で、触診・エコー検査・病理検査を受けた結果、「がん細胞が、前立腺から精嚢に浸潤し、骨盤リンパ節にも転移している。ステージⅣ－Ｄ１なので手術をしても無駄。余命は半年から２年くらいだろう」と、宣告されました。

血圧が高めで（１５０－１００）、肝臓数値と尿酸値が若干高いということはありましたが、薬を服用することもなく、元気に忙しい日々を送っていたので、本当に驚きました。

ただ、食生活は、野菜よりステーキやトンカツなどの肉類が好きで、天ぷら・とんこつラーメン・大トロなど、油っこいものをよく摂っていました。塩分が多いものも好きで、ご飯には塩をふって食べていました。

お酒は好きで、５００㎖の缶ビール２本、焼酎ロック２杯、ワイン１杯、それで足りないとハイボールと、けっこうな量をほぼ毎日飲んでいました。柿のタネとかポテトチップのようなしょっぱいつまみも好きでした。たばこは、以前はヘビースモーカーでしたが、10年前にやめました。毎週土曜・日曜はテニスを続けていたので、運動量は足りていたと思います。会社経営で神経を使うことは多かったものの、好きな仕事なので特にストレスは感じていませんでした。

いま考えると、がんの原因は、油ものと塩分の摂りすぎだったと思います。

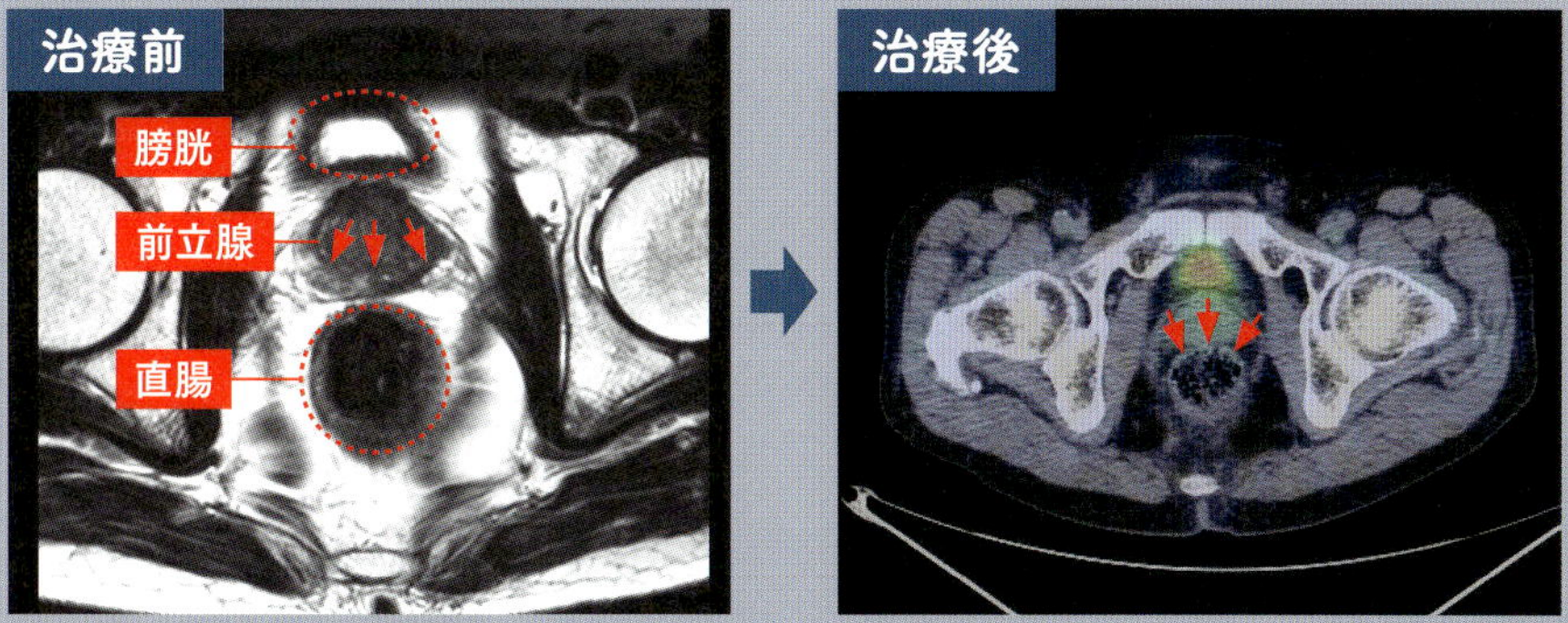

治療前 2010年5月 MRI画像
膀胱／前立腺／直腸
がん細胞が前立腺から精嚢に浸潤。骨盤リンパ節にも転移

治療後 2011年2月 CT画像
前立腺、精嚢の病巣がいずれも縮小。ほぼ治癒

がんの告知を受けてすぐにジュース療法を開始

治療は、肝機能の状態を測るGOPの数値が高かったことから、ホルモン注射（デュープリン）はすぐにはできず、5月から、男性ホルモンの作用を抑える錠剤（カソデックス）と、肝機能を回復させる薬を服用しました。がん告知を受けた直後に、娘が済陽先生の本を買ってきてくれ、すぐに、野菜ジュースを大量に飲み始めました。1200ccを1日に2回。そのほかに青汁200ccも1日2回飲みました。初めはこの量を飲むのは大変でしたが、「手術もできない。長く生きられない」と宣告されてしまったら、藁にもすがる思いで、夢中になって飲みました。りんごの量を1個半以上に増やすと、おいしく飲めるようになりました。食材は、無農薬のものを農家から取り寄せたり、自然食品店の「こだわり屋」「F&F」で購入しています。7月に、GTPの数値が下がったので、デュープリン注射を受け、8月の検査では、腫瘍マーカーPSAの値が0・06と劇的に下がっていました。その後もホルモン治療を続け、PSAは、検査可能最低値の0・01をキープしています。2011年2月に済陽先生のところで受けたPET検査で、前立腺と精嚢のがんはいずれも縮小していて、5月の大学病院のMRI検査でも、同様の結果でした。このとき主治医から、「骨盤リンパ節の米粒大のものは、がんではなかった」と告げられました。そして、2011年12月のMRI検査で、なんと驚いたことに、がんがすべて消失していたのです。現在はいたって元気で、仕事も休まず、長距離の車の運転も特に疲れを感じることはありません。ホルモン治療の副作用もまったくと言っていいほどなく、高めだった血圧も正常値に下がり、なぜか髪の毛も増えました。大量のジュースと食事療法の効果を実感しました。今後も続けていきます。

O・Hさんの6ヵ条

O・Hさんが決めた食生活ルール

無農薬野菜ジュース2400cc＋青汁400ccを毎日飲む

01 前立腺がんに効果が高い、トマトや大豆製品をたくさん摂る。

02 塩分・肉・油を摂らない。

03 きっぱり断酒。

04 主食は玄米が基本だが、全粒粉パン（週2回）、とろろ蕎麦（週3回）も食べる。

05 乳脂肪が少ないプレーンヨーグルトにマヌカはちみつ大さじ2を加えて1日2回食べる。豆乳200cc、ざくろジュース100ccを毎日飲む。

06 外出時は天然水を持参。仕事の打ち合わせ時はハーブティーを注文。

07 大量ジュースで夜中のトイレ回数が増えると寝不足になるため、毎晩サウナに入って大量の汗をかく。

済陽先生アドバイス

3ℓ近い無農薬野菜・果物ジュースとトマト、大豆製品の大量摂取で前立腺がんを克服

O・Hさんは、前立腺がんが精嚢に浸潤、骨盤リンパ節にも転移した状態でがんが発見され、「ステージⅣ、余命1年前後」と宣告された症例です。元気に仕事をされていたので、大変なショックだったと思いますが、ただちに大量のジュースを中心とした食事療法を始められました。それまで好きだった、油もの、塩分、大量に飲んでいたアルコール類をピタッと止めて、真剣に食事療法に取り組まれた結果、1年半のホルモン治療・食事療法で、がんがすべて消失しました。27と高かった腫瘍マーカー（PSA）の値も、検査可能最低値の0・01をキープしています。がん発見の直後から、3ℓ近い無農薬野菜・果物ジュースを飲まれたこと、前立腺がんに効果が高い、トマト、大豆製品を大量に摂取されたことが成功の秘訣だと思います。髪が増えたという喜ばしい効果もあったようです。

実例 07

前立腺がん

前立腺がん　O・Hさんが毎日食べ続けた常食リスト

朝 キャベツにんじんジュース	昼 豆乳	夜 キャベツにんじんジュース
朝 玄米おにぎり	昼 無農薬オレンジジュース	※ジュースの後に晩ごはん
	昼 玄米おにぎり	夜 玄米おにぎり
	昼 納豆	夜 納豆
		夜 豆腐½丁
10:00 青汁	14:00 プレーンヨーグルト	23:30 有機ざくろジュース
10:00 プレーンヨーグルト	15:00 青汁	23:30 無塩ナッツ

大量のジュースと大豆イソフラボンで前立腺がんに勝つ

朝 夜

1回1000〜1200ccのジュースで活性酸素を除去

キャベツにんじんジュース
（1000〜1200cc）

材料（1人分）

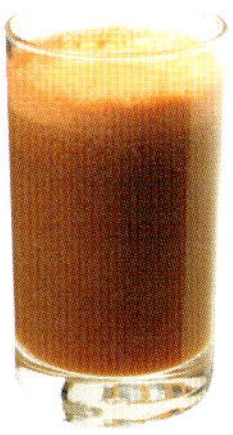

キャベツ……………250g（¼個）
にんじん……………600g（3本）
ほうれん草…………40g（⅕束）
りんご………………375g（1・½個）
トマト………………150g（1・½個）
レモン………………150g（1・½個）

作り方

❶キャベツ・にんじん・ほうれん草はジューサーのサイズに合わせて切る。
❷りんごは芯を取り、トマトはヘタを取り、レモンは皮をむき、それぞれジューサーのサイズに合わせて切る。
❸①・②をジューサーにかける。
❹グラスに③を注ぐ。

232kcal 脂質：1.0g／塩分：0.0g

※栄養価は絞り汁で換算しています

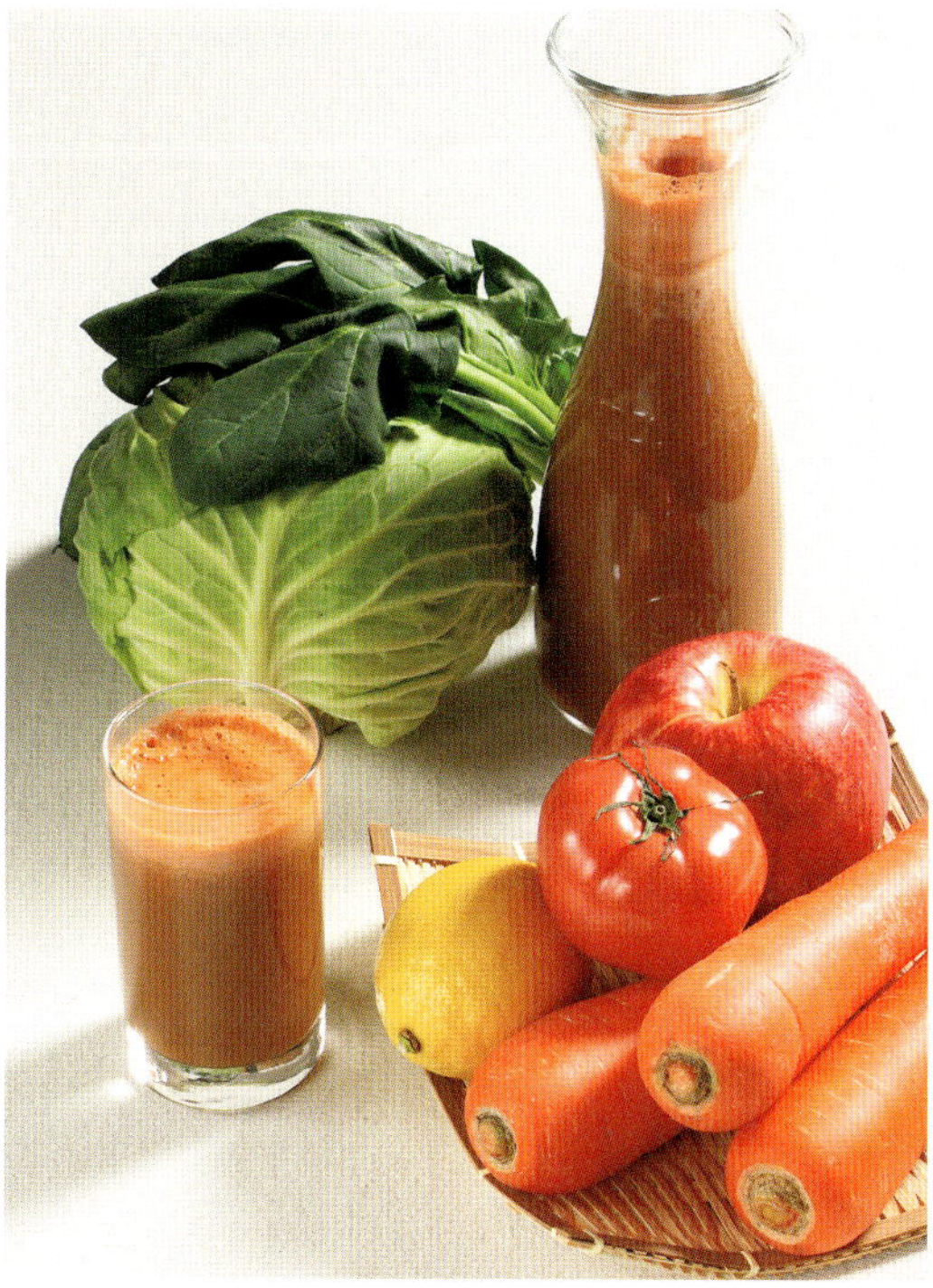

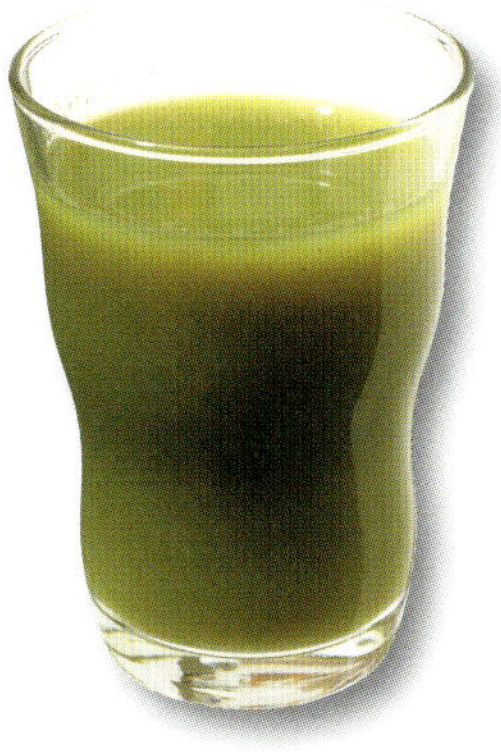

10:00 15:00

良質な天然水を使う

青汁

材料・作り方（1人分）

❶グラスにフリーズドライ青汁〈5g(1個)〉※を入れ、水(150cc)※を注ぐ。

※フリーズドライ青汁：創健社
※日田天領水：大分の水。カリウムが多い。非加熱処理。
　通信販売で取り寄せている

14kcal 脂質：0.1g／塩分：0.0g

朝 昼 夜

抗酸化力が強いごまを加える

玄米おにぎり

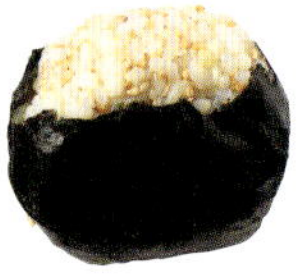

材料（1人分）

玄米ごはん……………………160g
ごま（黒）………………………9g（大さじ1）
焼きのり………………………2g（⅔枚）

作り方

❶玄米ごはん・ごまを混ぜてにぎる。
❷①に焼きのりを巻き、器に盛る。

320kcal 脂質：6.3g／塩分：0.0g

昼

成分無調整がお勧め

豆乳

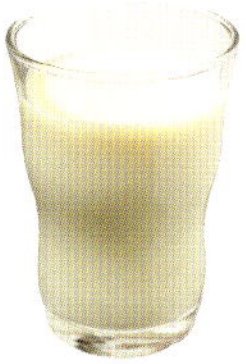

材料・作り方（1人分）

❶グラスに豆乳（200cc）※を注ぐ。
※紀文無調整豆乳使用

92kcal 脂質：4.0g／塩分：0.0g

夜

大豆イソフラボンで前立腺がん退治

豆腐

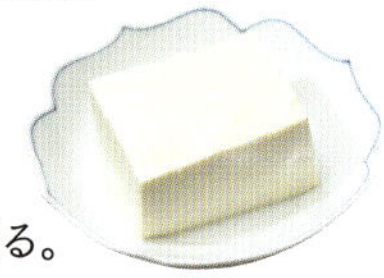

材料・作り方（1人分）

❶器に木綿豆腐〈150g（½丁）〉を盛る。

84kcal 脂質：4.5g／塩分：0.0g

23:30

前立腺がんに有効なざくろジュース

有機ざくろジュース

材料・作り方（1人分）

❶グラスに有機ざくろジュース（200cc）を注ぐ。

112kcal 脂質：0.0g／塩分：0.1g

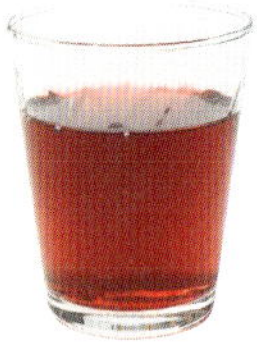

10:00 14:00

乳脂肪分が少ないものを

プレーンヨーグルト

材料・作り方（1人分）

❶器にプレーンヨーグルト（200g）を盛り、マヌカはちみつ〈42g（大さじ2）〉をかける。
※石川県金沢市の（株）ホリ乳業の製品。生乳で乳脂肪分が多くないので選んだ

247kcal 脂質：6.0g／塩分：0.2g

昼 夜

ムチンがウイルスを撃退

納豆

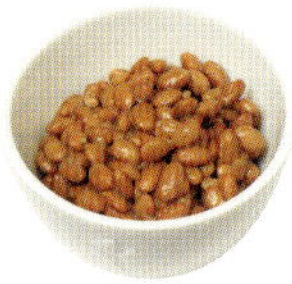

材料・作り方（1人分）

❶納豆〈小粒・50g（1パック）〉・減塩醤油〈3g（小さじ½）〉を入れ、粘りがでるまでよく混ぜる。
❷器に①を盛る。

102kcal 脂質：5.0g／塩分：0.3g

昼

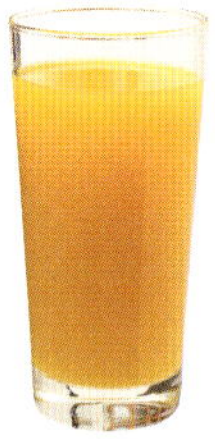

ビタミンCで抗酸化

無農薬オレンジジュース

材料・作り方（1人分）

❶グラスに無農薬オレンジジュース（400cc）を注ぐ。

164kcal 脂質：0.4g／塩分：0.0g

23:30

ビタミンEががんを抑制

無塩ナッツ

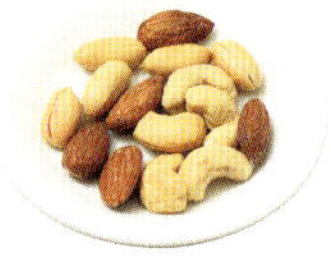

材料（1人分）

無塩アーモンド………………5g（5粒）
無塩カシューナッツ…………7.5g（5粒）
無塩ピーナッツ………………2.5g（5粒）

作り方

❶器に無塩アーモンド・無塩カシューナッツ・無塩ピーナッツを盛る。

85kcal 脂質：7.1g／塩分：0.0g

前立腺がん O・Hさん直伝

夕食時の野菜がたっぷり摂れるメニュー

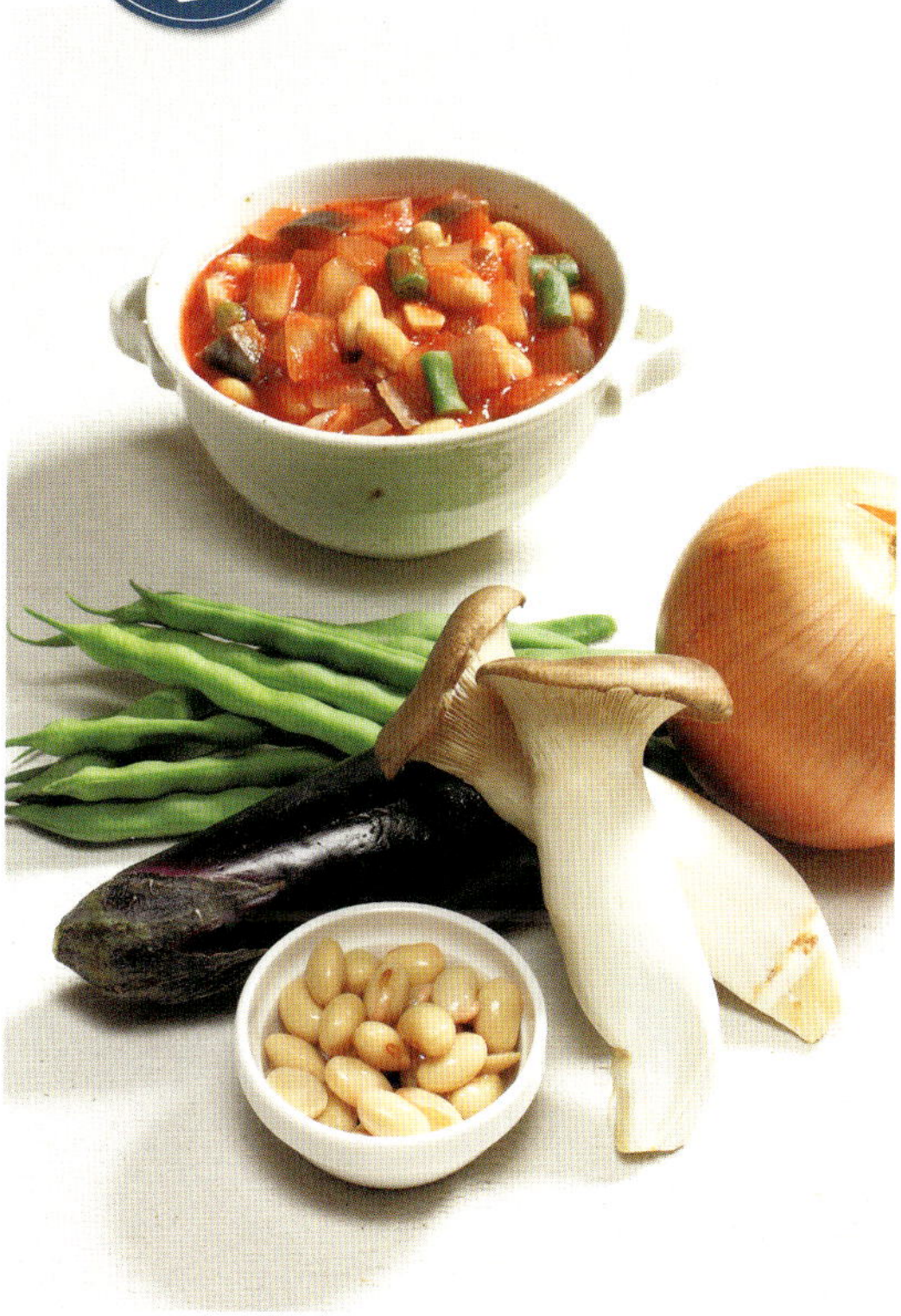

夜

トマトのリコピンが活性酸素を抑制

ラタトゥイユ

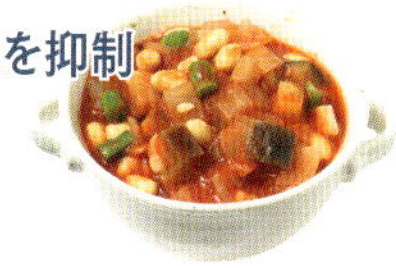

材料（1人分）

たまねぎ……200g（1個）
なす…………40g（½本）
エリンギ……25g（½本）
いんげん……10g（2本）
大豆（水煮）…120g（1缶）
トマトジュース…………50cc
野菜ジュース…………50cc
濃縮トマトジュース…… 190cc（1本）
無添加低塩みそ……3g（小さじ½）

作り方

❶たまねぎ・なす・エリンギは1cm角に切る。
❷いんげんは1cm長さに切り、ゆでる。
❸鍋に①・大豆・トマトジュース・野菜ジュース・濃縮トマトジュースを入れて煮る。
❹③に無添加低塩みそを溶き入れる。
❺器に④を盛り、②を散らす。

313kcal 脂質：8.8g／塩分：0.9g

夜

ごまのセサミノール抗がんに作用

野菜のごまみそ炒め

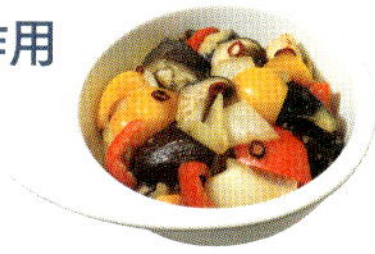

材料（1人分）

赤パプリカ….40g（¼個）
ピーマン……40g（2個）
なす…………80g（1本）
エリンギ……50g（1本）
たまねぎ……50g（¼個）
輪切り唐辛子……少々
練りごま……………5g（小さじ1）
低塩みそ…………6g（小さじ1）
みりん………………6g（小さじ1）

作り方

❶赤パプリカ・ピーマンは種を取り乱切りにする。
❷なす・エリンギ・たまねぎはひと口大の乱切りにする。
❸フライパンを温め、①・②・輪切り唐辛子を炒める。
❹練りごま・低塩みそ・みりんを混ぜ合わせて③に入れ、炒め合わせる。
❺器に④を盛る。

109kcal 脂質：1.8g／塩分：0.6g

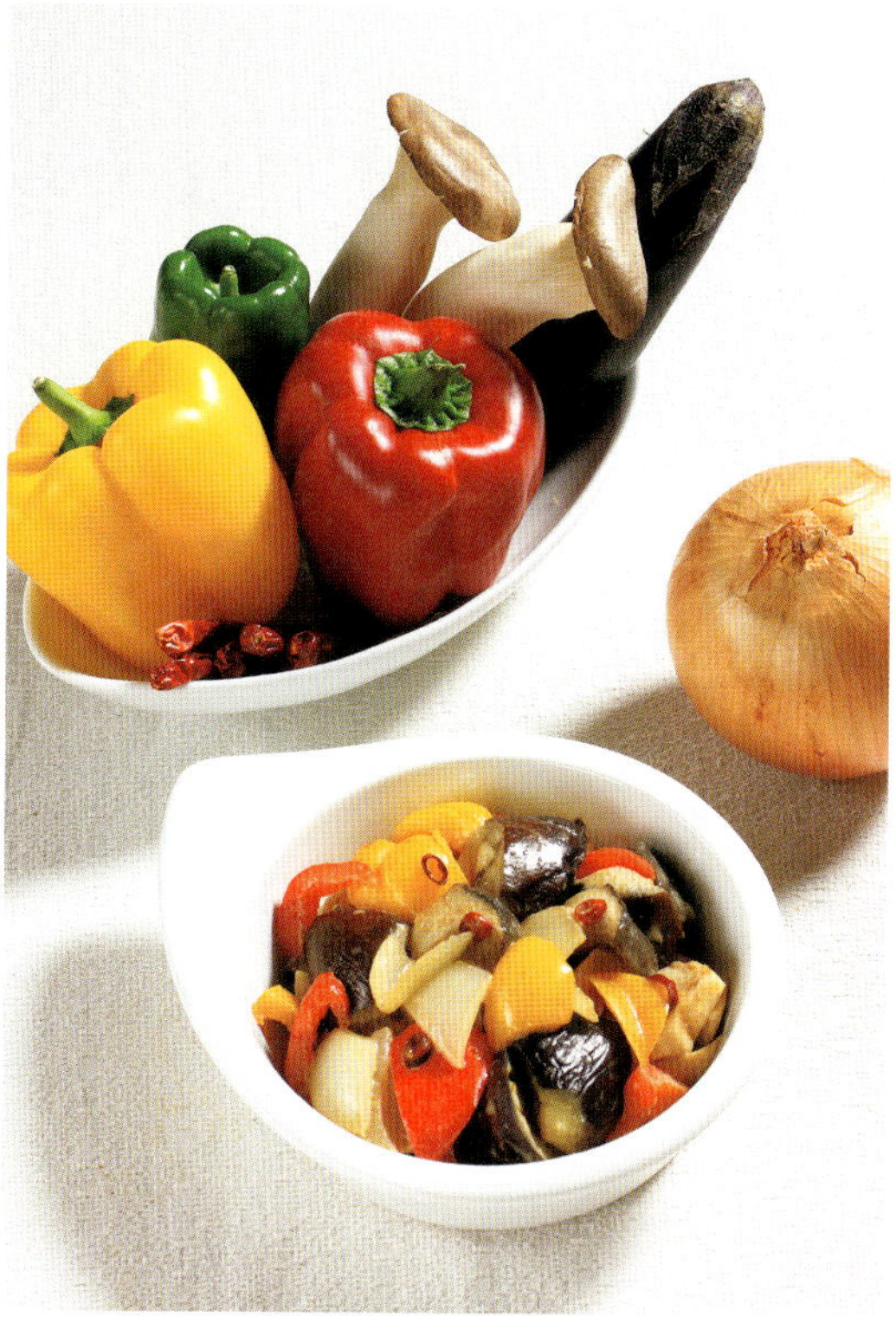

本物レシピ

08 肝内胆管がん切除後、再発

会社員・60歳　T・Sさん

残肝に転移した手術不能のがんが大量ジュースと抗がん剤でぐんぐん改善された

手術後3年以上経って残った肝臓に転移がんが見つかる

仕事のストレス解消で夜は飲みに行って帰宅が遅くなることが多く、睡眠時間は5時間程度と少なめでした。食事は何でも食べていましたが、ラーメン・天ぷら・トンカツ・お新香などが大好きで、脂肪分や塩分の多い食生活だったと思います。

車通勤の上に、運動はほとんどしてなかったのですが、50歳頃になって「これではまずい」と思い、月3回のゴルフを始めました。高血圧で、10年以上前から降圧剤を服用していましたが、それ以外は特に悪い所もなく、自分では健康だと思っていました。

ところが、5年ほど前に知人の紹介で受けた人間ドックで、「胆管がん」が発見されました。肝臓の入り口の胆管にできる珍しいがんで、ステージはまだ初期ということでしたが、胆管がんは手術の難度が高いことや、5年生存率が低いことを知識として知っていたので、「自分ももうダメかもしれない」と、暗い気持ちになりました。

大学病院で手術を受け、高難度の手術でしたが、無事成功しました。手術後半年くらい経ったとき、知り合いから済陽式食事療法のことを聞いて、転移・再発防止のためにと、食事療法を始めました。

といっても、野菜ジュースを1日に1・2ℓくらい飲むことと、塩分を半分にするという程度の、いまから考えると甘い食事療法でした。

済陽式食事療法をきちんと守っていなかったせいだろうと思いますが、術後3年以上経過して安心していたときに、残った肝臓にがんが転移しているのが見つかりました。「もう手術はできない」ということで、大学病院で抗がん剤治療（TS－1）を受けると同時に、今度は心を入れ替えて、済陽式食事療法を徹底して行うことにしました。

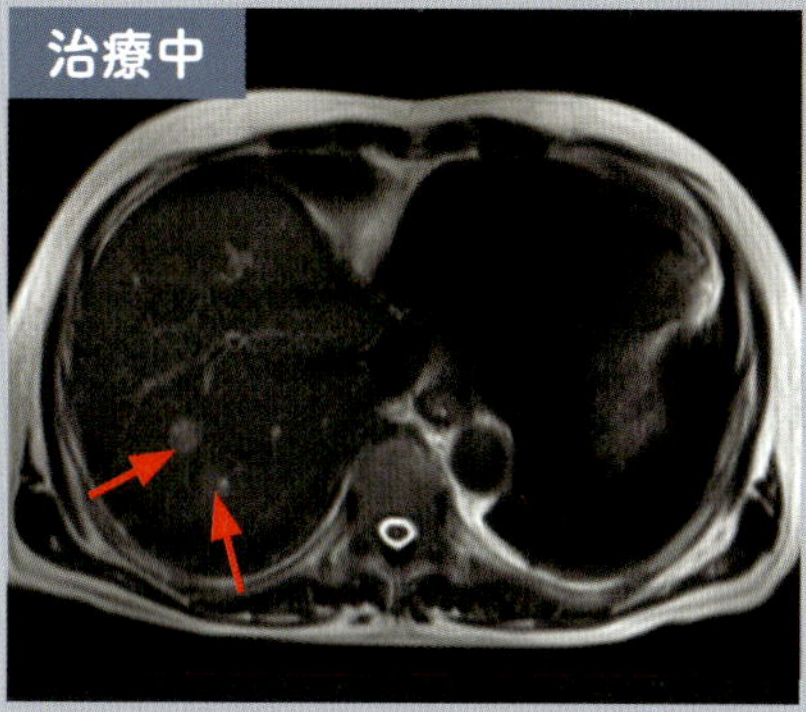

2011年12月　MRI画像

肝臓右葉に直径1.5㎝および5㎜の再発巣を認める

消化器系腫瘍マーカー（CA19-9）値の変化

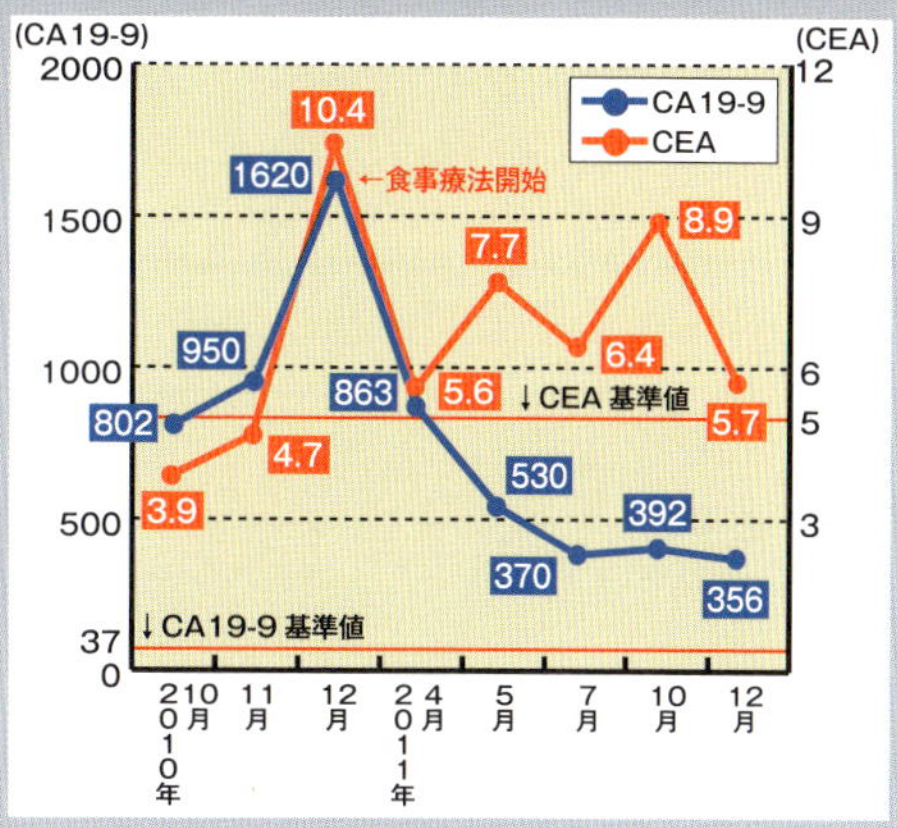

青野菜ジュース中心の食生活で腫瘍マーカーも血圧も改善

食事療法は、限りなく無塩の食事と、1日2・5〜3ℓの野菜ジュースを飲むことを柱にしました。ジュースは、朝食前の朝7時に、レモン3個・みかん3個（春はグレープフルーツ、夏は甘夏）・りんご1個の「柑橘類ジュース」を、朝食後8時半に、にんじん6本にりんごとレモンを加えた「にんじんジュース」を飲みます。昼食前と夕食前は、セロリ・パセリ・りんご・レモンを必ず入れ、季節によって小松菜・ブロッコリー・キャベツ・ほうれん草・かぶ・大根の葉・せり・白菜などの野菜と、豆乳50㏄も加えた「青菜野菜ジュース」を。昼食後と夕食後には、朝と同じ「にんじんジュース」を必ず飲みます。青野菜ジュースはまずくて我慢して飲んでいたのですが、ある日妻の勧めで豆乳を入れたところ、おいしく飲めるようになりました。1回400〜450㏄のジュースを1日に6杯飲むとお腹がいっぱいになるので、食事は、玄米あずきご飯に、おからやひじきの煮物、しいたけなど、ジュースでは摂れないものを少量ずつ食べています。ジュース中心の食事療法を始めて1カ月後から、消化器系の腫瘍マーカー（CA19−9）の値が下がり始めました。転移発見時の1620が、4カ月後には半分の800に、1年後にはさらに半分の392（正常値は37以下）まで下がりました。抗がん剤は、8クール受け、現在も継続中ですが、大量のジュースのおかげか、副作用はほとんどありません。毎日45分のウォーキング、8時間の睡眠の確保、仕事量を7割に減らすなど生活も改めました。活性酸素を除去する高濃度ビタミンC点滴や、足湯や睡眠時の湯たんぽで体温低下を抑えて、免疫力の向上を図っています。体調はよく、食事療法を徹底後4カ月で血圧も正常値に下がりました。

T・Sさんの
6カ条

T・Sさんが決めた食生活ルール

野菜ジュースを1日6杯、合計約3ℓ飲む

01 大量のジュースで、抗がんに必要な栄養素の大半を補給。補えない海藻類などは食事で摂る。

02 『青野菜ジュース』は、青臭さを消すうえ、大豆製品も同時に摂れる“豆乳”を入れると飲みやすくなる。

03 限りなく塩分ゼロの食事。

04 玄米食の導入（玄米は嫌いなので、白米と半々にする）。

05 野菜と魚を主とした和食。肉は食べない。

06 外食しなければならないときは、量が減れば結果的に塩分摂取量も減るので、“レディースメニュー”などを選択。味噌汁は飲まない。

済陽先生アドバイス

肝臓への再発でジュースの量を倍に増やす 活性酸素を除去する高濃度ビタミンCも投与

T・Sさんは、2007年に胆管がんの手術を受け、術後ただちに食事療法を始めました。小康状態が保たれていたのですが、術後3年以上経って、肝臓への2カ所の転移が見つかりました。そこで、1日1・2ℓ程度だった野菜・果物ジュースの量を2・5〜3ℓへと倍増させ、ジュース主体の食事療法を徹底させました。同時にTS－1を主体とした抗がん剤治療を始めた結果、1カ月後には腫瘍マーカーの値が半減し、その後も下がり続けています。ここ半年は、食事療法の徹底に加え、ビタミンCの大量点滴投与を受けながら、改善を目指しています。血圧の値も大量ジュースを飲み始めて4カ月で正常化し、長年服用されていた降圧剤を手放せました。食事は、塩分・脂肪分を制限し、玄米、野菜、大豆、海藻・きのこ中心に改善され、今後もこの食事を続けると話されています。

実例 08
胆管がん

胆管がん　T・Sさんが毎日食べ続けた常食リスト

朝 柑橘類ジュース	昼 にんじんりんご・レモンジュース	夜 にんじんりんご・レモンジュース
朝 にんじんりんご・レモンジュース	昼 青梗菜と青野菜豆乳ジュース	夜 ブロッコリーと青野菜豆乳ジュース
朝 玄米小豆ごはん	昼 玄米小豆ごはん	夜 玄米小豆ごはん

豆乳を加えた1日3ℓのジュースと玄米が中心

朝

ビタミンCとクエン酸で免疫力アップ

柑橘類ジュース（500cc）

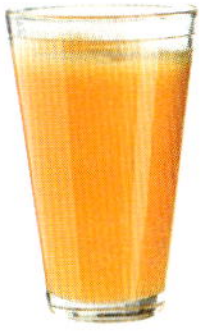

材料（1人分）
レモン……………………………300g（3個）
みかん※ ………………………225g（3個）
りんご……………………………250g（1個）
※冬はみかん、夏は甘夏、春はグレープフルーツ

作り方
❶レモン・みかんは皮をむき、ジューサーのサイズに合わせて切る。
❷りんごは芯を取り、ジューサーのサイズに合わせて切る。
❸①・②をジューサーにかける。
❹グラスに③を注ぐ。

140kcal 脂質：0.5g／塩分：0.0g
※栄養価は絞り汁で換算しています

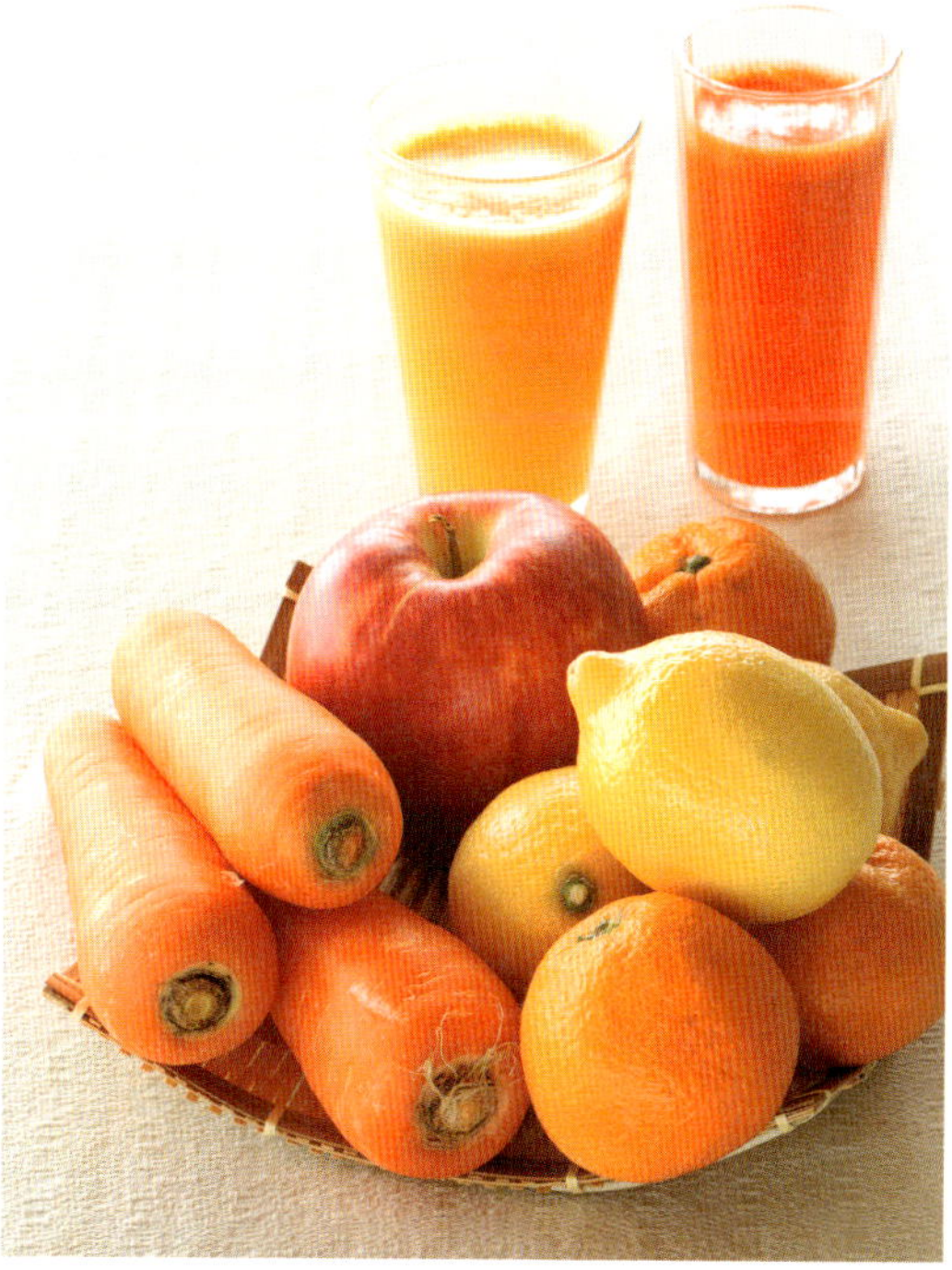

朝 昼 夜

抗がん効果の高いにんじんを大量に

にんじんりんご・レモンジュース（500cc）

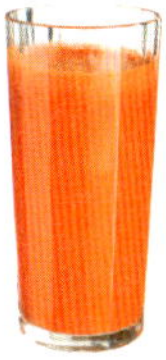

材料（1人分）
にんじん……………1200g（6本）
りんご………………60g（¼個）
レモン………………75g（¾個）

作り方
❶にんじんはジューサーのサイズに合わせて切る。
❷りんごは芯を取り、レモンは皮をむきジューサーのサイズに合わせて切る。
❸①・②をジューサーにかける。
❹グラスに③を注ぐ。

190kcal 脂質：0.7g／塩分：0.0g
※栄養価は絞り汁で換算しています

朝 昼 夜

ごまの良質なたんぱくも加えて

玄米小豆ごはん

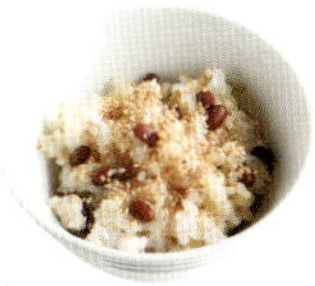

材料（7人分）
玄米 ………………………………150g（1合）
白米 ………………………………150g（1合）
小豆 ………………………………35g（¼カップ）
ごま………………………………18g（大さじ2）

作り方
❶炊飯器に玄米・白米・小豆を入れ、水を2.5合の目盛りまで加えて炊く。
❷炊き上がったら、ごまを混ぜ、1/7量を器に盛り、残りは小分けにして冷凍する。

179kcal 脂質：2.2g／塩分：0.0g

昼

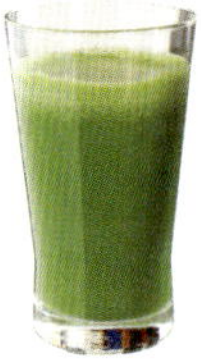

豆乳を加えておいしく

青梗菜と青野菜豆乳ジュース（500cc）

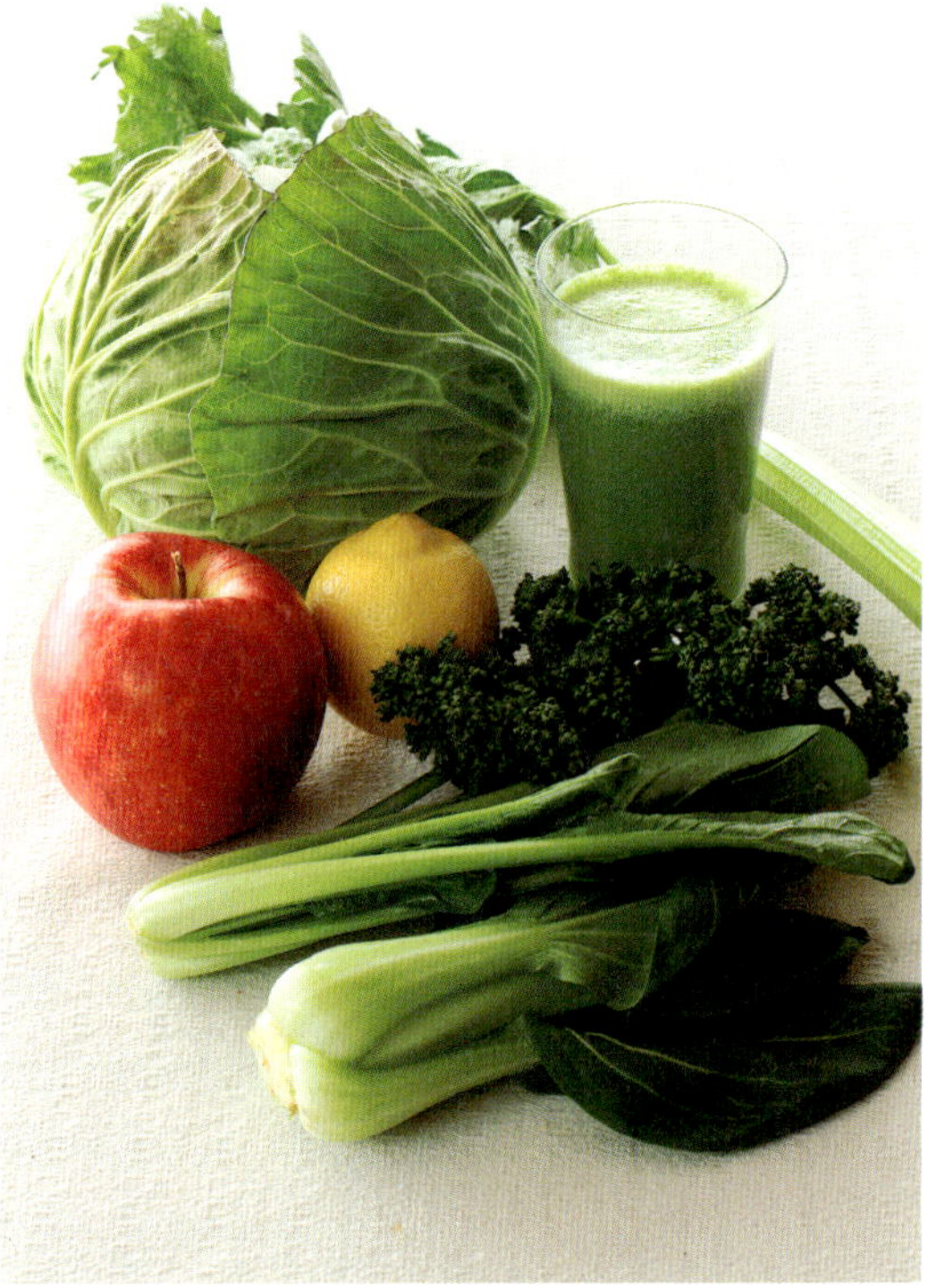

材料（1人分）

チンゲン菜……100g（1株）
セロリ……………140g（1本）
パセリ……………20g（4本）
小松菜…………160g（4株）
キャベツ……250g（¼個）
りんご………250g（1個）
レモン………100g（1個）
豆乳…………50cc

※材料は、大根の葉、ほうれん草、かぶ、せり、白菜など季節によってかわる。セロリ・パセリは常に入れる。

作り方

❶チンゲン菜・セロリ・パセリ・小松菜・キャベツはジューサーのサイズに合わせて切る。
❷りんごは芯を取り、レモンは皮をむき、それぞれジューサーのサイズに合わせて切る。
❸①・②をジューサーにかける。
❹グラスに豆乳を入れ、③を注ぐ。

149kcal 脂質：1.8g／塩分：0.1g

※栄養価は絞り汁で換算しています

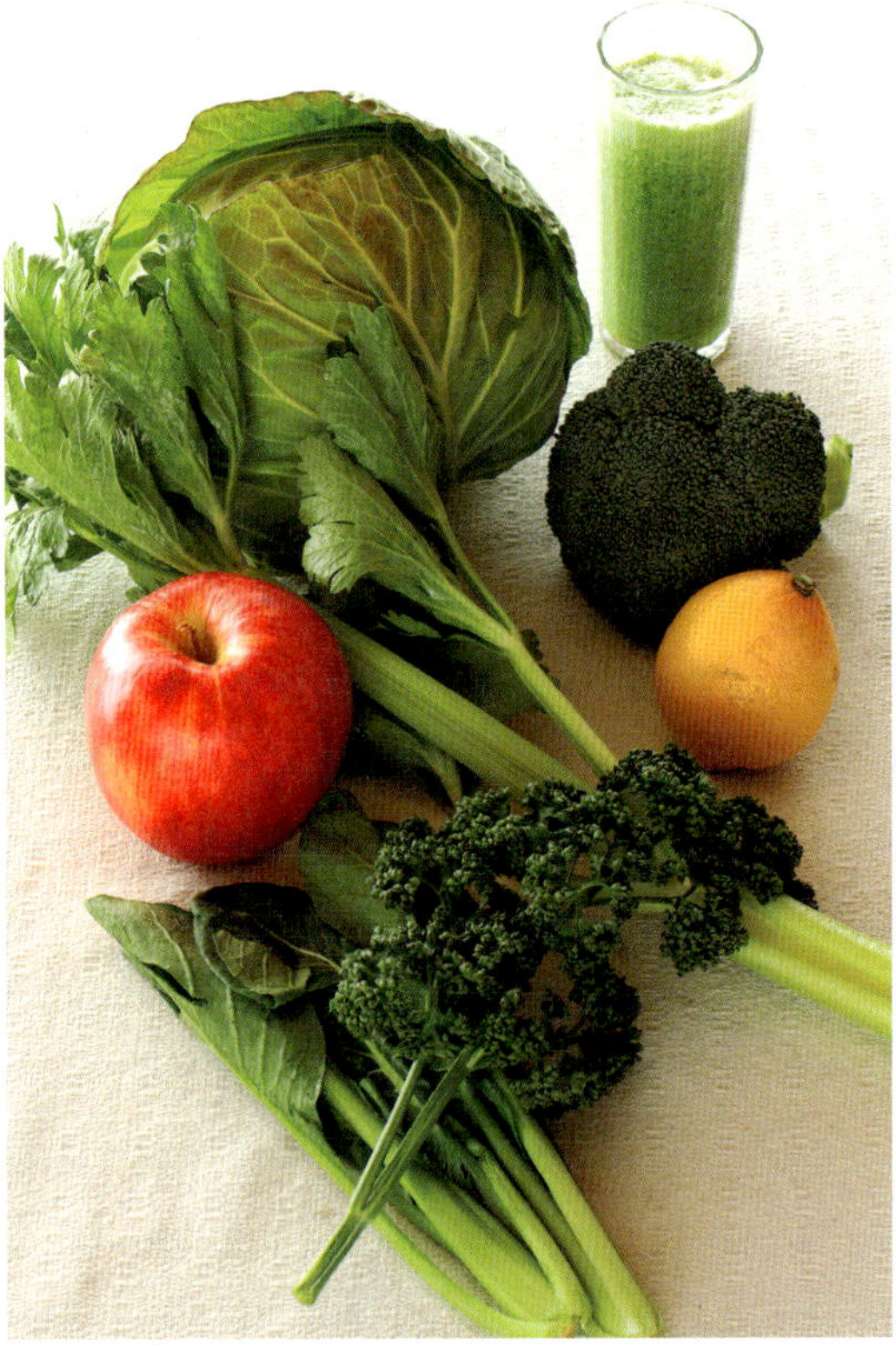

夜

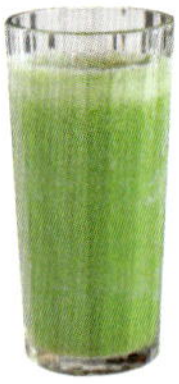

大豆イソフラボンが活性酸素を抑制

ブロッコリー青野菜豆乳ジュース（500cc）

材料（1人分）

ブロッコリー……125g（½株）
セロリ……………140g（1本）
パセリ……………20g（4本）
小松菜…………160g（4株）
キャベツ……250g（¼個）
りんご………250g（1個）
レモン………100g（1個）
豆乳…………50cc

※材料は、大根の葉、ほうれん草、かぶ、せり、白菜など季節によってかわる。セロリ・パセリは常に入れる。

作り方

❶ブロッコリー・セロリ・パセリ・小松菜・キャベツはジューサーのサイズに合わせて切る。
❷りんごは芯を取り、レモンは皮をむき、それぞれジューサーにサイズに合わせて切る。
❸①・②をジューサーにかける。
❹グラスに豆乳を入れ、③を注ぐ。

179kcal 脂質：2.2g／塩分：0.1g

※栄養価は絞り汁で換算しています

胆管がん
T・Sさん直伝

T・Sさんの無塩野菜料理

大豆イソフラボンが活性酸素を抑制

豆腐の中華風炒め

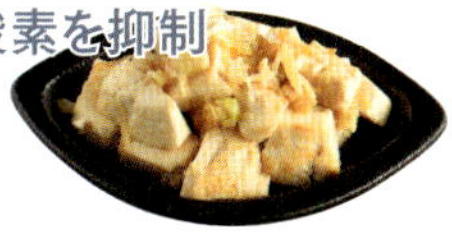

材料（1人分）

木綿豆腐……150g（½丁）
長ねぎ………25g（¼本）
しょうが………5g（1片）
オリーブ油……12g（大さじ1）
はちみつ …………7g（小さじ1）
黒酢 ………………15g（大さじ1）
ラー油……………3滴

作り方

❶木綿豆腐は重石をして水切りする。
❷長ねぎは小口切り、しょうがはせん切りにする。
❸フライパンを温めてオリーブ油を敷き、②を炒める。
❹①を崩しながら入れて炒め、はちみつ・黒酢・ラー油を加えてさらに炒める。
❺器に④を盛る。

269kcal 脂質：20.3g／塩分：0.0g

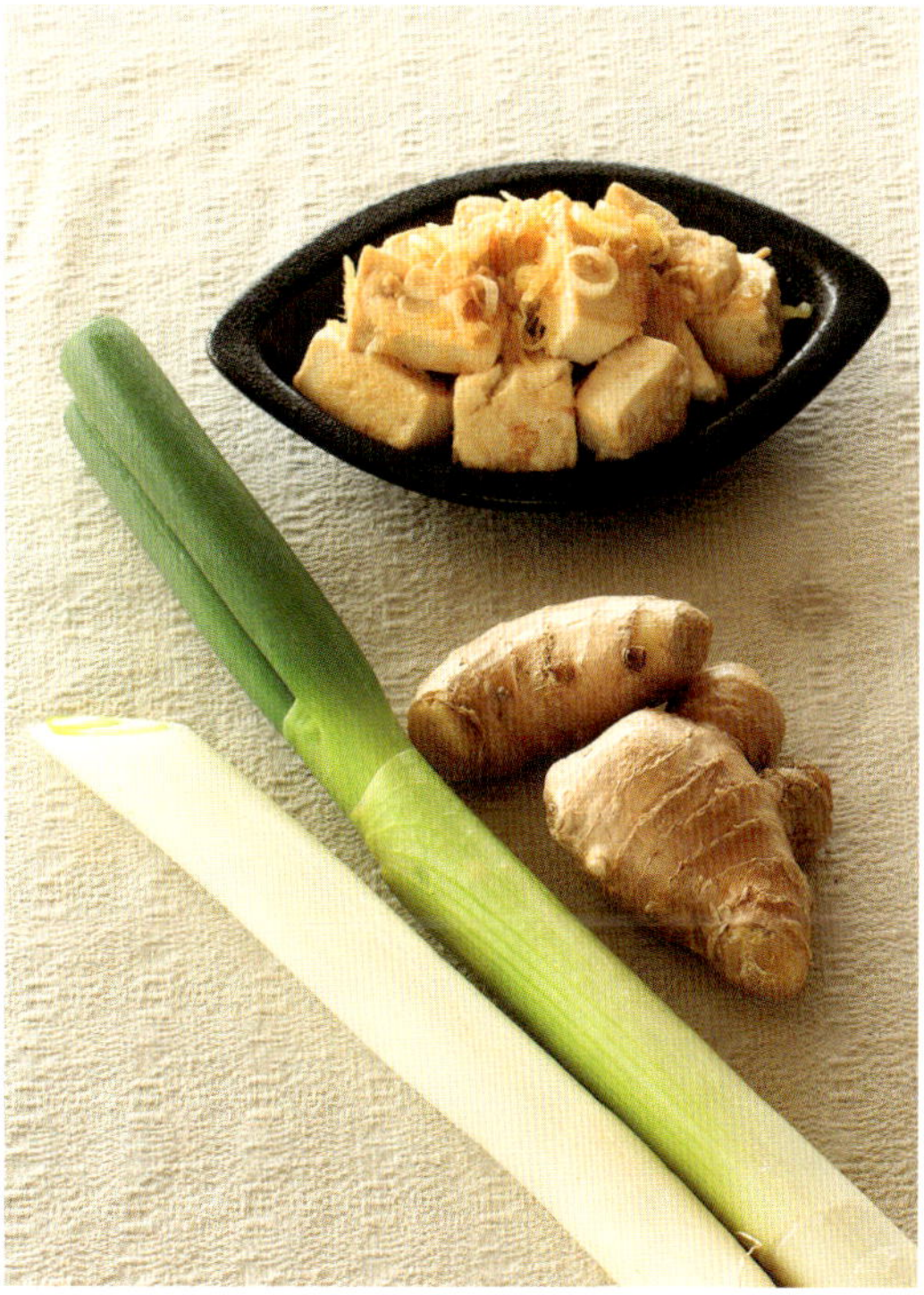

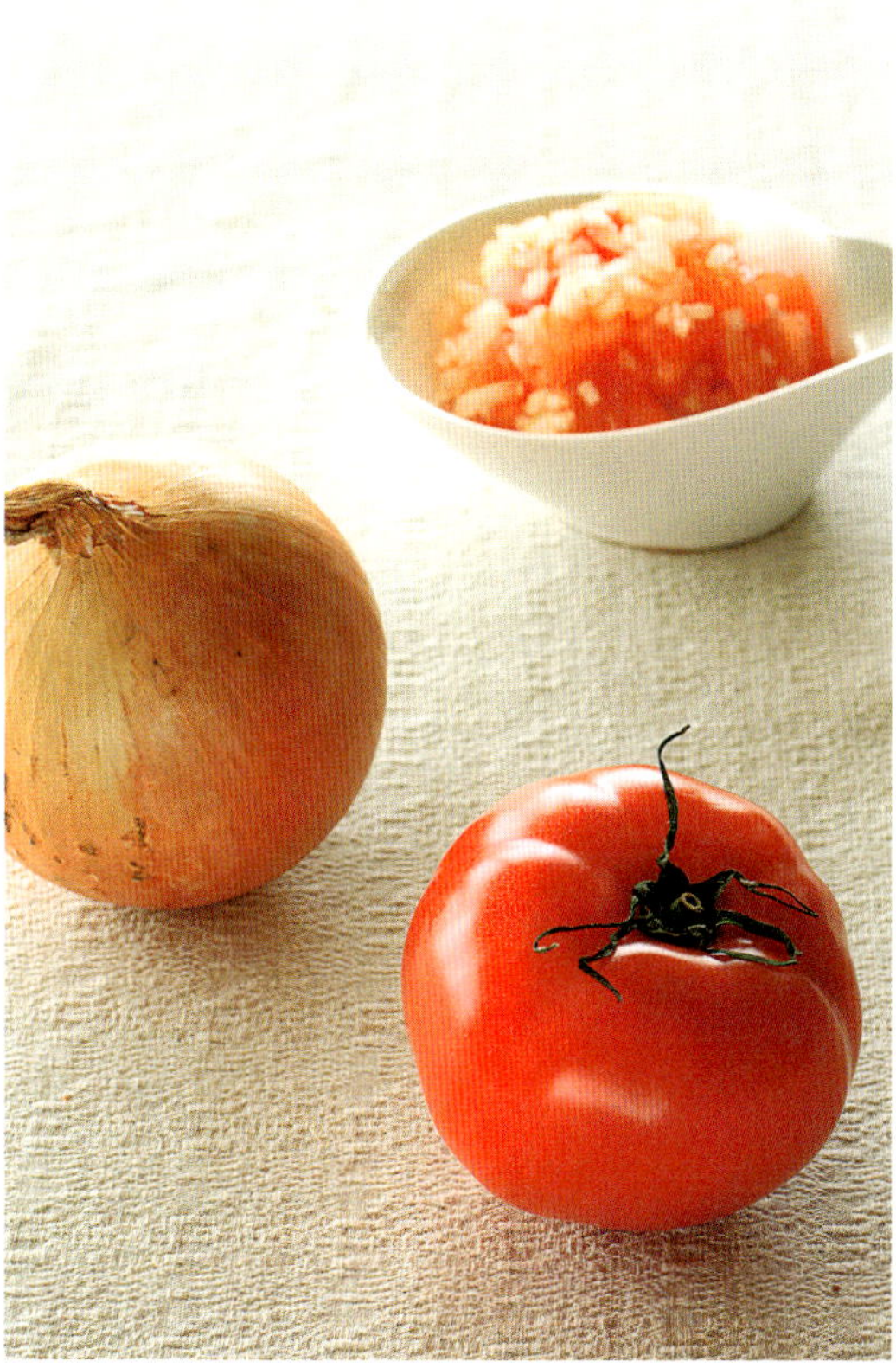

たまねぎのアリシンが免疫細胞を活性化

トマトとたまねぎのマリネ

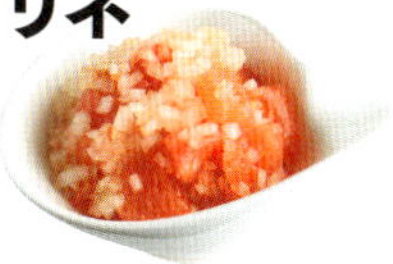

材料（1人分）

トマト………………………………100g（1個）
たまねぎ …………………………50g（¼個）
亜麻仁油…………………………8g（小さじ2）
酢 …………………………………15g（大さじ1）

作り方

❶トマトは3㎝の角切りにする。
❷たまねぎはみじん切りにする。
❸ボウルに②・亜麻仁油・酢を入れて混ぜ、①を和える。
❹器に③を盛る。

114kcal 脂質：8.1g／塩分：0.0g

本物レシピ 09

PSA高値の晩期前立腺がん、多発骨転移

無職・68歳　H・Kさん

食事療法とホルモン療法で前立腺腫瘍マーカーが、3479から2.6に激減・正常化

前立腺がんと骨転移 医者の話から晩期と推測

もともと食事は、普通に肉、魚、野菜を好き嫌いなく摂っていました。ただ、数年前までのサラリーマン時代のアフター5は、暴飲暴食気味の食生活でした。週3～4日は外で酒を飲み、つまみもたくさん食べた上に、帰宅後にも食べていました。また、甘いものも好きで、よく食べていました。仕事を辞めてからは、間食が増え、大好きな甘いものや、食事もいっそう食べる傾向になっていました。でも、煙草は吸いませんし、特に自覚するほど深刻なストレスもなく、年1回の定期健診では中性脂肪も、コレステロールも問題なく、風邪をひくこともない健康体でした。運動は、気まぐれに走ったり、歩いたり、泳いだりしていましたが、何かのスポーツを継続的に行うことはしていませんでした。

体の異変に気づいたのは、２００９年の初夏のことです。昼間はなんともないのに、夜、床につくと、背中に痛みとは違うのですが気になる違和感があって、夜中の2～3時まで眠れなくなりました。かかりつけの内科医に相談し、X線、胃カメラ、血液検査などを行ったところ、前立腺腫瘍マーカー（ＰＳＡ）が異常に高い数値（３４７９。正常値は4以下）を示しているということで、前立腺がんの疑いを告げられ、骨への転移もあるだろうと言われ、大学病院を紹介されました。大学病院のＭＲＩ、ＣＴ、病理検査で、前立腺のがんが確認され、さらに骨シンチグラフィ検査の結果、骨への転移もあることが確認されました。医者からステージなどのはっきりした話はありませんでしたが、5年生存率の話が出たり、「今後の人生は、面白おかしく生きられたらいい」などの話から、おそらく晩期がんなのだろうと自分なりに推測しました。それでも自覚症状がないので、不安や恐怖はほとんどありませんでした。

実例09

前立腺がん

前立腺がん腫瘍マーカー（PSA）値の変化

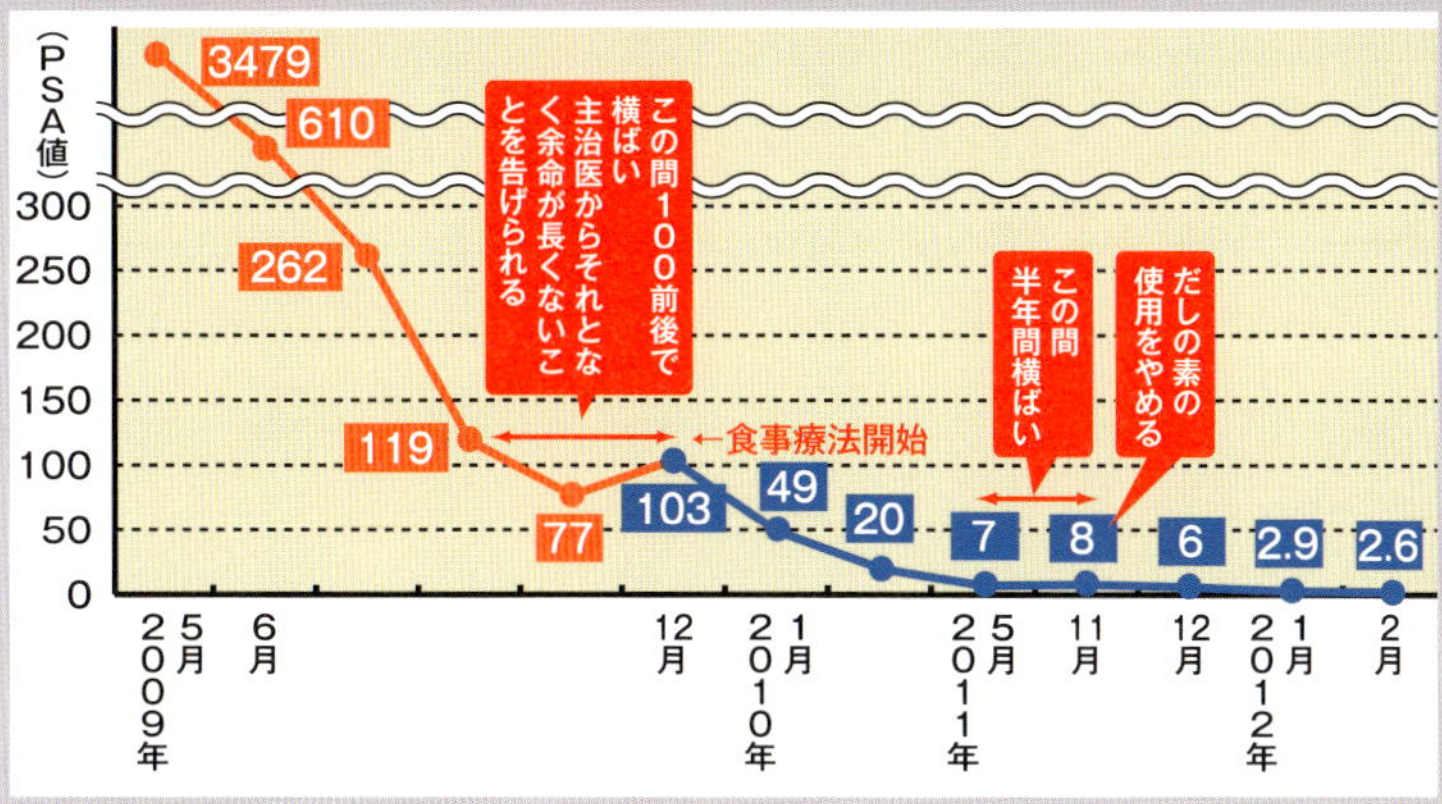

初発時3479あったPSA値が、ホルモン療法で二桁に改善、その後食事療法で7〜8まで改善、さらに無塩食で正常化

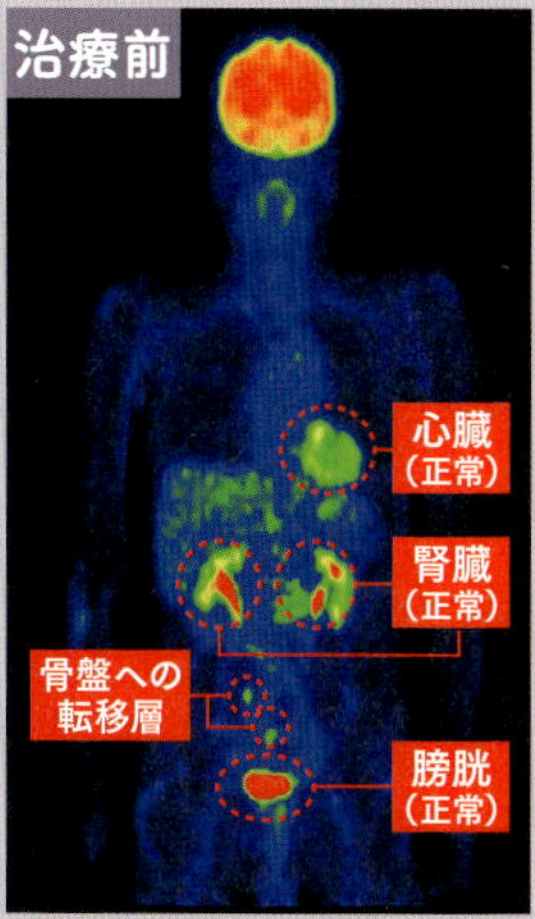

2009年12月3日 PET画像

骨盤に2カ所の骨転移が明らか

余命が長くないことをほのめかされ本格的に食事療法に取り組む

晩期がんだったからなのか、がんの三大治療（手術・抗がん剤・放射線治療）は行われず、治療は月1回のホルモン療法（内分泌療法）のみで、現在に至っています。ホルモン治療を開始して1カ月後に、PSAの値が610に下がりましたが、秋から冬にかけて、100前後で横ばいになり、大学病院の主治医からそれとなく余命が長くないこと、痛みが出たら緩和療法をいつでも施す旨の話がありました。

がんがわかったときから、妻が本屋で見つけてきた済陽先生の本を見て、ジュースを飲んだり、玄米を食べたりはしていましたが、無塩・無糖ではなく、まねごとでした。余命が長くないことをほのめかされた2009年12月に、藁にもすがる思いで済陽先生に受診し、徹底した食事療法の指導を受けました。

合鴨農法の玄米、無農薬レモン、減農薬・有機栽培の野菜が良いと、済陽先生のところで開かれたがん患者セミナーの情報交換で知り、野菜ジュースを1日2ℓ、具だくさんの野菜スープ、ヨーグルトを毎日欠かさず摂るようにしました。前立腺がんを抑える働きがある大豆イソフラボンも、スープにも加えるなどして積極的に摂っています。9時間の睡眠、1時間程度のジョギングとウォーキングも心がけています。

本格的に食事療法に取り組んで1カ月後の2010年1月には、PSAの値が49に下がり、その後も緩やかに下がり続け、だしの素をやめてさらに無塩食に取り組んだところ、現在は正常値以下の2・6まで下がりました。骨の画像検査でも、骨転移がんの改善が見られています。がんは「消える」のではなく、治癒はがん細胞の「仮死状態」ということらしいので、がんが治癒したあとも、一生この食生活を続けていこうと決めています。

H・Kさんの
7ヵ条

H・Kさんが決めた食生活ルール

1日2ℓ以上の野菜ジュースと、具だくさんのスープを毎日摂る

01 **朝晩は赤ジュース（にんじん、トマト、レモン）400cc＋緑ジュース（キャベツ、小松菜、セロリ、ピーマン、レモン、りんご）400cc。昼は赤ジュース450cc＋にんじんレモンジュースを必ず飲む。**

02 **きのこ・大豆・季節の野菜をたっぷり入れたスープを毎日摂る。**

03 **前立腺がんに効果がある大豆製品（大豆、豆腐、納豆）は毎日摂る。**

04 **にんにくをホイル焼きにして、朝・晩に摂取して免疫力アップ。**

05 **塩分が気になるシラスは、湯通しをしてから食べる。**

06 **甘いものが欲しいときは、果物とはちみつ（1日大さじ2杯まで）、または、焼き芋、ふかし芋を食べる。**

07 **外食は基本的にしないが、どうしても外食になるときは、玄米おにぎり、100%にんじんジュース、果物を持参する。**

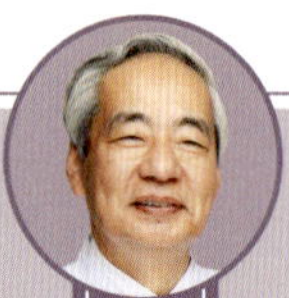

済陽先生アドバイス

前立腺がんに効果が高い、トマトのリコピンさらなる減塩で、腫瘍マーカーの値が下がった

H・Kさんは、前立腺腫瘍マーカー（PSA）が３４７９という異常に高い数値だったことで発見された、多発骨転移を伴う前立腺がんでした。晩期がんで、三大療法（手術、抗がん剤、放射線治療）が適応とならず、ホルモン治療だけを続けていました。２００９年12月に西台クリニックのPET検査を受けられ、食事療法を徹底させました。１日２ℓ以上の野菜・果物ジュースで前立腺がんに効果が高いトマトのリコピンを大量に摂取し、前立腺がんを抑制する大豆製品を積極的に摂る食事に改善したところ、PSAの値が7まで激減しました。その後、PSAは7前後の値をキープしていましたが、医師から、まだ塩分が多いとの指摘を受け、２０１１年11月から「だしの素」の使用をやめたところ、２カ月でPSAが２・９にまで下がりました。いかに減塩が大事かを示す症例です。

前立腺がん　H・Kさんが毎日食べ続けた常食リスト

朝 赤ジュース	昼 赤ジュース	夜 赤ジュース
朝 緑ジュース	昼 にんじんレモンジュース	夜 緑ジュース
朝 野菜スープ	昼 野菜スープ	夜 野菜スープ
朝 玄米ひじきごはん	昼 玄米ひじきごはん	夜 玄米ひじきごはん
朝 めかぶ納豆	昼 豆腐のめかぶがけ	夜 プルーンエキス入りヨーグルト
朝 しらすおろし（または舞茸おろし）	昼 プルーンエキス入りヨーグルト	夜 にんにくホイル焼き
朝 生野菜サラダ		
朝 にんにくホイル焼き		
朝 プルーンエキス入りヨーグルト		

【夕食ルール】

❶夕食には、鶏ささみや魚ソテー、焼き魚などのたんぱく質を必ず摂る。ソテーは、にんにく・しょうが・カレー粉などで調味し、長芋のすりおろしをソースとして必ずかける。

❷ひじき・にんじん・しいたけ・油抜きした油揚げ・大豆を一緒に煮た『ひじきの煮物』も心がけて食べている。

毎食の野菜ジュースと野菜スープでファイトケミカルを摂取

朝 昼 夜

トマトのリコピンが前立腺がんに効果

赤ジュース（400cc・昼は450cc）

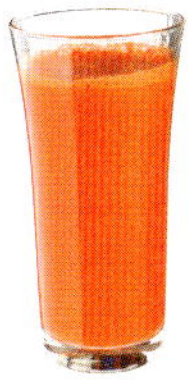

材料（1人分）

トマト……………………………100g（1個）
にんじん…………………………800g（4本）
レモン※…………………………100g（1個）
※国産無農薬レモンを皮ごと使う

作り方

❶トマトはヘタを取り、レモンは皮をむき、それぞれジューサーのサイズに合わせて切る。
❷にんじん・レモンはジューサーのサイズに合わせて切る。
❸①・②をジューサーにかけ、グラスに注ぐ。

134kcal 脂質：0.6g／塩分：0.0g
※栄養価は絞り汁で換算しています

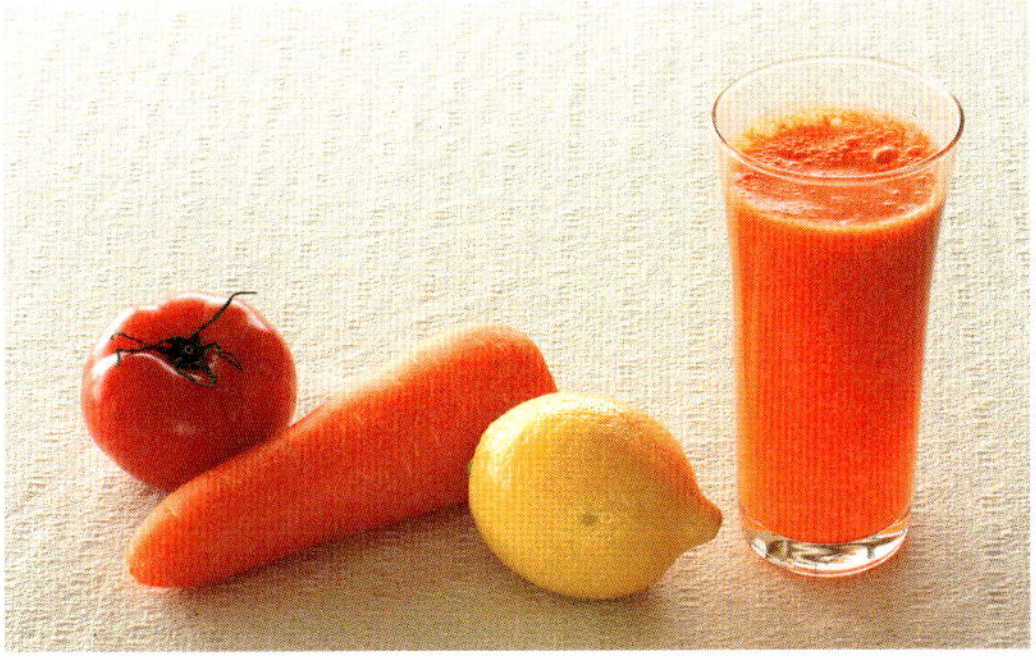

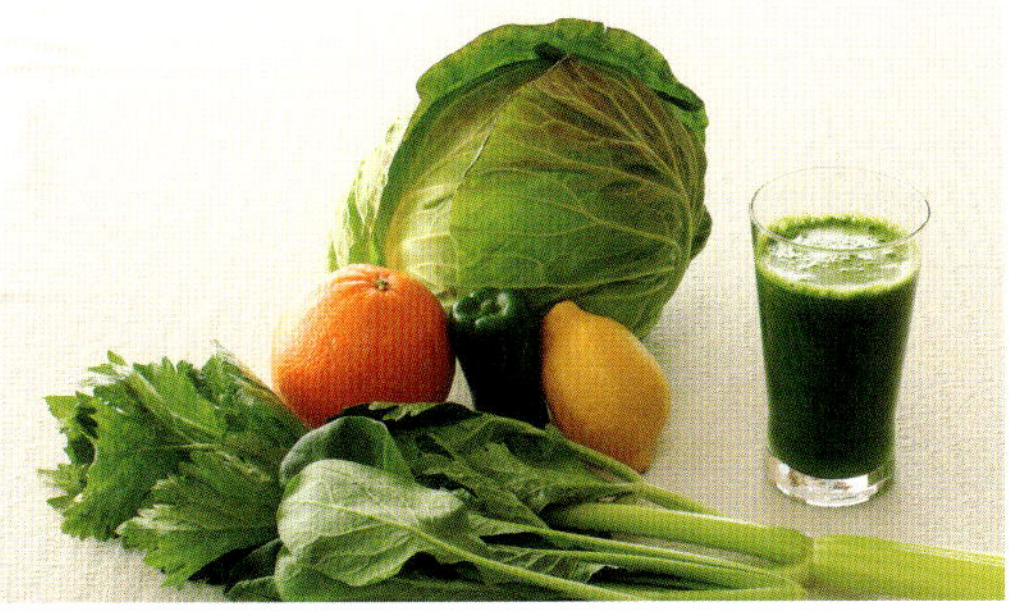

朝 夜

レモンは国内産無農薬

緑ジュース（400cc）

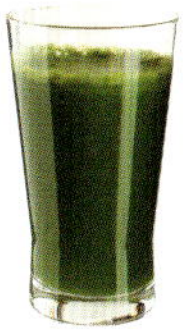

材料（1人分）

ピーマン……20g（1個）　キャベツ…………165g（⅙個）
オレンジ……200g（1個）　セロリ……………70g（½本）
小松菜………150g（½束）　レモン※…………100g（1個）
※国産無農薬レモンを皮ごと使う
※はちみつやオレンジを加えて味をまろやかにする

作り方

❶ピーマンは種を取り、オレンジは皮をむき、ジューサーのサイズに合わせて切る。
❷小松菜・キャベツ・セロリ・レモンはジューサーのサイズに合わせて切る。
❸①・②をジューサーにかけ、グラスに注ぐ。

91kcal 脂質：0.6g／塩分：0.0g
※栄養価は絞り汁で換算しています

朝

脂肪の酸化を抑えるめかぶ

めかぶ納豆

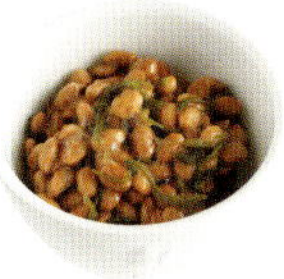

材料・作り方（1人分）

❶納豆〈50g（1パック）〉・めかぶ〈1g（ひとつまみ）〉を粘りがでるまでよく混ぜ合わせる。

❷器に①を盛る。

101kcal 脂質：5.0g／塩分：0.0g

朝

しらすは熱湯で塩抜きして、減塩に

しらすおろし

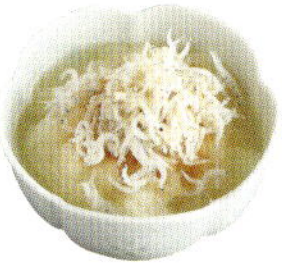

材料・作り方（1人分）

❶大根〈90g（3cm厚さ）〉は皮をむき、すりおろす。

❷しらす〈5g（大さじ1）〉は熱湯でゆでてざるにあけ、塩抜きする。

❸ボウルに①・②・玄米酒酢〈4g（小さじ1弱）〉を入れて混ぜ、器に盛る。

23kcal 脂質：0.2g／塩分：0.2g

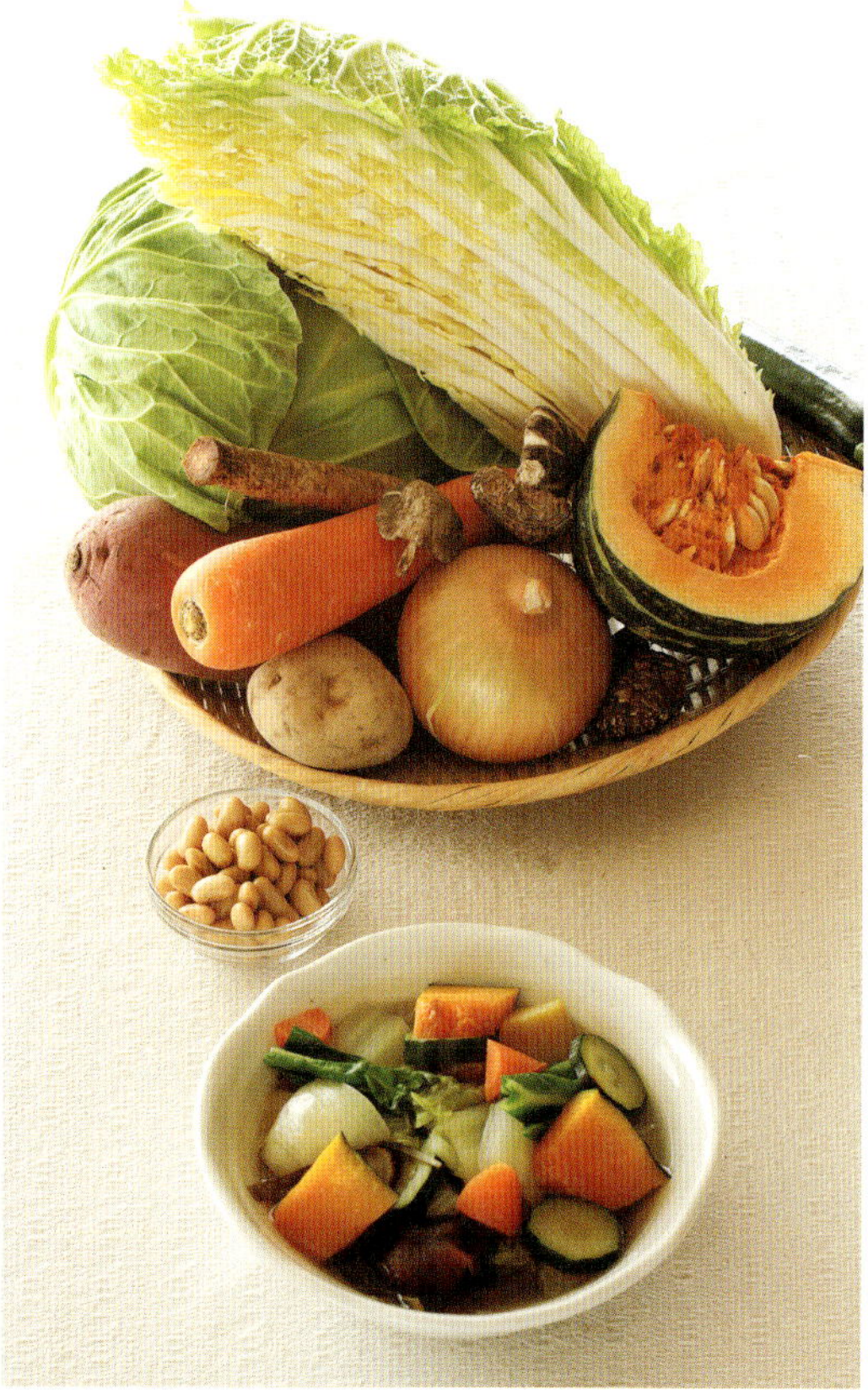

朝

良質野菜のしぼりかすは残さず摂取

生野菜サラダ

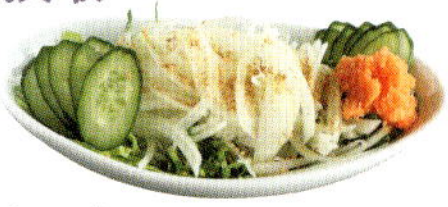

材料（1人分）

キャベツ……60g（1枚）
きゅうり……50g（½本）
たまねぎ……50g（¼個）
にんじんしぼりかす…少々
すりごま……3g（小さじ1）
玄米酒酢……15g（大さじ1）

作り方

❶キャベツはせん切り、きゅうりは斜めの輪切り、たまねぎは薄くスライスする。

❷器に①を盛り、にんじんのしぼりかすをのせ、すりごまをふり、玄米酒酢をかける。

64kcal 脂質：1.8g／塩分：0.0g

朝 昼 夜

抗がん効果の高い野菜をたっぷりと

野菜スープ

材料（1人分）

さつまいも…15g（1cm厚さ）
じゃがいも…25g（¼個）
ごぼう……15g（⅒本）
にんじん……20g（⅒本）
たまねぎ……20g（⅒本）
かぼちゃ……40g
ズッキーニ…30g（⅕本）
キャベツ……60g（1枚）
白菜……100g（1枚）
大豆※……8g（大さじ1）
干ししいたけ……2g（1枚）
水……200cc

●だし

昆布……1g
無塩にぼし……0.6g（2本）
桜エビ……4g（大さじ1）
和風無塩だし（粉）…6g（小さじ2）

※大豆は圧力鍋でゆでたもの
※上記の食材に季節に合わせ野菜（なす・ズッキーニ・カリフラワーなど）を入れる

作り方

❶さつまいも・じゃがいも・ごぼう・にんじん・たまねぎは皮をむいて乱切り、かぼちゃ・ズッキーニはひと口大、キャベツ・白菜は2cm幅に切る。

❷干ししいたけは水につけて戻す。

❸鍋に①・②・大豆・野菜がかぶるくらいの水（分量外）・細かく切った昆布・無塩にぼし・桜エビ・和風無塩だしを入れて煮る。

❹野菜がやわらかくなるまで煮たら、器に盛る。

152kcal 脂質：1.3g／塩分：0.3g

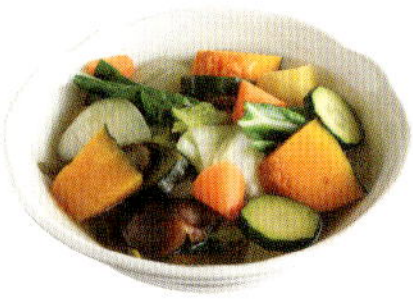

実例 09

前立腺がん

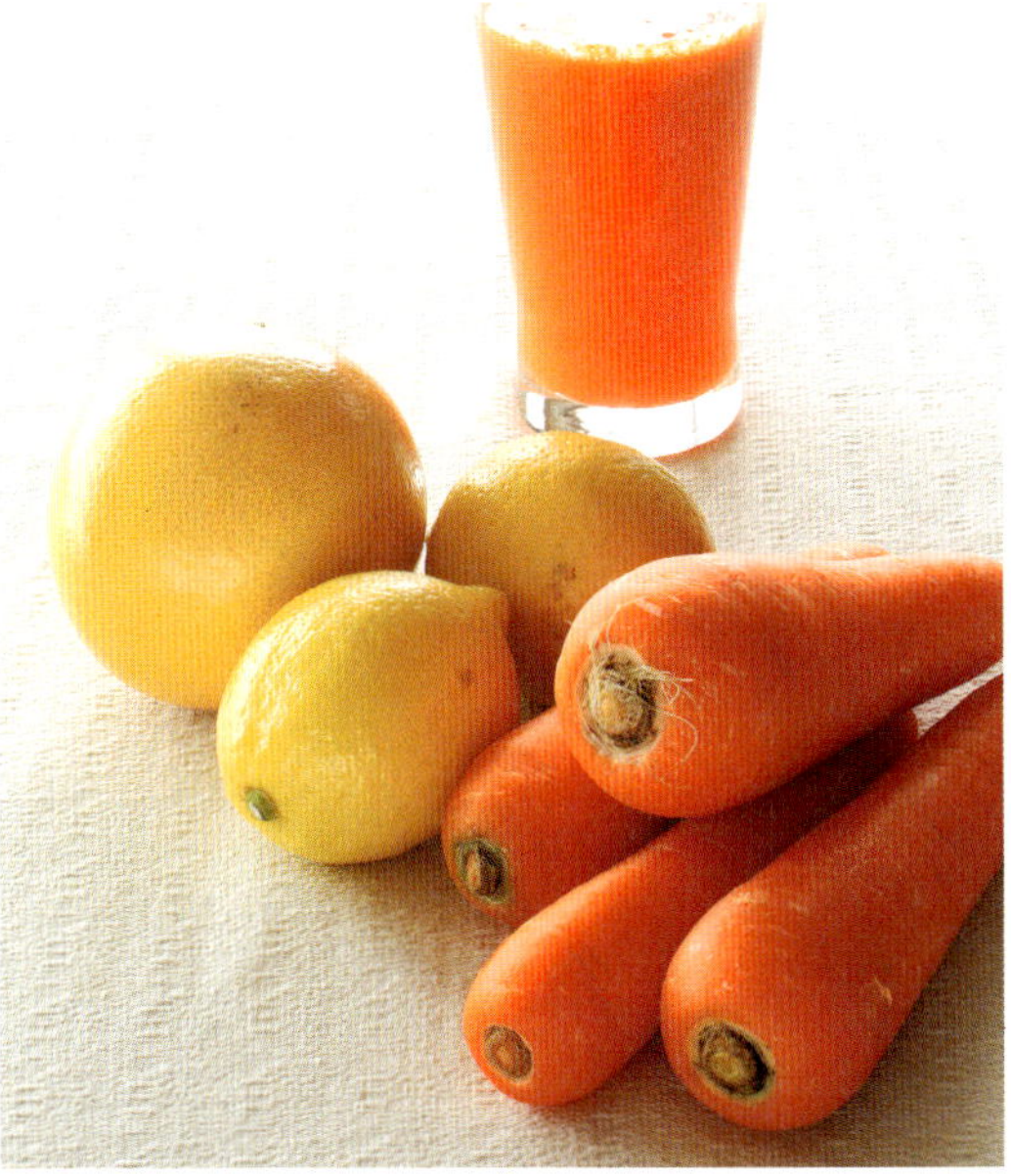

昼

無農薬レモンを皮ごと使う

にんじんレモンジュース（400cc）

材料（1人分）

グレープフルーツ……250g（1個）　レモン※…………200g（2個）

にんじん…………800g（4本）　※国産無農薬レモンを皮ごと使う

作り方

❶グレープフルーツは皮をむき、ジューサーのサイズに合わせて切る。

❷にんじん・レモンはジューサーのサイズに合わせて切る。

❸①・②をジューサーにかける。

❹グラスに③を注ぐ。

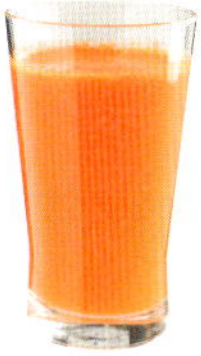

188kcal　脂質：0.7g／塩分：0.0g

※栄養価は絞り汁で換算しています

昼

大豆イソフラボンが前立腺がんを抑制

豆腐のめかぶがけ

材料（1人分）

絹豆腐………150g（½丁）　すりごま（白）…3g（小さじ1）

めかぶ………13g（大さじ1）　玄米酒酢……15g（大さじ1）

作り方

❶絹豆腐を器に盛る。

❷①にめかぶ・すりごまをのせ、玄米酒酢をかける。

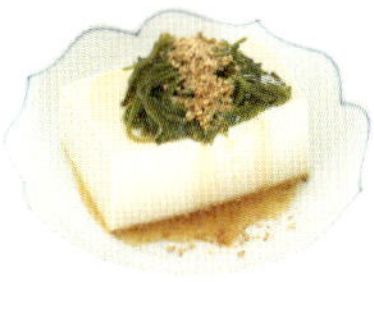

107kcal　脂質：6.1g／塩分：0.1g

朝　夜

がんの発生を抑えるアリシン

にんにくホイル焼き

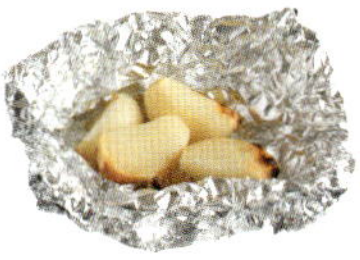

材料・作り方（1人分）

❶薄皮のついたにんにく〈20g（4片）〉をアルミホイルで包み、オーブントースターで焼く。

❷①の薄皮をむき、器に盛る。

27kcal　脂質：0.3g／塩分：0.0g

朝　昼　夜

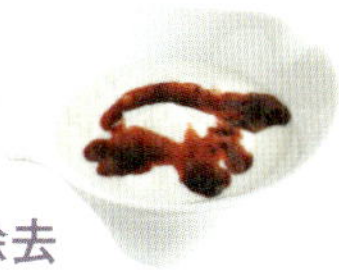

善玉菌が腸内の有害物質を除去

プルーンエキス入りヨーグルト

材料・作り方（1人分）

❶器にプレーンヨーグルト（100g）を盛り、プルーンエキス〈5g（小さじ1強）〉をかける。

64kcal　脂質：3.0g／塩分：0.1g

朝　昼　夜

ひじきのフコダインががんの増殖を抑える

玄米ひじきごはん

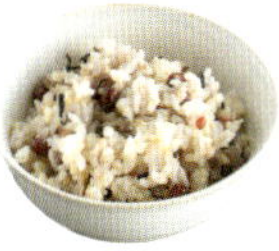

材料（10人分）

玄米…………300g（2合）

発芽玄米……120g　　十二穀米……56g（大さじ4）

小豆（乾燥）…10g（大さじ2）　ひじき（乾燥）…5g（大さじ1強）

作り方

❶炊飯器に玄米・発芽玄米・小豆・十二穀米・ひじきを入れ、水を3.5合の目盛りまで加えて炊く。

❷炊きあがったら、しゃもじでよく混ぜ合わせて⅒量を器に盛り、残りは小分けにして冷凍する。

171kcal　脂質：1.3g／塩分：0.0g

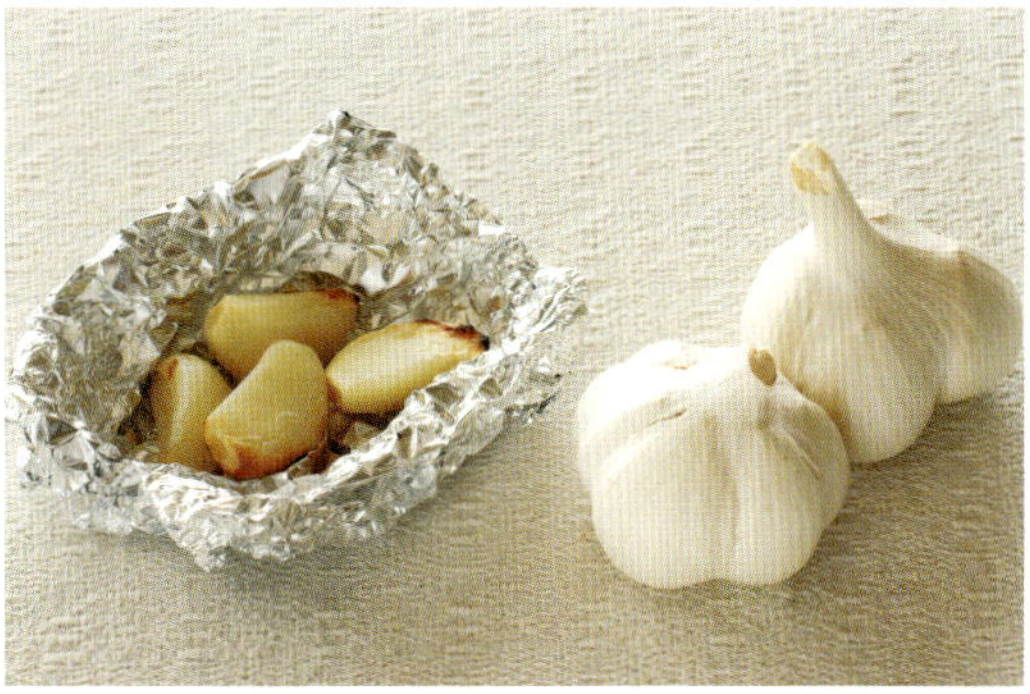

本物レシピ 10

初期前立腺がん

無職・70歳　多田勲さん

早期発見したがんを すぐに取り組んだ食事療法で見事改善 再燃時にも食事療法で治癒

念のための血液検査で前立腺がんを発見

若いときは暴飲暴食でしたが、10年前に心臓病（心房細動）を患い、以前から知人であった済陽先生の「自分の体は自分で守るしかない」という教えもあり、活性酸素を除去するレモン2〜3個を絞って毎朝飲んだり、塩分は控え、野菜中心でカロリー控えめな食生活を心がけてきました。ただ、3年前まで自営業（写真スタジオ）で、夕方まで食事を摂れないことも珍しくなく、食べる際は急いで食べていました。過労やストレスもあり、ビールやウイスキーなどの晩酌が楽しみでした。早く床についても、仕事のことなどを考えて、なかなか熟睡できないこともありました。心臓病があるので、激しい運動はできませんが、健康のために、10年前から1日1万歩を目標に歩いていました。煙草は生まれてから一度も吸ったことはありません。

済陽先生からかねてより、「男は50歳を過ぎたら前立腺の検査をしたほうがいい」と言われていたので、65歳のときに（２００６年）、念のため、血液検査で前立腺がんの腫瘍マーカー（ＰＳＡ）を調べてもらいました。そのときは特に高い数値ではなかったのですが、1カ月に1度の検査で、徐々に腫瘍マーカーの数値が上がり、２００７年1月には約5まで数値が上がりました（4以下が正常値）。泌尿器科を受診したところ、「検査入院で病理検査をする必要がある」と言われましたが、10年前から心臓病の薬（ワーハリン）を飲んでいるので、生検や手術など体に負担をかけることは避けたいと思いました。そこで、済陽先生に相談したところ、「それならさらに徹底した食事療法をしましょう」と言ってくださいました。

結局、生検もやらず、食事療法以外の治療は何もしていません。前立腺に関しては、薬も飲んでいません。

前立腺がん腫瘍マーカー(PSA)値の変化

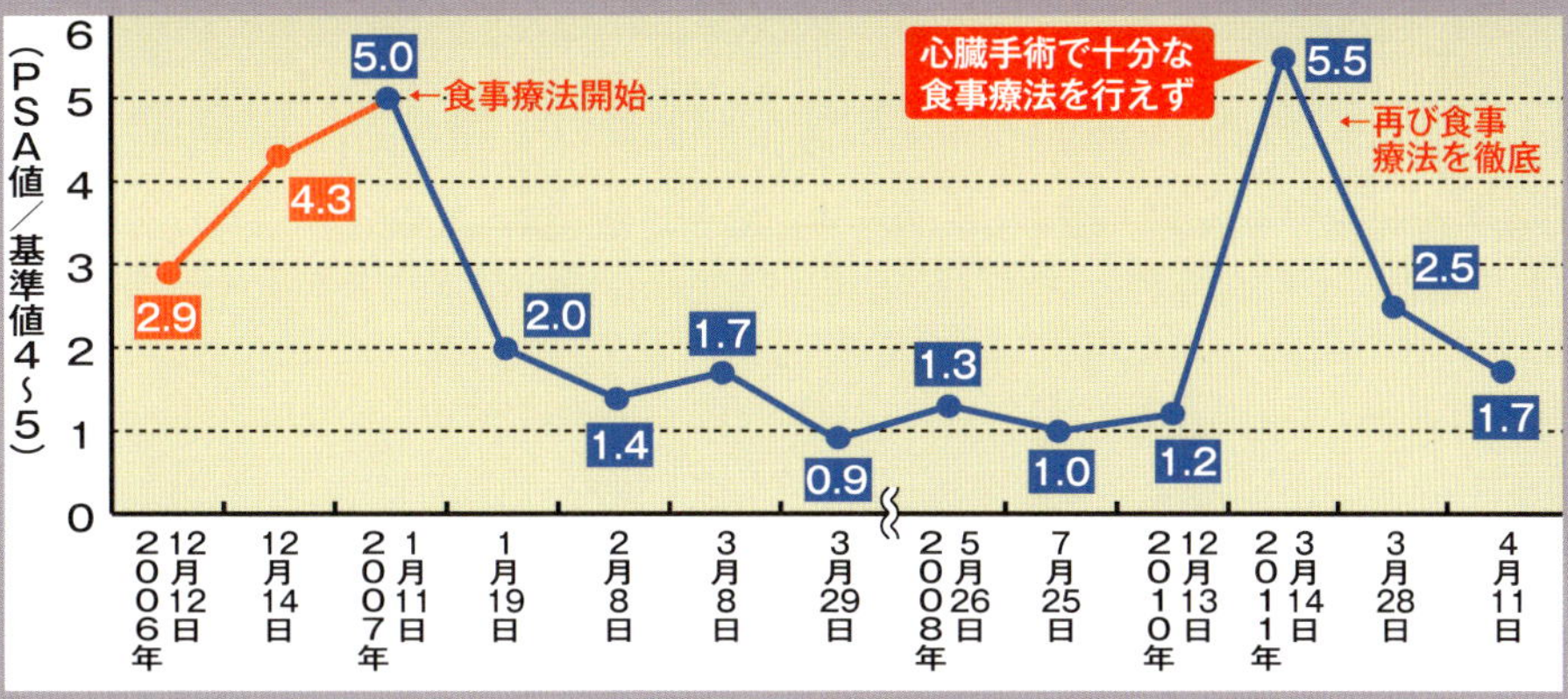

初期前立腺がんを2回発病。2回とも徹底した食事療法のみでPSA値が2カ月以内に正常化

厳密な食事と生活改善で腫瘍マーカーが下がった

PSAの値が上がってからは、「肉は摂らない」「酒は飲まない」なども加えてさらに本格的に済陽式食事療法をはじめました。まず、朝起きるとすぐに、レモン2〜3個を絞ってそのまま飲みます。そのあと、りんご1個・にんじん2本・セロリの葉・ピーマン・バナナなど、日替わりでさまざまな食材をミックスした野菜・果物ジュースを800〜1000cc飲みます。朝食には、無脂肪のプレーンヨーグルトも必ず摂ります。

私の場合、ビタミンKを多く含む青汁は、心臓病薬のワーハリンが効かなくなるということで飲めないため、ジュース以外でも鍋物やごま和えなどで野菜を多く摂る工夫をしています。また、トマトに多く含まれるリコピンが前立腺がんには効くということで、食間に、市販の無塩トマト・ベジタブルジュースを飲んでいます。納豆も、ワーハリンの関係で禁止されているので、前立腺がんによいとされる大豆製品は、豆腐・きなこ・ゆで大豆などで摂るようにしています。

食事はまず、多品目の野菜に豆製品、わかめ、ひじきなどの海藻類、卵などを加えたたっぷりのサラダを、よく噛んで30分ほどかけて食べます。それから、玄米ご飯や、汁もの、湯豆腐、野菜やひじきの煮物などを、軽くいただきます。食事内容と同時に、不規則な食事時間を改め、夜は早めに寝床に入って睡眠の質を高めるようにしました。食事や生活の改善で、2週間後には、PSAの値が「2」まで下がり、その後、2011年の心臓手術時に一時PSA値が上がったものの、食事療法の徹底ですぐ下がり、現在もPSAの値は2以下で安定しています。私の場合は、早期発見だったこと、以前から済陽先生を信頼していたので、すぐに食事療法に取り組めたことがよかったのだと思います。

多田さんの6カ条

多田勲さんが決めた食生活ルール

まず、抗がんに有効な野菜たっぷりサラダを食べてから、玄米・豆腐を食べる

01 悪玉コレステロールを増やし、がんを誘発する肉類は禁止。
PSA値が下がって安定してからは、鶏肉少々を取り入れた。

02 魚は小魚を丸ごと食べる「全体食」を実行。

03 味付けは、薄味かつけない。
減塩醤油を使うときは、酢・水・レモンで薄めて使用。

04 薬味・ワサビ・辛子・唐辛子などを多用して味の変化をつける。

05 揚げ物は禁止。炒め物も、ごく少量の油を使う程度。

06 胃腸に負担をかけずに消化吸収できるように、よく噛んで、
時間をかけて食べる。

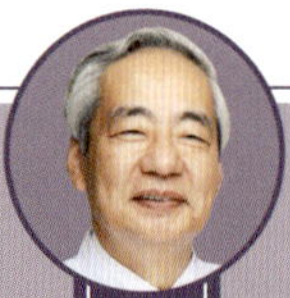

済陽先生アドバイス

にんじん、トマトジュースでＰＳＡ値が改善 食事改善の効果を２回示した好例

多田さんは、外来スクーリング検査（疾病に対する一次検査）で、前立腺がんの腫瘍マーカー（ＰＳＡ）の上昇が見られたケースで、前立腺がんに効果が高い赤色のトマト、にんじんジュースの効果が顕著に表れた症例です。２００７年１月にＰＳＡ値が５近くに上がり（４以下が正常値）、食事療法を開始しました。朝のレモン汁に始まり、にんじんりんご・セロリジュース、市販の無塩トマトジュースも活用しながら、野菜と大豆製品中心の食生活にしたところ、２週間後には、ＰＳＡ値が２に、１カ月後には、１・３まで下がりました。その後は安定していたのですが、心臓の手術で十分な食事療法が行えなかったこと、少し気が緩んでお酒を飲んだことで、２０１１年３月にＰＳＡ値が５まで上昇。再び食事療法を徹底し、１カ月で改善したという、食事療法が実った症例です。

前立腺がん　多田勲さんが毎日食べ続けた常食リスト

朝 にんじんりんご・セロリジュース	昼 主食（蕎麦か玄米ごはん）	夜 豆腐
朝 レモン汁	昼 野菜サラダ	夜 野菜小鉢2つ
朝 根昆布水		※P99夜メニューの考え方を参照
朝 牛乳・黄な粉		
朝 無調整豆乳※市販		
朝 無脂肪ヨーグルト※市販		
1日中 自然水（1000～1500cc）	間食 無塩トマト・野菜ジュース※市販	

生ジュースのほか、効果的なレモン汁と根昆布水も欠かさずに

朝

絞りたてレモンをそのまま

レモン汁

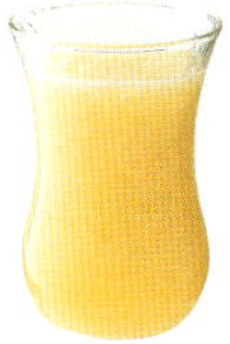

材料・作り方（1人分）

❶レモン〈300g（3個）〉は皮をむき、ジューサーのサイズに合わせて切る。

❷①をジューサーにかける。

❸グラスに②を注ぐ。

39kcal　脂質：0.3g／塩分：0.0g

※栄養価は絞り汁で換算しています

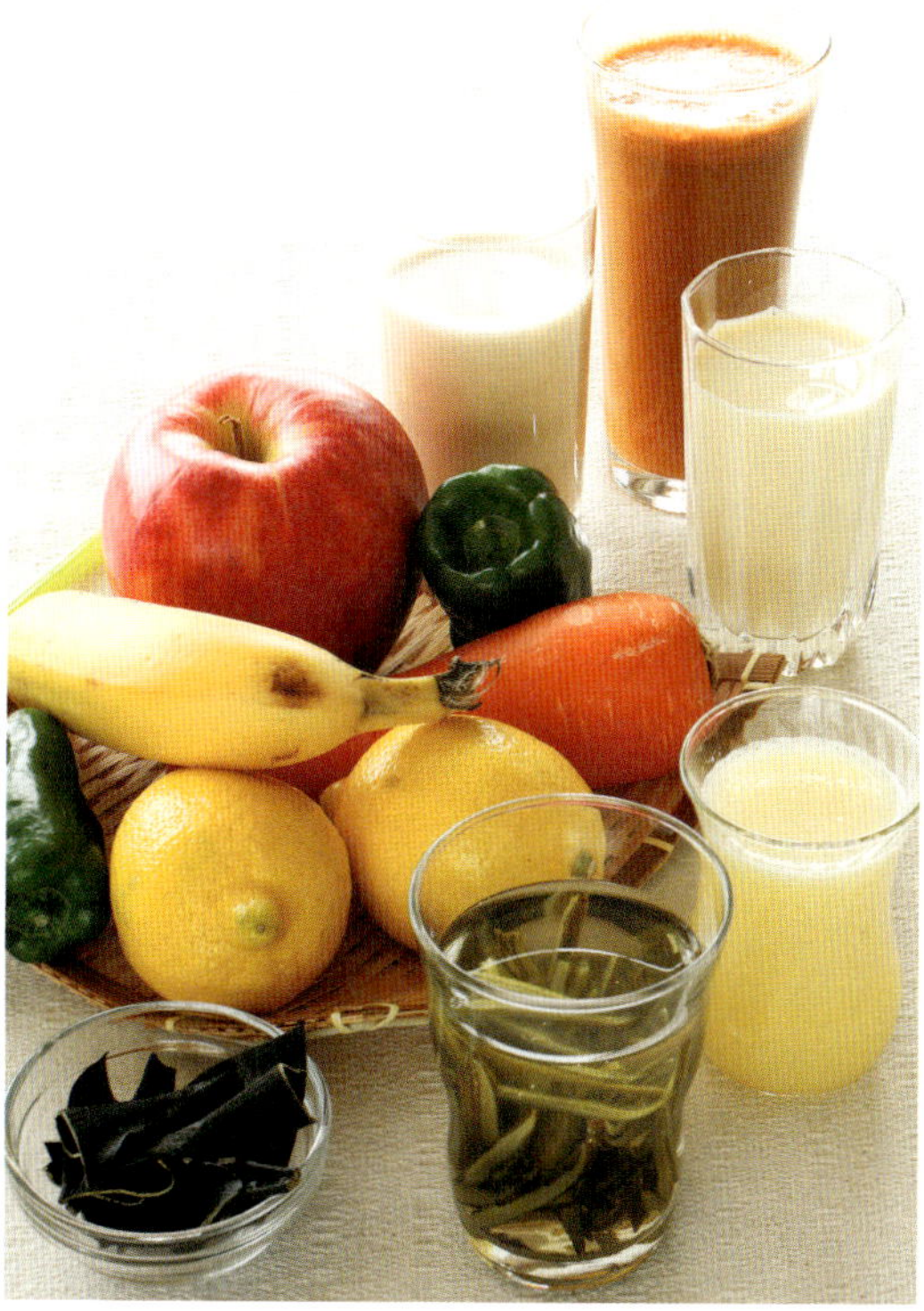

朝

フコダインで免疫力アップ

根昆布水

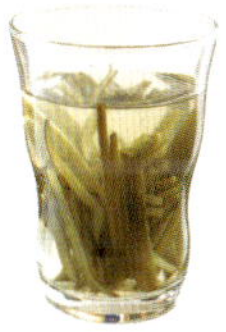

材料・作り方（1人分）

❶根昆布〈5g（1本）〉は水（180cc）につけてひと晩置く。

❷翌朝、根昆布水を飲み、食べやすい大きさに切って昆布も食べる。

7kcal　脂質：0.1g／塩分：0.3g

朝

りんごのペクチンが腸内環境を整える

にんじんりんご・セロリジュース（800～1000cc）

材料（1人分）

りんご……250g（1個）　ピーマン…………20g（1個）

にんじん…400g（2本）　セロリの葉………40g

バナナ……100g（1本）　カゴメ無塩野菜ジュース…160cc（1本）

作り方

❶りんごは芯を取り、にんじん・バナナは皮をむき、ピーマンは種を取り、それぞれ適当な大きさに切る。

❷①・セロリの葉・カゴメ無塩野菜ジュースをミキサーにかける。

❸グラスに②を注ぐ。

※ミキサーでつくり、繊維も飲む。

351kcal　脂質：0.8g／塩分：0.4g

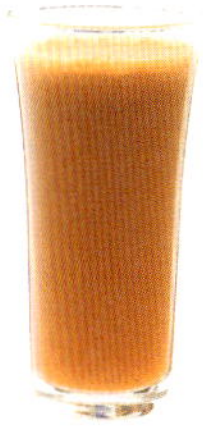

朝

大豆成分を摂りやすい

無調整豆乳

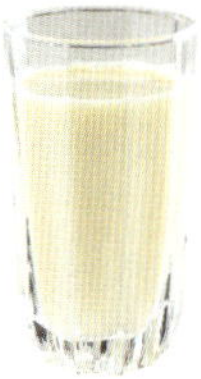

材料・作り方（1人分）

❶グラスに無調整豆乳（180cc）を注ぐ。

83kcal 脂質：3.6g／塩分：0.0g

朝

腸の善玉菌を増やす

無脂肪ヨーグルト

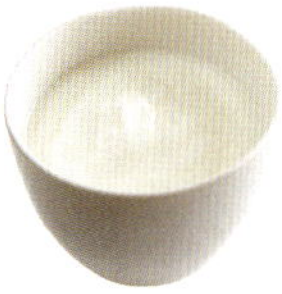

材料・作り方（1人分）

❶器にプレーンヨーグルト（225g）※を盛る。

※脂肪0の物

83kcal 脂質：0.0g／塩分：0.2g

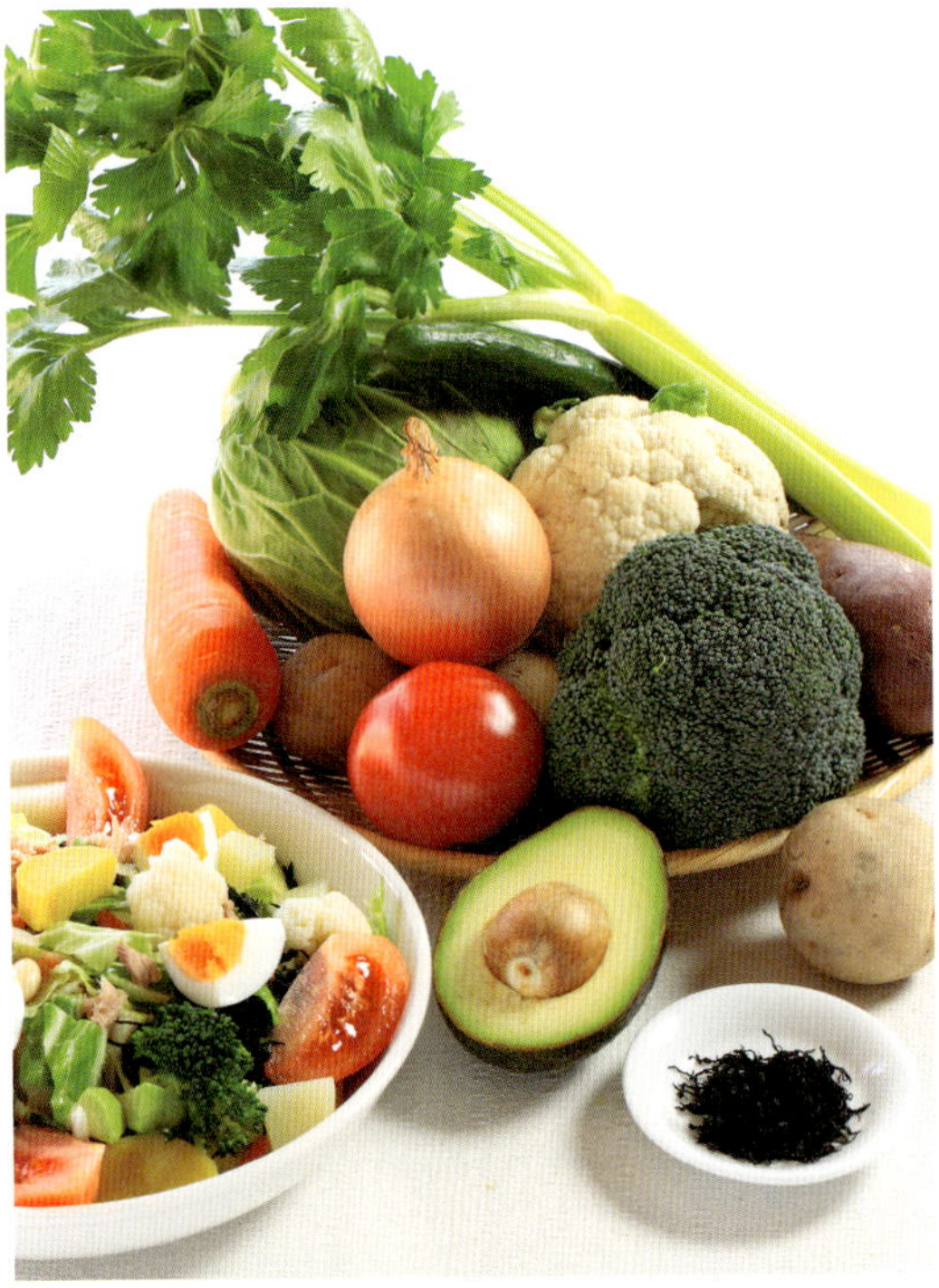

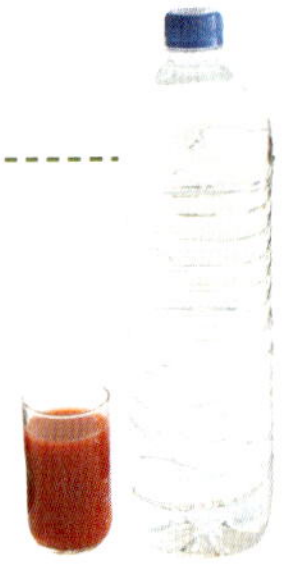

間食

1日中水は飲むように心がけている。トータル1～1.5ℓは摂取。間食では、無塩のトマト野菜ジュースを飲むようにしている。

朝

大豆サポニンが代謝を促進

牛乳・黄な粉

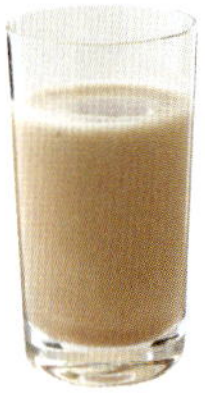

材料・作り方（1人分）

❶グラスにきな粉〈18g（大さじ3）〉を入れて、牛乳（180cc）を注ぐ。

199kcal 脂質：11.1g／塩分：0.2g

昼

まろやかな酢をブレンドし、無塩ドレッシングに

野菜サラダ

材料（1人分）

じゃがいも……50g（½個）	セロリ……45g（⅓本）
さつまいも……30g（⅓本）	トマト……50g（½個）
ブロッコリー……30g（⅛株）	にんじん……20g（⅒本）
カリフラワー……30g	たまねぎ……50g（¼個）
わかめ（乾燥）……1g	アボカド……40g（¼個）
ひじき（乾燥）……1g	大豆（水煮）……30g
ゆで卵……25g（½個）	ノンオイルシーチキン……20g（¼缶）
キャベツ……60g（1枚）	穀物酢……15g（大さじ1）
レタス……30g（1枚）	すし酢……15g（大さじ1）
きゅうり……30g（⅓本）	

※しょうが・こしょう・一味唐辛子・わさび・レモン・酢醤油などでも食べるが、ほとんど味つけ無しで食べる

作り方

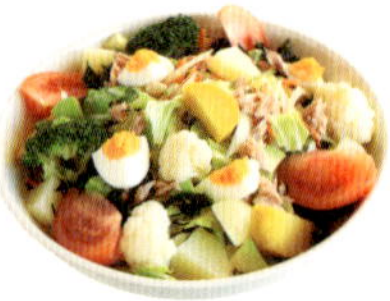

❶じゃがいも・さつまいもは皮をむいて乱切り、ブロッコリー・カリフラワーは小房に分け、わかめ・ひじきは水戻しし、それぞれゆでる。

❷ゆで卵は殻をむき、キャベツ・レタス・きゅうり・セロリ・トマトは食べやすい大きさに切り、にんじん・たまねぎ・アボカドは皮をむいて食べやすい大きさに切る。

❸器に①・②・大豆・ノンオイルシーチキンを盛り、穀物酢・すし酢をかける。

364kcal 脂質：13.0g／塩分：1.6g

夜

前立腺がんの増殖を阻む大豆イソフラボン

豆腐

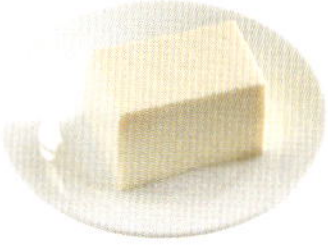

材料・作り方（1人分）

❶器に絹豆腐〈150g（½丁）〉を盛る。

84kcal 脂質：4.5g／塩分：0.0g

多田さんの夕食の構成方法

夜 ①・②・③の中から組み合わせたメニューで、主食は玄米ごはん・雑穀ごはん・麺類などを軽く食べる。

①魚

●刺身：青魚メイン（アジ、サンマ、イワシ）
調味・備考 減塩醤油を水で割って食べる。ワサビ、大根のツマ、大葉で食べる。肝臓が悪いので、イカ・タコはタウリンが多いので、時々食べる。

●焼き魚：（青魚）サンマ、アジ、イワシ
調味 大根おろし、レモン汁、減塩醤油

●煮魚：（青魚）サバ、アジ、イワシ、サンマ
調味 国産ひね生姜、減塩醤油、酒

②あたたかいもの

●鍋もの：カキ、タラ、豆腐、しらたき、白菜、春菊、長ねぎ
調味 ポン酢醤油、大根おろし、レモンをしぼって食べる。

●汁物：大根、里芋、にんじん、きのこ類、豆腐、貝類
調味・組み合わせ 味噌汁にする。夜の玄米ごはんのときに食べる。

●湯豆腐：昆布、薬味、かつお節、ゆず、ねぎ
調味 ゆずポン酢で食べる。

●おろし和え：大根おろし、シラス、ナメコ
調味 お酢で食べる。

③野菜小鉢

●野菜ごま和え：ほうれん草のごまあえ、春菊のごまえ

●酢のもの：海藻、わかめ、ひじき、もずく、生のり、貝類、きゅうりもみ
組み合わせ 2〜3種類の素材で食べる。

●冷奴：豆腐、ねぎ、生姜、かつお節、しそ、柚子
調味 減塩醤油で食べる。

●煮物：切り干し大根、ひじき、ごぼうとれんこんのきんぴら、高野豆腐、こんにゃく
調味 オリーブ油で炒めてもおいしい。

↓

例 ①から刺身、②から味噌汁、③から野菜のごま和えを選び豆腐と玄米ごはんと共に食べる。

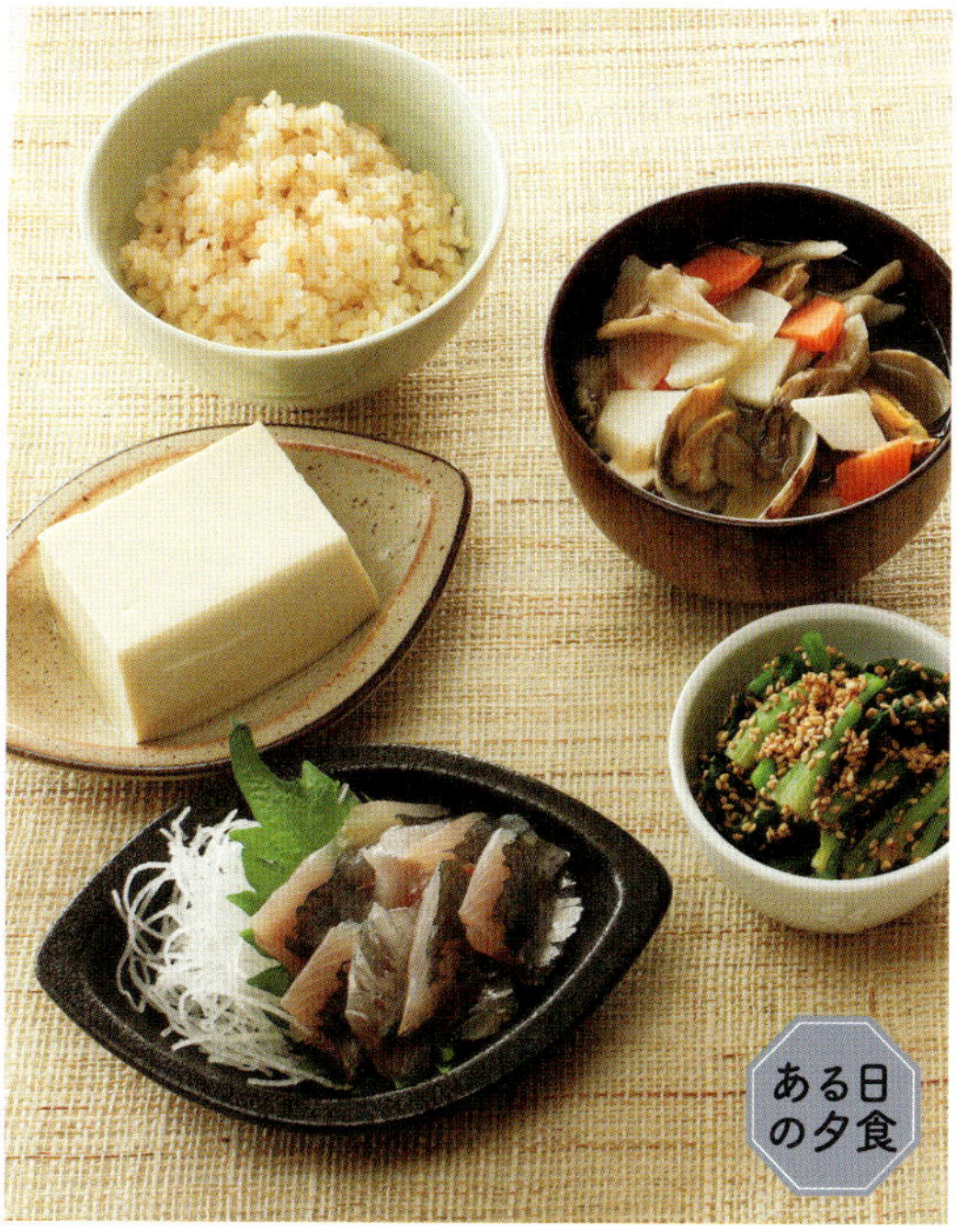

豊富なDHAが、がんを予防
青魚の刺身
63kcal 脂質：1.7g／塩分：0.6g

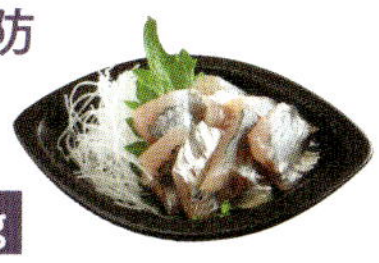

きのこのβ-グルカンで免疫力アップ
根菜ときのこの味噌汁
72kcal 脂質：1.7g／塩分：1.4g

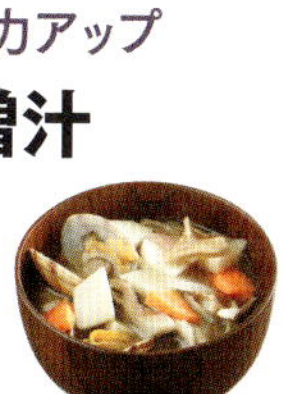

青菜とごまは欠かさず摂取
ほうれん草のごま和え
69kcal 脂質：4.9g／塩分：0.9g

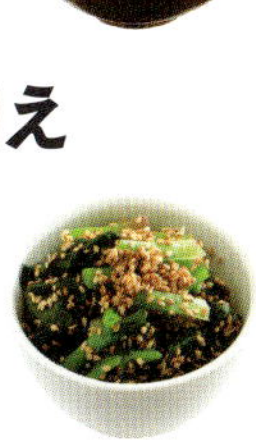

本物レシピ

11

右肺がん、肺門リンパ節転移

会社経営・61歳　M・Kさん

手術不能の肺がんが食事療法と抗がん剤の併用で手術可能となり、完治

胃がん手術後は元気だったが、10年後に、肺がんが発見される

20年くらい前から糖尿病があり、定期的に医者に通っていましたが、それ以外は健康で、食事も特に気を付けることはなく、普通に何でも食べていました。早食いで、天ぷらなど脂っこいものが好きでした。会社経営のストレスは多く、酒はよく飲んでいました。ゴルフにもよく行っていました。10年ほど前に、酒を飲んでへんなもどし方をしたことで検査を受け、胃がんが発見されました。転移はない初期のがんだったので、胃を⅔切除する手術を受けて回復。その後5年間の定期検査でも、再発・転移はなく、完治していました。２００７年ごろに結核の診断を受け（誤診だったのですが）、1年間、結核の薬を服用しました。このとき煙草はやめたのですが、煙草をやめると口寂しく、ガムや飴をなめていたせいか、血糖値が上がりました。人間ドックは毎年受けていますが、２００９年10月に受けた検査で、「肺の再検査が必要」という通知が来ました。年が明けて病理検査をしたところ、「右肺の上葉に原発の肺がんがあり、入口付近に1カ所転移がある」という診断を受けました。「ステージⅡa」で、「手術で取れば大丈夫」とのことでした。血糖値が高いのでまずそれを下げてからということで、1カ月間の入院になりました。入院中も、身体はピンピンしていて元気でした。ところが、血糖値が下がり、肺の手術前の検査をしたところ、「縦《じゅう》隔《かく》リンパ節にも転移していて、ステージⅢa。手術はできない。内科に移って、抗がん剤と放射線治療に方針を変えることにする」と言われ、大きなショックを受けました。肺がんは生存率が低い（5年生存率20％）ということを知っていましたし、以前に胃がんで入院していたときに肺がんの方が次々亡くなるのを見ていたので、自分も「もうダメか」という気持ちでした。

実例 11

肺がん

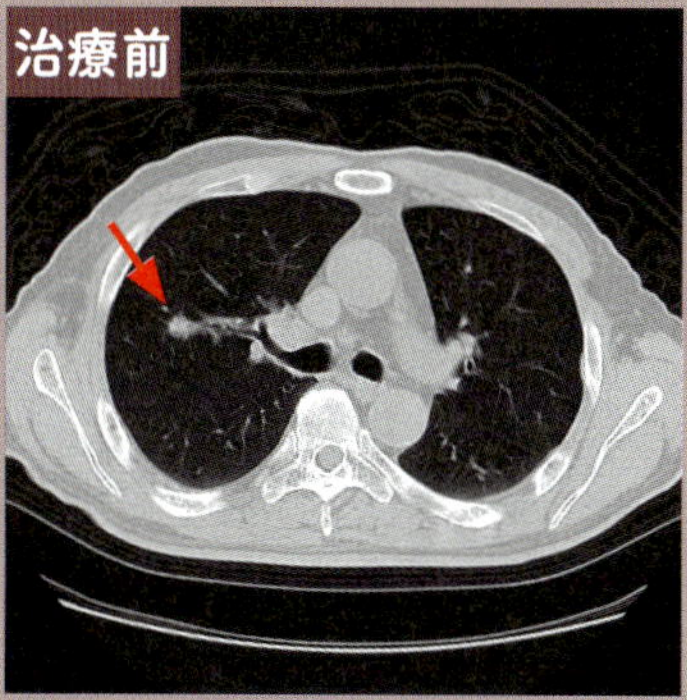

2010年5月1日　CT画像

CT画像で右肺中央に1cmの病巣を認め、肺門部に浸潤している

肺がんの腫瘍マーカー（シフラ）値と血糖値の変化

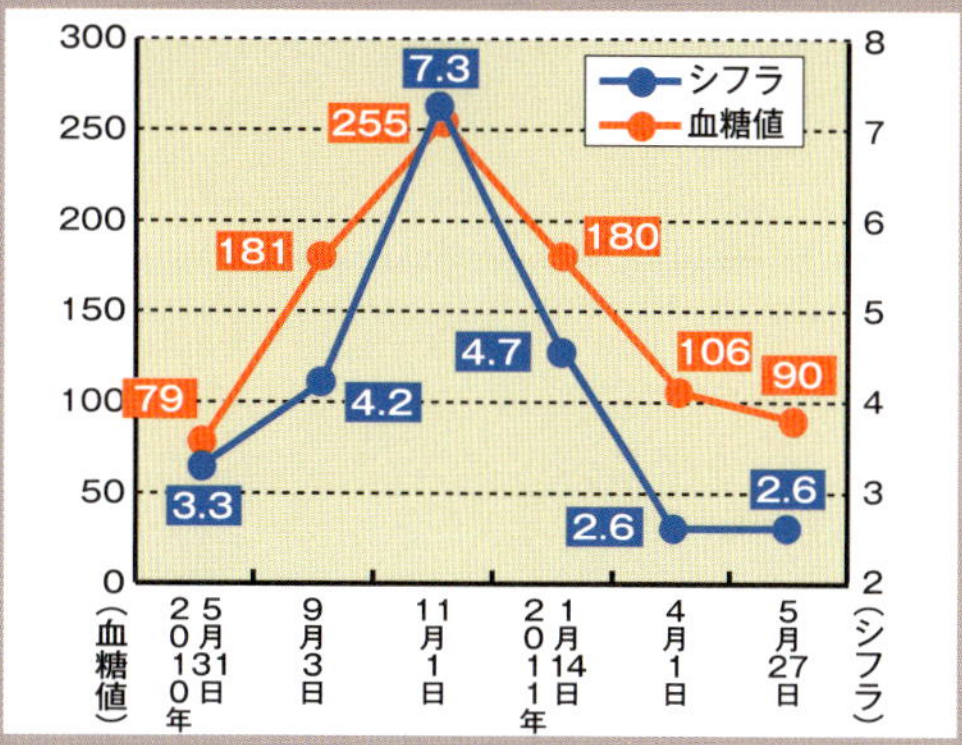

糖尿病の進行により腫瘍マーカーが上昇し、糖尿治療により腫瘍マーカーが正常化する

「自分の体は自分で治す」という前向きな取り組みががんを消した

落ち込んだ気持ちで本屋に行くと、済陽先生の『食事でがんが治る』という本があり、藁にもすがる思いで、その本にあった食事療法を始めました。放射線治療と抗がん剤治療も始まり、最初は下痢・吐き気の副作用がありましたが、徐々に収まりました。食事療法と化学療法が効いたのか、1カ月後の検査で原発巣のがんが小さくなっていることが確認され、「ステージⅡaで手術も可能」と言われ、ホッとしました。5月に入り、西台クリニックでPET画像診断を受け、済陽先生に直接食事指導していただくことで、前向きに治療に取り組む気持ちが湧いてきました。抗がん剤治療で下がった白血球の数値がなかなか上がらず、白血球増加の注射を打って手術に備え、最先端医療を取り入れているという千葉がんセンターで、2010年7月、右肺の上葉を全摘する手術を受けました。かつての胃がんの手術のときは術後の激しい痛みに悩まされましたが、今回は術後の痛みもなく、4～5日で退院できました。手術後の病理検査で、「がんは壊死《えし》している」と言われ、抗がん剤と食事療法が効いたことを実感しました。現在は、棒状細胞ワクチン療法を行っていますが、腫瘍マーカーの値もよく、仕事も、週2～3回のゴルフもやっています。時間があるときには、頭を空っぽにして、30～40分、胸を張って大股で速歩きもしています。

済陽先生の素晴らしさは、「どんな状態でも治るように」と考えてくださり、患者の気持ちを前向きにしてくれることです。食事療法そのものの効果に加えて、ガックリと落ち込んだ気持ちから、「必ずがんに勝つ」という強い気持ちに切り替えられたことが、がんを消したのだと思っています。会社で毎日、ジュースや昼食を工夫して作ってくれた、栄養士資格を持つ姪にも感謝しています。

M・Kさんの 7カ条

M・Kさんが決めた食生活ルール

糖尿病があるので、甘みを加えずに大量の野菜を摂る

01 食事はまず、蒸した野菜（夏はサラダ）をたっぷり食べてから、玄米・汁もの・おかずを食べる。

02 抗酸化作用が強い、にんじん・トマト・きのこは必ず摂る。

03 血管に負担をかける、卵・チーズ・バターは使わない。

04 少なくとも1年間は、がんを誘発する肉類は一切摂らない。

05 血液をサラサラにするたまねぎを大量に摂るため、酢漬けと、たまねぎの自家製ドレッシングを常備。

06 運動でお腹をすかせ、腹八分目を守る。

07 好きな酒をきっぱりやめた。

済陽先生アドバイス

肺がんには、にんにくなどのアリシン属が有効
たまねぎで血液サラサラにしたのもよかった

M・Kさんは、病院で「根治不能」と言われ、びっくりして私のところに見えて、食事療法で病態が好転し、根治手術を受けることができた症例です。

2010年7月に右肺上葉の全摘手術を行い、経過はかなりよかったのですが、腫瘍マーカーは手術後も11月くらいまで上昇。さらに徹底した食事療法を続けたところ、腫瘍マーカーが正常値まで下がりました。

肺がんには、硫黄成分を含み、強い匂いを放つアリシン（アリウム）属の野菜が有効です。中でもにんにくは数々の研究でその有効性が明らかになっています。

M・Kさんは、好きなお酒もきっぱりやめ、大量のたまねぎ、レモン、しそ、りんご酢など、血液をサラサラにする食材を積極的に摂られたのもよかったと思います。食事の改善で、糖尿病が改善されたことも、がんの改善にもつながったと思われます。

肺がん　M・Kさんが毎日食べ続けた常食リスト

朝 にんじんブロッコリージュース	昼 小松菜りんごジュース	夜 野菜がたっぷり摂れる料理
朝 ゆで卵	昼 フルーツヨーグルト	
朝 全粒粉パントースト	昼 蒸し野菜サラダ	
朝 フルーツヨーグルト	昼 野菜煮物	
	昼 玄米雑穀ごはん	
	昼 天日干しえのきと大根の味噌汁	
常備菜 たまねぎスライスの酢漬け		

大量の野菜と、たまねぎなどの血液サラサラ成分を腹8分目に

朝

フルーツと野菜を組み合わせて

にんじんブロッコリージュース（400cc）

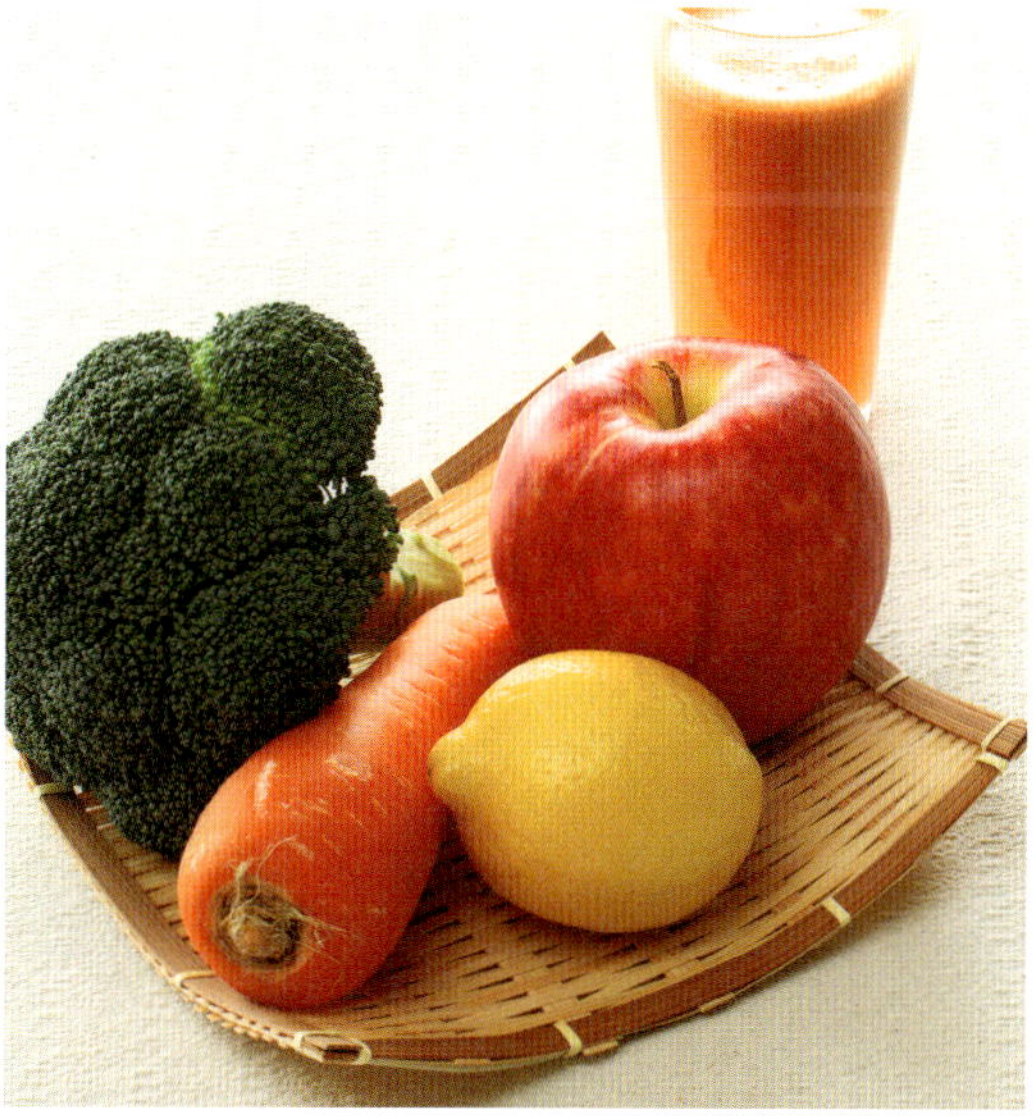

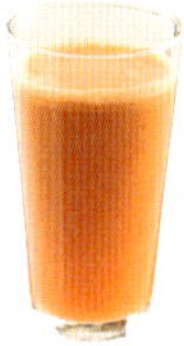

材料（1人分）

りんご……………………250g（1個）
レモン……………………100g（1個）
にんじん…………………200g（1本）
ブロッコリー……………125g（½株）

作り方

❶りんご・レモンは皮をむき、ジューサーのサイズに合わせて切る。
❷にんじん・ブロッコリーはジューサーのサイズに合わせて切る。
❸①・②をジューサーにかける。
❹グラスに③を注ぐ。

117kcal 脂質：0.6g／塩分：0.1g

※栄養価は絞り汁で換算しています

朝

良質な卵を1日1個

ゆで卵

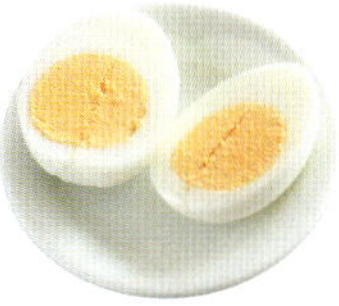

材料・作り方（1人分）

❶鍋に卵〈50g（1個）〉・卵が浸る位の水を入れて火にかけ、ゆで卵を作る。
❷冷水に取り、殻をむいて器に盛る。

64kcal 脂質：4.4g／塩分：0.2g

常備菜

硫化アリルが免疫力を高める

たまねぎスライスの酢漬け

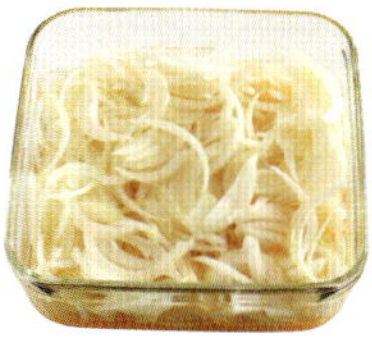

材料（1人分）

たまねぎ………………200g（1個）
りんご酢………………200cc
はちみつ（アカシア）……21g（大さじ1）
減塩醤油………………6g（小さじ1）

作り方

❶たまねぎは皮をむいてスライスする。
❷タッパーに①を敷き詰め、りんご酢・はちみつ・減塩醤油をかけて冷蔵庫で1日以上浸ける。
❸器に②を盛る。

193kcal 脂質：0.2g／塩分：0.6g

朝

はちみつを加えて免疫力アップ

全粒粉パントースト

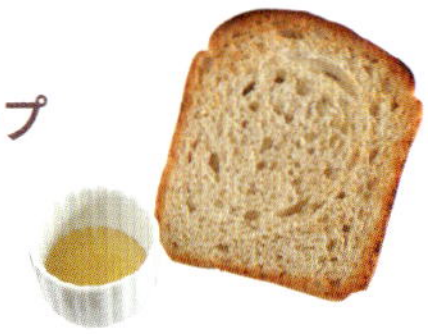

材料（1人分）

全粒粉パン……………………60g（6枚切り1枚）

はちみつ（アカシア）…………7g（小さじ1）

作り方

❶全粒粉パンをトースターで焼く。

❷①にはちみつを塗り、器に盛る。

179kcal 脂質：1.3g／塩分：0.7g

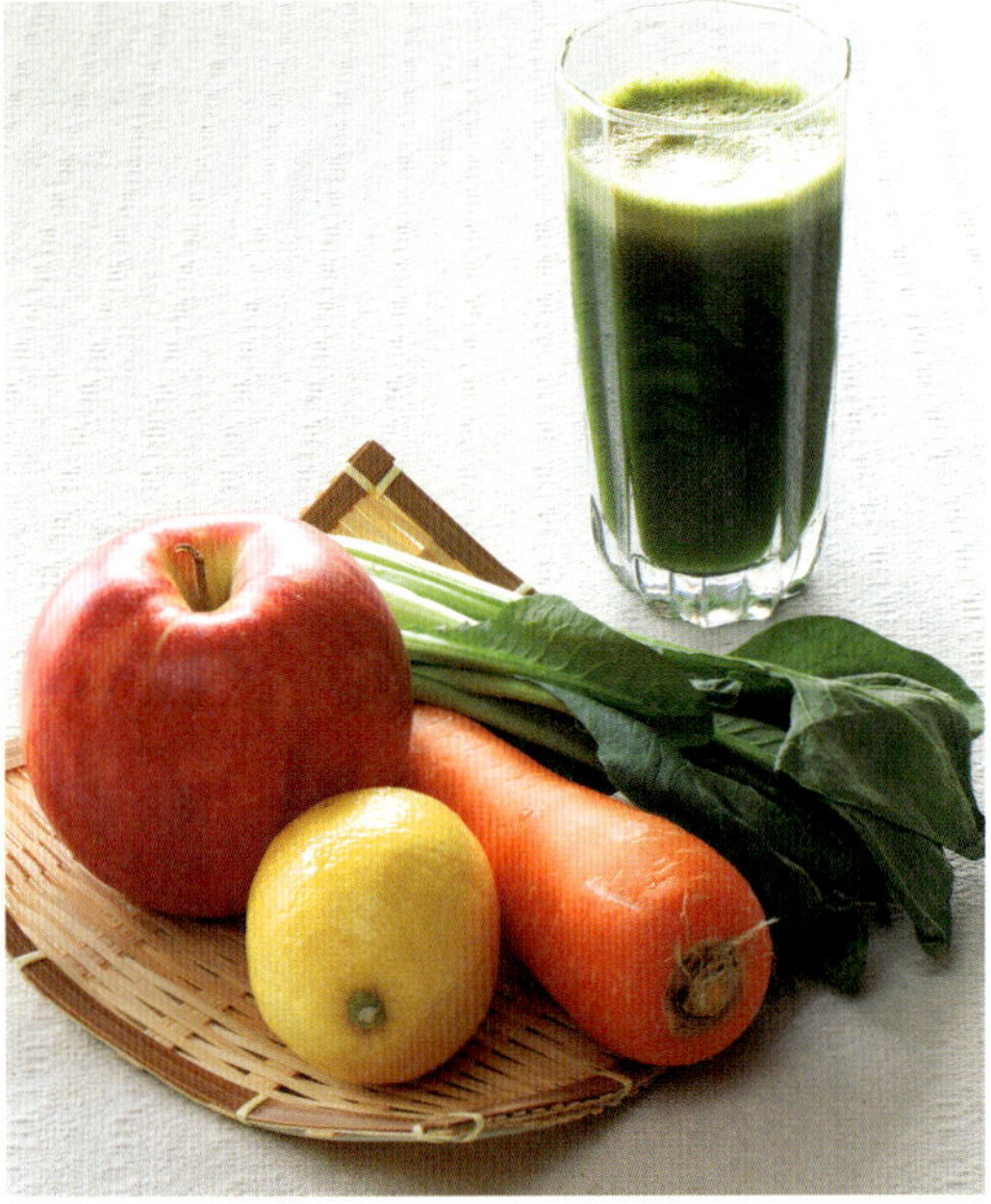

昼

小松菜のグルコシノレートががんを抑制

小松菜りんごジュース（300cc）

材料（1人分）

小松菜	300g（1束）	りんご	500g（2個）
にんじん	200g（1本）	レモン	50g（½個）

作り方

❶小松菜・にんじんはジューサーのサイズに合わせて切る。

❷りんごは芯を取り、レモンは皮をむき、それぞれジューサーのサイズに合わせて切る。

❸①・②をジューサーにかける。

❹グラスに③を注ぐ。

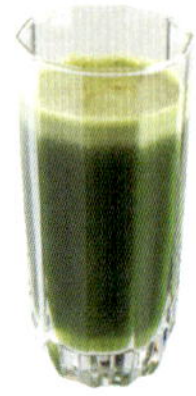

166kcal 脂質：0.7g／塩分：0.0g

※栄養価は絞り汁で換算しています

朝 昼

朝はバナナ、昼はりんご

フルーツヨーグルト

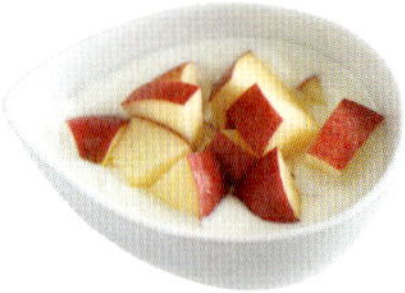

材料（1人分）

プレーンヨーグルト…………200g

りんご……………………………125g（½個）

※朝はバナナ½本を入れる

作り方

❶りんごは芯を取り、食べやすい大きさに切る。

❷器にプレーンヨーグルトを盛り、①をのせる。

181kcal 脂質：6.1g／塩分：0.2g

昼

素材の甘みを生かして、塩要らず

蒸し野菜サラダ

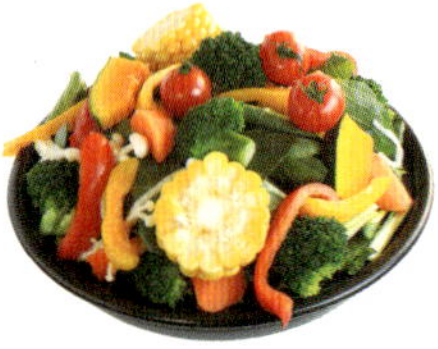

材料（1人分）

ブロッコリー	60g（¼株）	かぼちゃ	20g
にんじん	40g（⅕本）	小松菜	600g（2束）
えのき茸	50g（½袋）	とうもろこし	125g（8cm厚さ）
赤パプリカ	35g（¼個）	ミニトマト	30g（3個）
黄パプリカ	35g（¼個）		

作り方

❶ブロッコリーは小房に分け、にんじんは皮をむいて乱切り、えのき茸は根元を切り落とし、赤パプリカ・黄パプリカはひと口大に切り、かぼちゃは8mm厚さにスライス、小松菜は食べやすい長さに切り、とうもろこしは2cm厚さに切る。

❷蒸気の上がった蒸し器に①・ミニトマトを入れて蒸す。

❸器に②を盛り、自家製ドレッシングをかけて食べる。

228kcal 脂質：2.9g／塩分：0.1g

サラダのほか冷奴にもオススメ

自家製ドレッシング

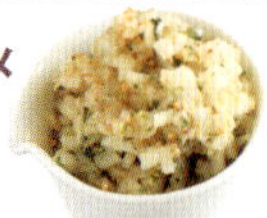

材料（1人分）

たまねぎ	200g（1個）	レモン汁	45g（大さじ3）
青しそ	5g（5枚）	りんご酢	45g（大さじ3）
ゆず	50g（1個）	すりごま	18g（大さじ2）

作り方

❶たまねぎは皮をむいてみじん切り、青しそはみじん切りにする。

❷ゆずは半分に切りしぼる。

❸ボウルに①・②・レモン汁・りんご酢・すりごまを入れて混ぜる。

209kcal 脂質：9.7g／塩分：0.0g

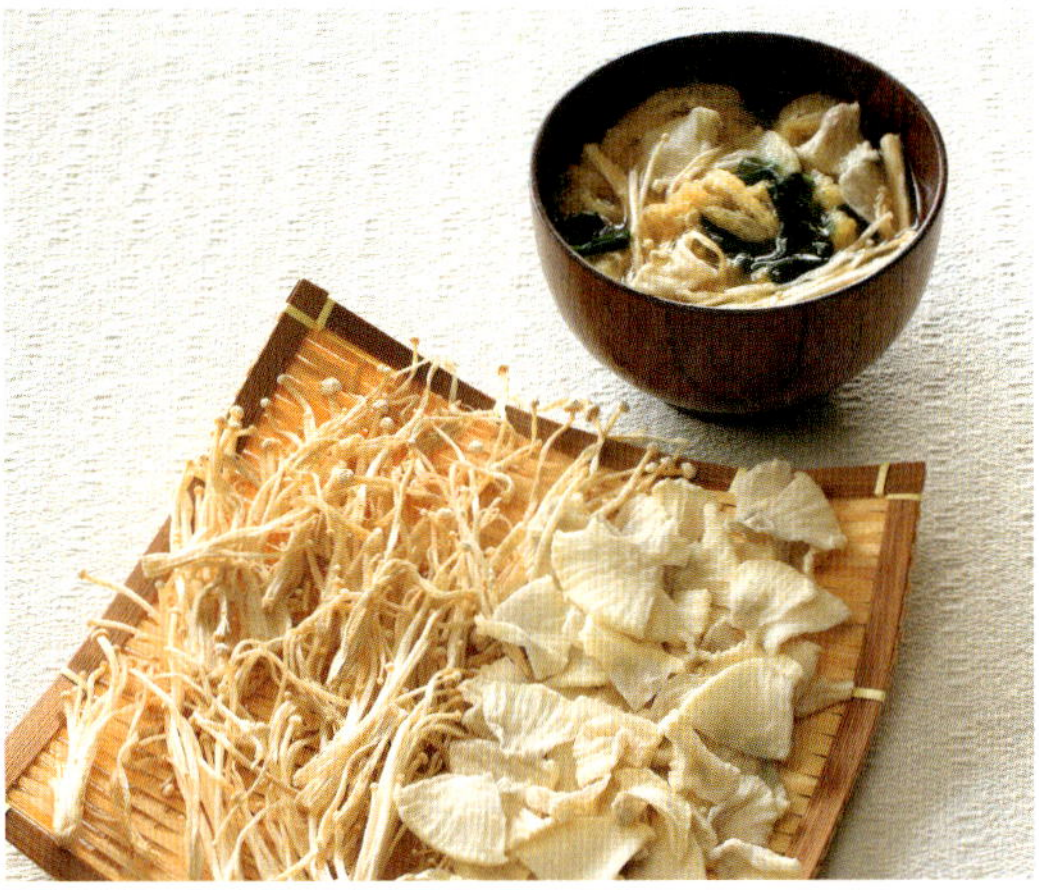

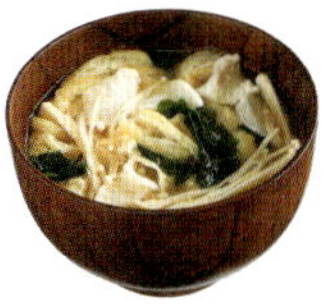

昼

天日干しで栄養価をアップ

天日干しえのきと大根の味噌汁

材料（1人分）

油揚げ……………10g（½枚）
わかめ（乾燥）………1g
天日干しえのき茸…20g
天日干し大根………30g
低塩みそ……………10g
無添加だしパック…1パック
水………………………200cc

作り方

❶鍋に水・無添加だしパックを入れて煮立て、だしがでたら無添加だしパックを取りだす。
❷油揚げは細切り、わかめは水戻しする。
❸①に②・天日干しえのき茸・天日干し大根を入れて煮る。
❹③に低塩みそを溶き入れ、器に盛る。

76kcal 脂質：4.2g／塩分：1.4g

昼

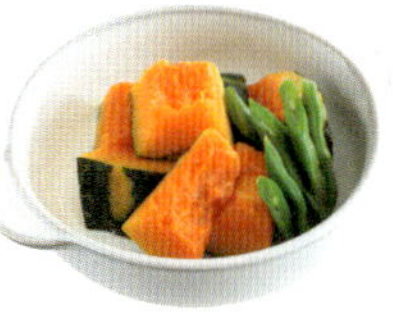

無添加だしパックを活用

野菜煮物（かぼちゃ煮）

材料（1人分）

かぼちゃ……100g
いんげん……10g（2本）
みりん………12g（小さじ2）
減塩醤油…………6g（小さじ1）
無添加だしパック…1パック
水……………………200cc

作り方

❶かぼちゃは3cm大に切る。
❷いんげんは3cm長さの斜め切りにし、熱湯でゆでる。
❸鍋に水・無添加だしパックを入れて煮立て、だしがでたら無添加だしパックを取りだす。
❹③に①・みりん・減塩醤油を入れて、かぼちゃがやわらかくなるまで煮る。
❺④に②を入れてひと煮立ちさせ、器に盛る。

124kcal 脂質：0.5g／塩分：0.8g

昼

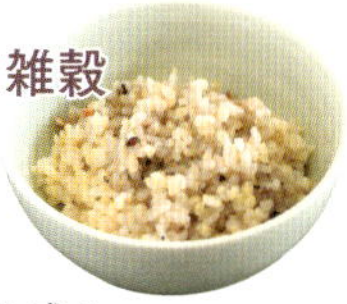

ミネラル、食物繊維が豊富な雑穀

玄米雑穀ごはん

材料・作り方（1人分）

❶器に玄米雑穀ごはん（100g）を盛る。

165kcal 脂質：1.0g／塩分：0.0g

肺がん M・Kさん直伝

野菜がたっぷり摂れるメニュー

抗がん作用が強いきのこ入り

免疫力UP野菜炒め

材料（1人分）

にら…………………25g（¼束）
たまねぎ……………50g（¼個）
にんじん……………100g（½本）
まいたけ……………100g（1パック）
エリンギ………50g（1本）
にんにく………5g（1片）
減塩醤油……6g（小さじ1）

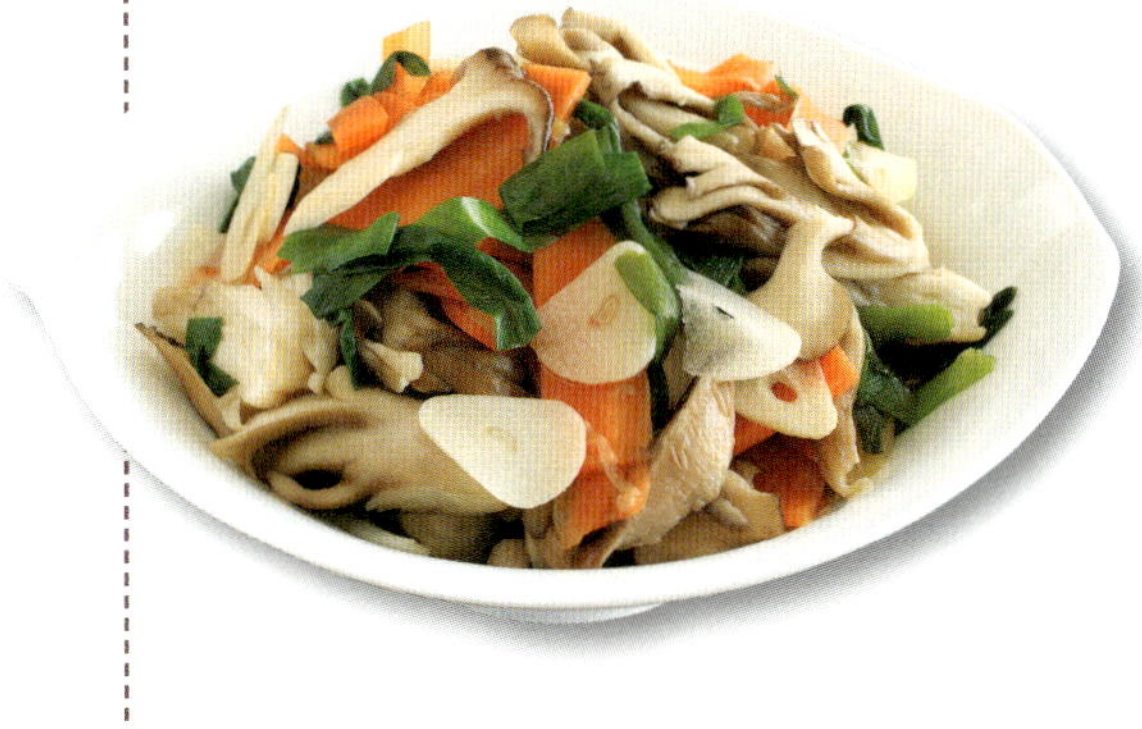

作り方

❶にらは3cm長さに切り、たまねぎは皮をむきくし切り、にんじんは皮をむき短冊切り、まいたけは小房に分け、エリンギは斜めスライスにする。
❷にんにくは皮をむき、スライスする。
❸フライパンを温めて②を炒め、香りがでたら①を加えて炒める。
❹③に減塩醤油を回し入れて炒め、器に盛る。

97kcal 脂質：1.1g／塩分：0.7g

本物レシピ

12 切除不能すい臓がん

自営業・74歳　H・Iさん

手術不能と言われたすい臓がんが徹底した食事療法と抗がん剤で、1年後には見えなくなった

「あと1年くらい」と知ったすい臓がん

数年前に糖尿病になり、肉食を控え、野菜をできるだけ多く摂る食生活を心がけていました。自営業の手伝いなどで、元気に動いていましたが、4、5年間にわたる母の介護で、精神的にも肉体的にも疲労していたと思います。

2009年の春ごろ、胃に突っ張るような違和感がありました。その1年くらい前から急に体重が落ちたのも気になっていました。最初は、糖尿病の食事制限のせいだと思っていましたが、1年で62kgあった体重が47kgまで落ちていました。胃の違和感も続いていたので、5月ごろに、近くの消化器内科を受診しました。

「血液検査の数値の中に異常に高いものがあるので、大きい病院に、すぐに行ってください」と言われて、紹介された総合病院で改めて検査した結果、すい臓に2cmほどのがんがあることがわかりました。「すい臓以外への転移は、いまのところない」ということでした。

私の腫瘍は、すい臓の上のほうにあったため、簡単には手術に踏み切れず、1カ月ほど、先生が手術方法を模索してくださる間に、腫瘍がかなり大きくなっていました。しかも、肝臓と腸を結ぶ門脈を圧迫していて「手術はできない」と言われました。すい臓がんは根治が難しいと聞いていたので、自分で資料を調べたところ、「余命1年くらい」と記されていました。がんが体の深い位置にあるため、放射線も届きにくく、抗がん剤（ゼムザール＝点滴、TS1＝経口）の治療となりました。薬のアレルギー反応で、かゆみの強い湿疹や口内炎に悩まされ、ゼムザールを⅓まで減らしましたが、それでも、吐き気やだるさがありました。白血球の数値がなかなか回復せず、治療できないことも多いのですが、現在もゼムザール⅓量の治療を続けています。

すい臓がん腫瘍マーカー（DUPAN−2）値の変化

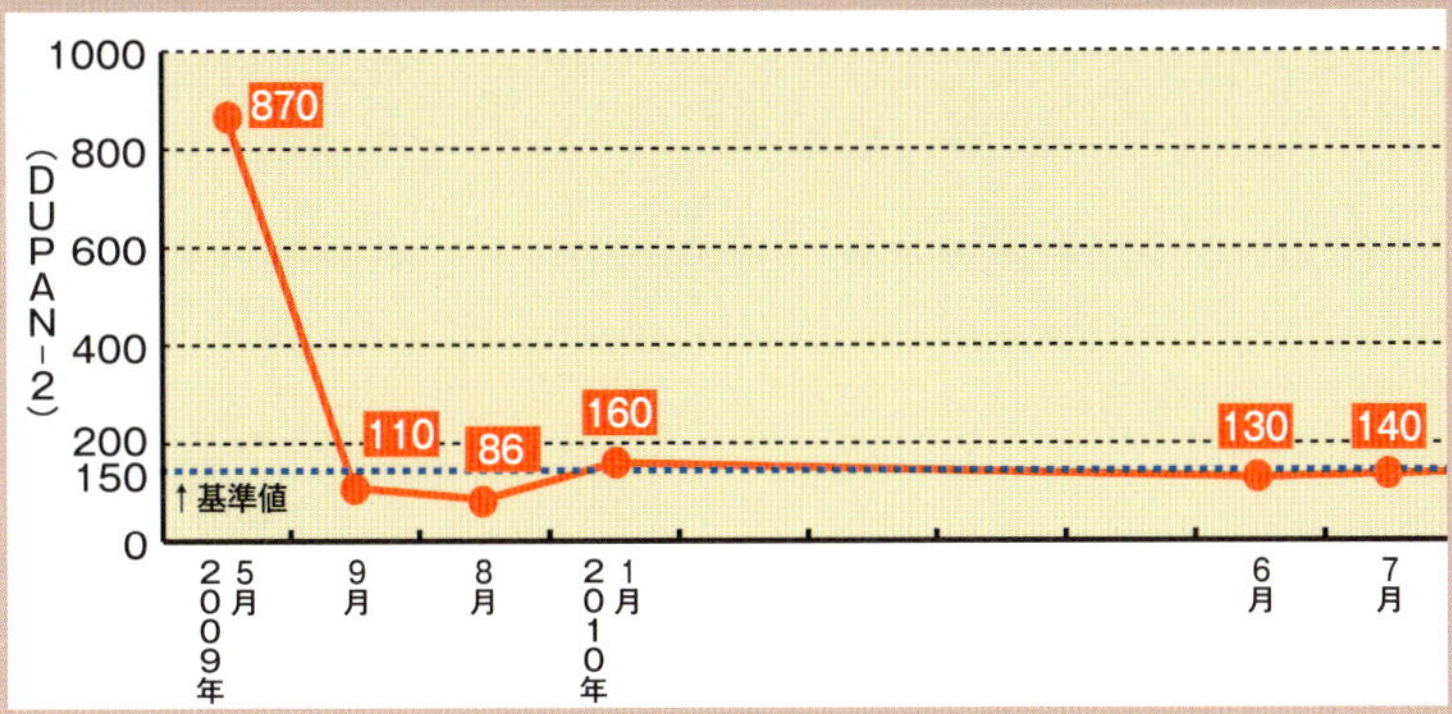

すい臓がんマーカーであるDUPAN-2の値が、食事療法で3カ月後に正常化し、安定

すい臓がんによいと言われた
レモンたっぷりのジュースが効いた

抗がん剤治療を始めたころ、新聞広告で見つけた済陽先生の本を買ってきた娘が、本のレシピを参考に野菜たっぷりの食事を作ってくれるようになり、5月末に初めて先生のクリニックを訪ねました。

「すい臓がんは確かに難しいけれど、食事療法の併用で、縮小したり、ほとんど消えた例もあるから、頑張りましょう」という先生の言葉に励まされ、その日から大量のジュースを中心とした徹底した食事療法を始めました。

野菜・果物ジュースは1日3回。1日分の材料として必ず使うのが、キャベツ¼個・グレープフルーツ2個・レモン5個・にんじん7〜8本で、ほかにピーマン・小松菜などを入れます。レモンは最後に絞り入れます。最初の1年は、1日に2〜3個のレモンでしたが、「すい臓がんには、レモンがよい」という済陽先生のご指導で、2年目からは、1日5〜6個に増やしました。主食は玄米か、五穀米・十穀米のごはんを、体の代謝をよくする大根おろしと一緒に食べます。

食事作りを担当してくれた娘の懸命な努力で食事療法を続けたところ、まず1カ月後に、すい臓がんの腫瘍マーカー（DUPAN−2）の値が、870から170まで急激に下がりました（150以下が正常値）。3カ月後には110まで下がり、さらに驚いたのが、半年後のCT画像検査で、「腫瘍が小さくなっている」と言われたことでした。そして1年経たないうちに「腫瘍が確認できない」と言われ、夢のようでした。総合病院の先生も「こんなに回復するのは珍しい」と驚かれています。5㎜以下の腫瘍はCTでは映らないそうなので、完全に消えているかどうかは不明ですが、根治と再発防止のために、現在も、抗がん剤治療と食事療法の併用を続け、先生と家族への恩返しのつもりで、ジュースを飲んでいます。

H・Iさんの
8カ条

H・Iさんが決めた食生活ルール

持病の糖尿病を悪化させないため、青菜中心のジュースを1日1.2～1.4ℓを飲む

01 ジュースは、1回400～450ccを1日3回、食後に飲む。（糖尿病があるので、果物を入れられないのが辛いが、朝は、許されているりんご半分だけ入れる）

02 基本的に塩は使わず、減塩醤油、減塩味噌をごく少量使用。

03 すい臓がんに効果があると言われるレモンを、1日に5～6個摂る。

04 抗がん剤治療で落ちる白血球の値を上げるために、にんにく・ねぎ・にら・らっきょうを極力摂る。

05 油はオリーブ油、ごま油を薄く敷く程度に使う。

06 主食は、米精製の穀類を基本とし、玄米・五穀米・十穀米を食べる際は、大根おろしと一緒に食べる。朝は全粒粉パンを食べる。

07 ヨーグルトを1日2回（1回150g）、免疫力を高めるはちみつと、玄米シリアルを入れて食べる。

08 豆腐は、昼・夜の味つけを変えて、1日1丁食べる。

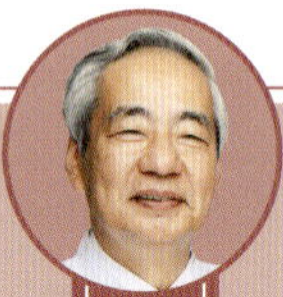

済陽先生アドバイス

大量のレモンで難しいすい臓がんを克服 玄米と一緒に大根おろしを食べる工夫も

すい臓がんは、がんの中でも治療が難しいがんです。H・Iさんの場合、がんの大きさと位置から「手術はできない」とされたケースでした。そこで、抗がん剤治療を受けながら、娘さんの協力のもと、徹底した食事療法を行いました。すい臓がんには、動物性脂肪・たんぱく質の制限、大量の野菜・果物ジュースに加え、抗酸化作用が強いレモンの大量摂取や、はちみつ、大根の積極的な摂取がすすめられます。H・Iさんは、朝昼晩のジュースに必ずレモンを入れ、1日5～6個のレモンを毎日摂られました。ヨーグルトにはちみつを入れる、ごはんと一緒に大根おろしを食べるなど、さまざまな工夫をされたのもよかったと思います。その結果、腫瘍マーカーの数値が、3カ月で基準値内に下がり、約1年後には画像上ではがんが確認できないまでになりました。

実例12
すい臓がん

膵臓がん　H・Iさんが毎日食べ続けた常食リスト

朝 にんじんりんごジュース	昼 キャベツグレープフルーツジュース	夜 大根レモンジュース
朝 全粒粉パン	昼 青汁※	夜 青汁※
朝 ナッツ	昼 すりごまかけ玄米ごはん	夜 玄米シリアルヨーグルト
	昼 玄米シリアルヨーグルト	夜 豆腐
	昼 青菜のごま和え	夜 にんにくと長ねぎの串焼き
	昼 豆腐	

※ジュースの分量が足りないときにのみ飲む

すい臓がんに効果的なレモン、大根、はちみつを積極的に摂る

朝

レモンがクエン酸代謝を活性化

にんじんりんごジュース（400~450cc）

材料（1人分）

にんじん……………………………1200g（6本）
りんご………………………………125g（½個）
レモン………………………………100g（1個）
グレープフルーツ……………125g（½個）

作り方

❶にんじんはジューサーのサイズに合わせて切り、りんごは芯をとり、ジューサーのサイズに合わせて切る。
❷レモン・グレープフルーツは皮をむき、ジューサーのサイズに合わせて切る。
❸①・②をジューサーにかける。
❹グラスに③を注ぐ。

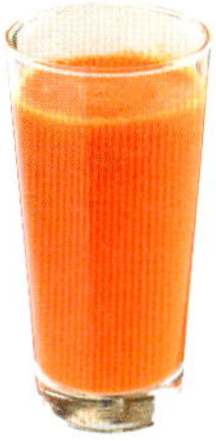

234kcal 脂質：0.8g／塩分：0.0g
※栄養価は絞り汁で換算しています

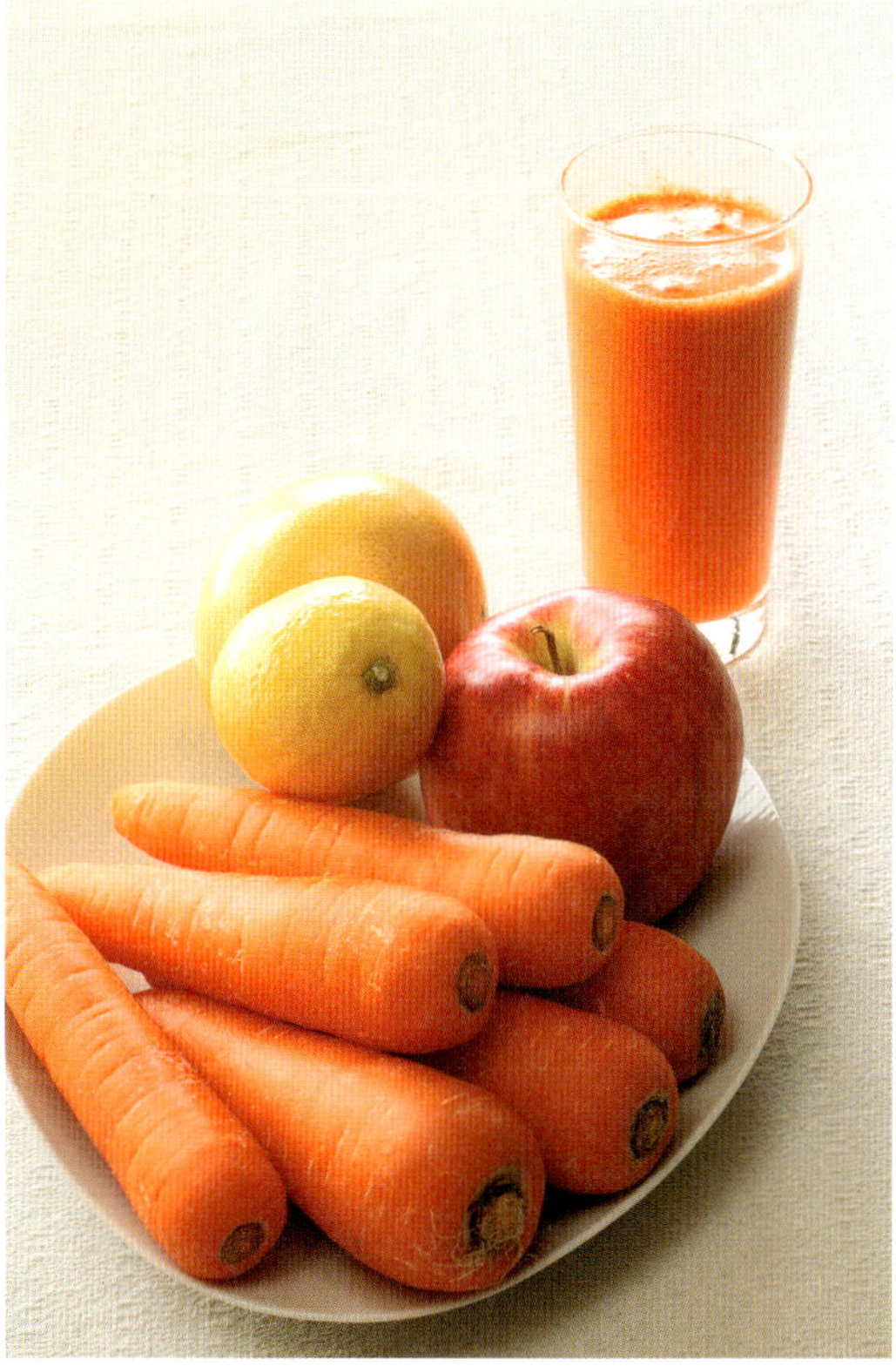

朝

ビタミンB群、食物繊維が豊富

全粒粉パン

材料・作り方（1人分）
❶器に全粒粉パン〈50g（8枚切り1枚）〉を盛る。

132kcal 脂質：1.1g／塩分：0.6g

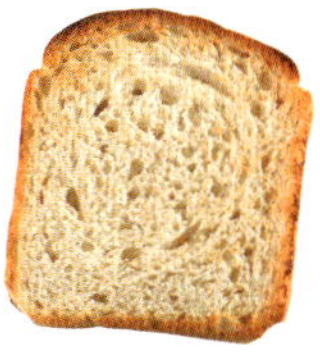

朝

オレイン酸が悪玉コレステロールを抑制

ナッツ

材料・作り方（1人分）
❶クルミ〈15g（5粒）〉は器にのせ、電子レンジで1分30秒加熱する。
❷①にアーモンド〈5g（5粒）〉を盛る。

131kcal 脂質：13.0g／塩分：0.0g

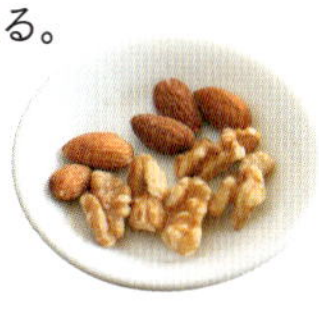

昼

ビタミン、食物繊維もたっぷり

キャベツグレープフルーツジュース（400〜450cc）

材料（1人分）

キャベツ……………………………500g（½個）
レモン………………………………200g（2個）
グレープフルーツ……………250g（1個）

作り方

❶キャベツはジューサーのサイズに合わせて切る。
❷レモン・グレープフルーツは皮をむき、ジューサーのサイズに合わせて切る。
❸①・②をジューサーにかける。
❹グラスに③を注ぐ。

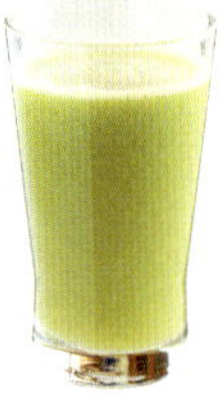

134kcal 脂質：0.8g／塩分：0.0g

※栄養価は絞り汁で換算しています

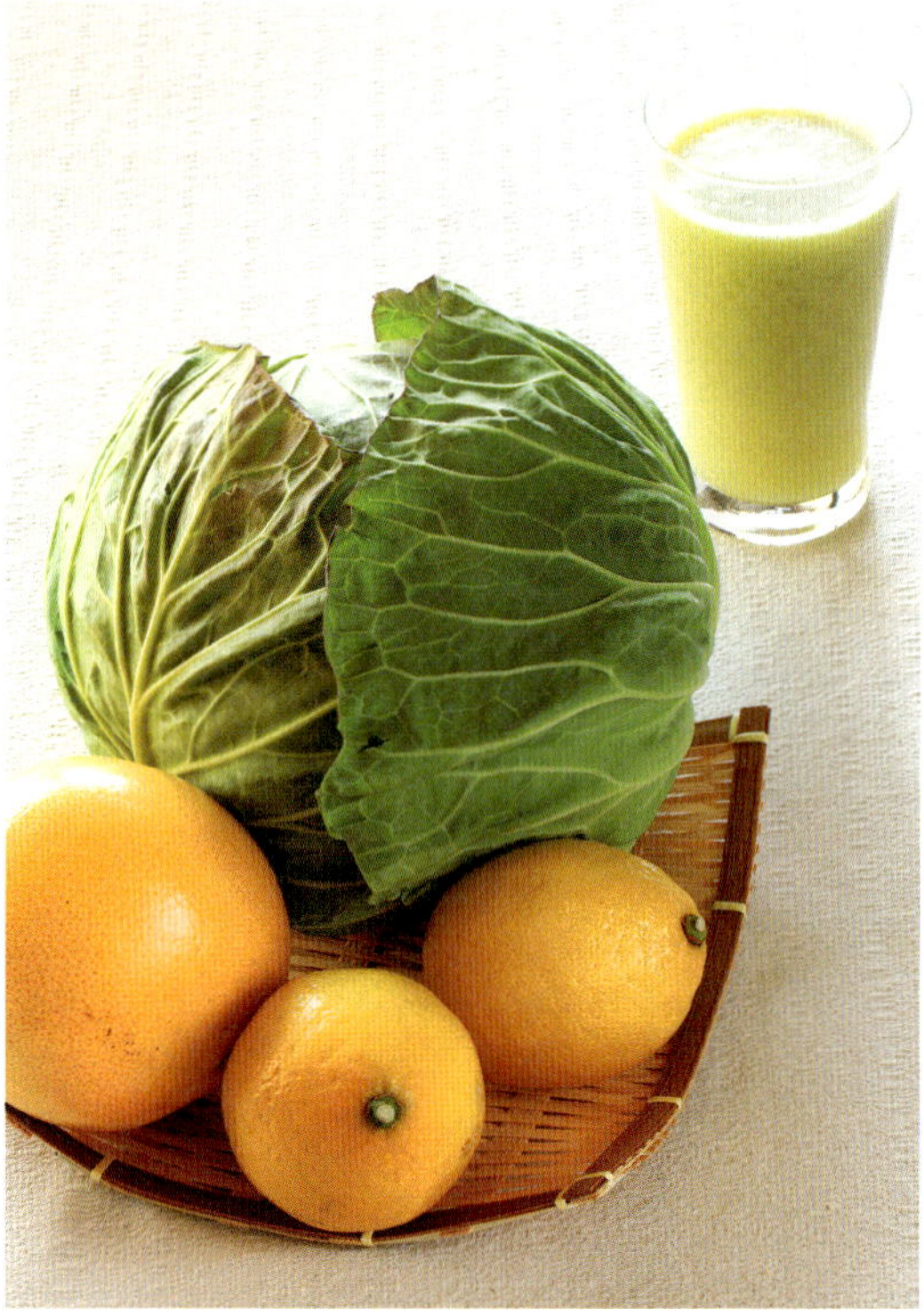

昼

ごまを加えてパワーアップ

すりごまかけ玄米ごはん

材料・作り方（1人分）

❶器に玄米ごはん（100g）を盛り、すりごま〈3g（大さじ⅓）〉をふる。

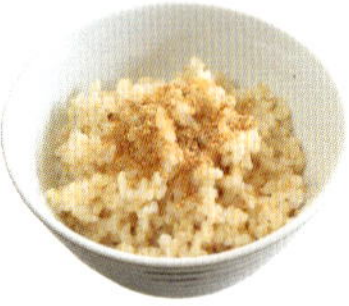

182kcal 脂質：2.6g／塩分：0.0g

昼

レモンの抗酸化作用を加えて

豆腐（湯豆腐）

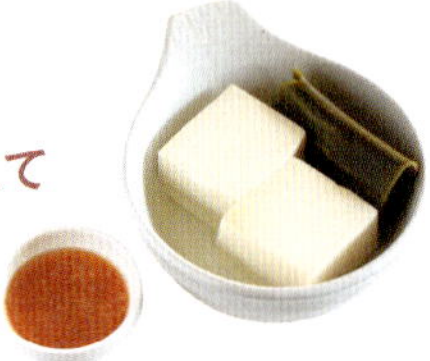

材料（1人分）

絹豆腐……………………………150g（½丁）
昆布…………………………………1g

●**たれ**

レモン………………………………100g（1個）
しょうが……………………………5g（1片）
減塩醤油……………………………6g（小さじ1）

作り方

❶鍋に昆布・半分に切った絹豆腐・豆腐が浸るくらいの水（分量外）を入れて温める。
❷レモンはしぼり、しょうがはすりおろす。
❸器に①を盛り、②・減塩醤油をかける。

144kcal 脂質：5.2g／塩分：0.7g

昼 夜

ジュース量が不足したときのお助け役

青汁

材料・作り方（1人分）

❶グラスに青汁〈3.3g（1包）〉を入れ、水（100cc）を注ぐ。

※ジュースが450ccに足りないときに青汁を飲む

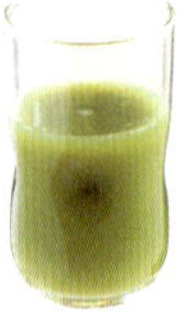

9kcal 脂質：0.1g／塩分：0.0g

昼

残留農薬の影響が少ないアカシアハチミツを

青菜のごま和え

材料（1人分）

ほうれん草…50g（¼束）　減塩醤油……………9g（大さじ½）
ごま……………9g（大さじ1）　はちみつ（アカシア）…7g（小さじ1）

作り方

❶ほうれん草はゆでて冷水にとり、水気をしぼって3cm長さに切る。
❷ごまはすり鉢に入れてすり、減塩醤油・はちみつを混ぜ、①を入れて和える。
❸器に②を盛る。

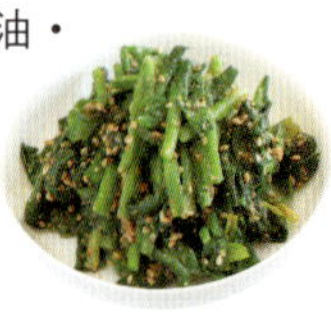

90kcal 脂質：4.9g／塩分：0.9g

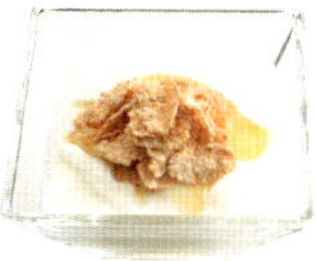

昼 夜

ヘルシーで栄養満点

玄米シリアルヨーグルト

材料（1人分）

プレーンヨーグルト…………150g
玄米シリアル……………………5g（大さじ1強）
はちみつ（アカシア）…………21g（大さじ1）

作り方

❶器にプレーンヨーグルトを盛る。
❷①に玄米シリアル・はちみつをかける。

174kcal 脂質：4.6g／塩分：0.3g

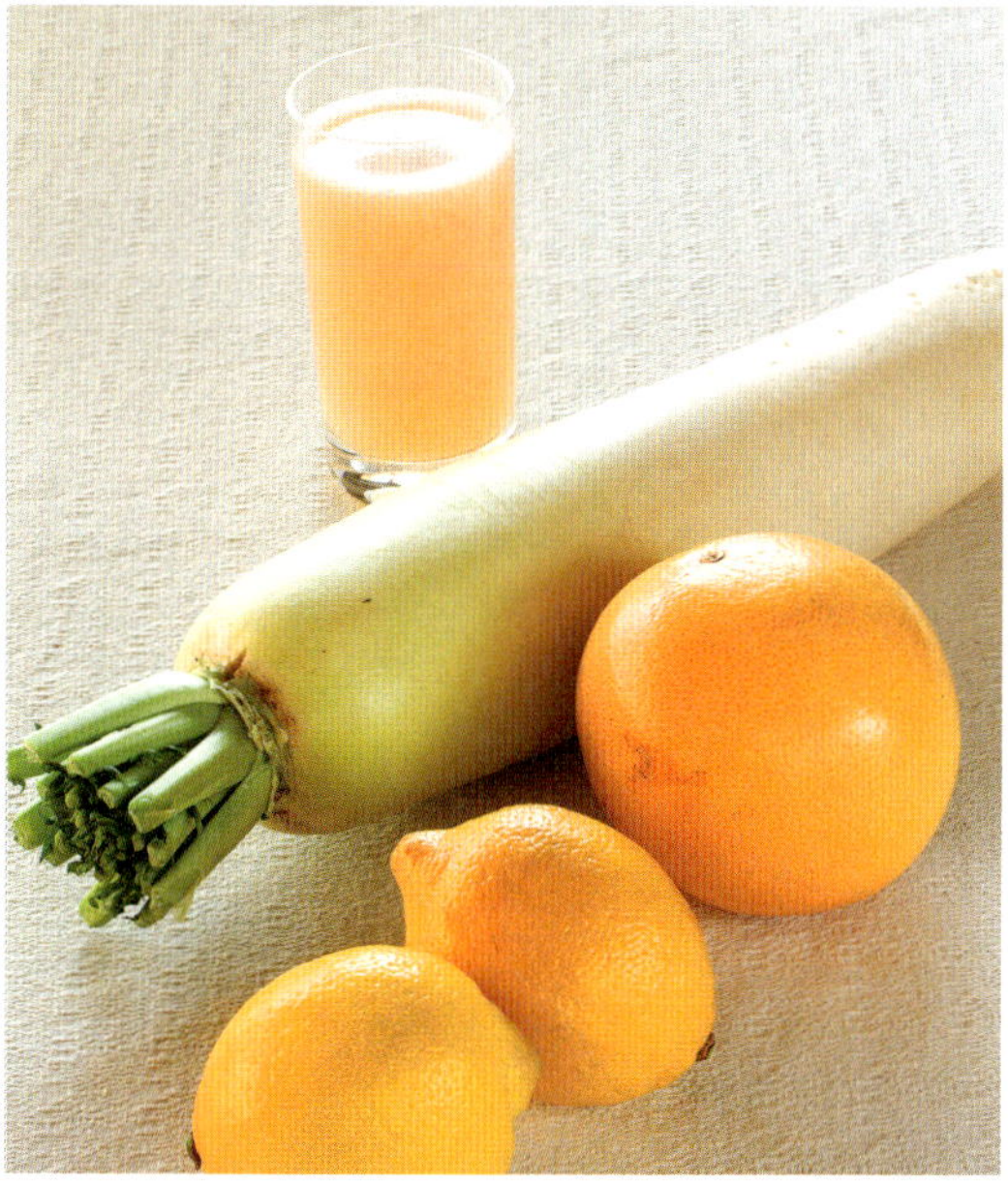

夜

大根の酵素、オキシターゼが発がん物質を抑制

大根レモンジュース（400〜450cc）

材料（1人分）

大根………120g(4cm厚さ) グレープフルーツ…125g（½個）
レモン……200g（2個）

作り方

❶大根・レモン・グレープフルーツは皮をむき、ジューサーのサイズに合わせて切る。
❷①をジューサーにかける。
❸器に②を注ぐ。

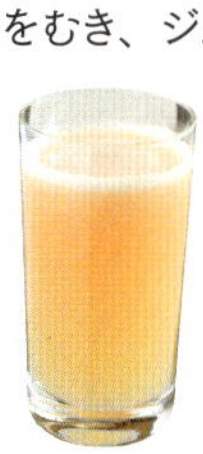

62kcal 脂質：0.3g／塩分：0.0g

※栄養価は絞り汁で換算しています

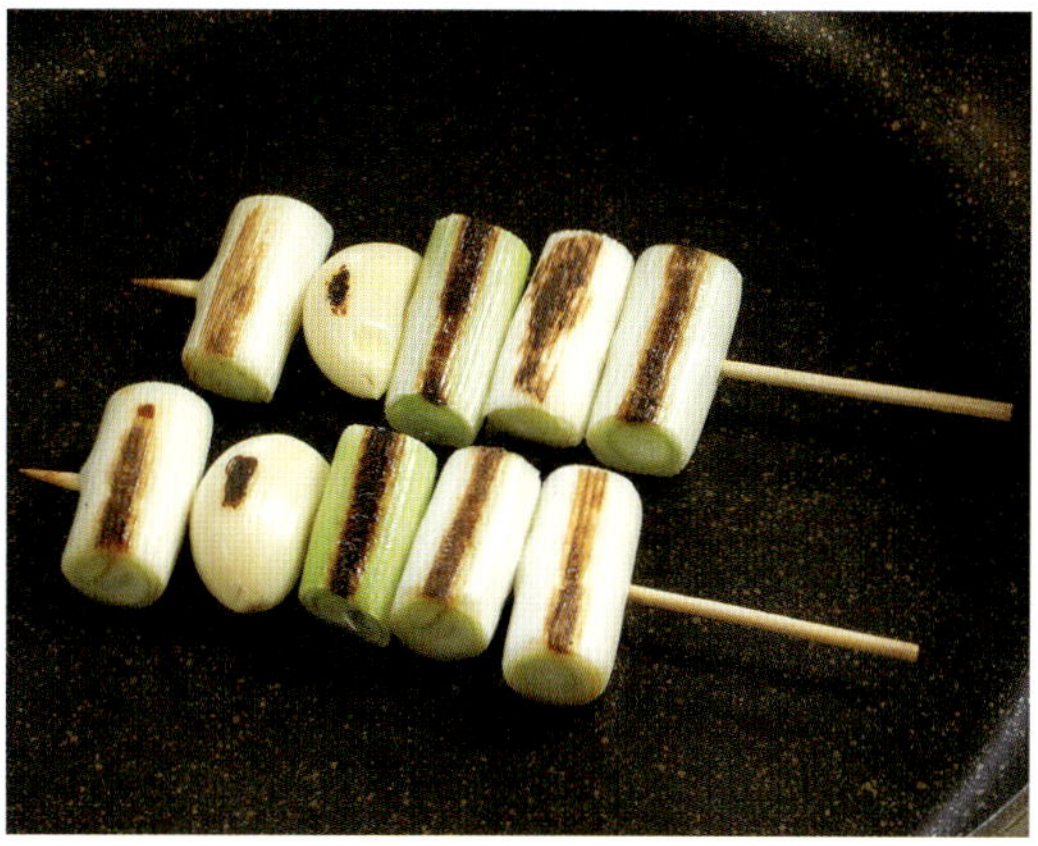

夜

焼き鳥感覚の串焼きで毎日摂取

にんにくと長ねぎの串焼き

材料・作り方（1人分）

❶にんにく〈10g（2片）〉は皮をむき、長ねぎ〈白い部分・100g（1本）〉は3cm長さに8等分する。
❷2本の串に、①を分けて刺す。
❸フライパンを温め、②を焼く。
❹器に③を盛る。

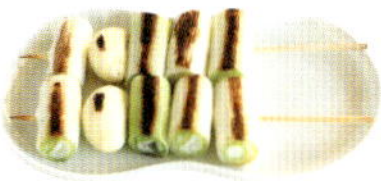

41kcal 脂質：0.2g／塩分：0.0g

夜

昼とは違う味付けで夜にも摂取

豆腐（ピリ辛煮）

材料（1人分）

絹豆腐……………………………150g（½丁）
小松菜……………………………30g
卵（ウコッケイ）………………50g（1個）
にんにく…………………………5g（1片）
トウバンジャン…………………少量
唐辛子……………………………少々
水…………………………………100cc

作り方

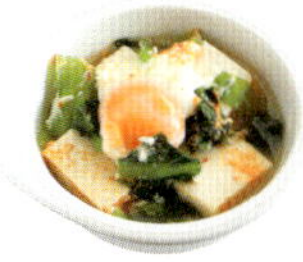

❶絹豆腐は4等分に切る。
❷小松菜は3cm長さに切る。
❸にんにくはみじん切りにする。
❹鍋に③・トウバンジャン・唐辛子・水を入れて煮立て、①を入れて煮る。
❺④に②を入れて小松菜に火が通ったら、鍋の真ん中に卵を割り入れる。
❻器に⑤を盛る。

171kcal 脂質：10.2g／塩分：0.3g

本物レシピ

13

直腸がん、多発肝転移

俳優・38歳　T・Oさん

肝臓への10カ所以上の転移で余命２年と言われたがんが食事療法と抗がん剤治療でほぼ消えた

直腸がんが肝臓に転移「根治手術は無理」の宣告

劇団俳優の仕事と、夜勤のアルバイトで不規則な生活なうえ、一人暮らしのため、外食中心の食生活でした。肉が好きで、野菜は嫌い。焼肉・ラーメン・唐揚げなどをよく食べていました。芝居の稽古のあとは、飲みに行くことも多く、煙草は1日20本程度吸っていました。睡眠に関しても、寝ない日があったり、10時間以上寝る日があったりとめちゃくちゃでした。それでも健康診断は毎年受けていて、中性脂肪は少し高めでしたが、気にするほどでもなかったので、特別ジムに通うようなことはありませんでした。ただし、職業柄身体はよく使っていたと思います。

２０１０年9月、大阪での舞台公演の終わり近くに、腰の痛みがありました。整形外科でレントゲン検査を受けましたが「異常なし」との診断。続いて肛門が痛くなったので肛門科を受診しましたが、これも「痔かもしれないが大したことはない」という診断でした。

それでも痛みが続くので、10月下旬に消化器内科で内視鏡検査を受けたところ、「直腸に腫瘍らしきものがあり、手術が必要」と告げられました。「がん？」と思いましたが、さほど深刻には受け止めず、早く手術を受けて、翌年1月公演の稽古に早く復帰したいという気持ちでした。

手術は実家に近い静岡県立がんセンターで受けることにして、手術前にＣＴ、ＭＲＩなどさまざま検査を受けました。その結果、「肝臓に無数の影がある」と言われ、さらに「これだけ転移していると手術は無理。残念ながら完治は難しい。何もしないと余命半年くらい、抗がん剤治療をすれば22カ月の延命は期待できます」という宣告を受けて、愕然としました。

腸の通りをよくするための人工肛門の提案もありましたが、この歳で人工肛門は抵抗があったので、断りました。

実例 13

直腸がん

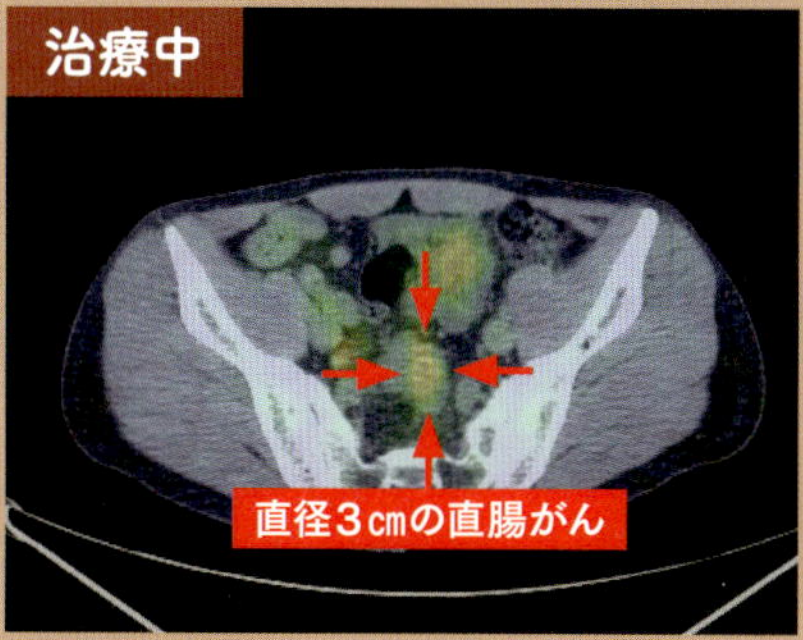

2011年1月　PET画像

直腸の原発巣

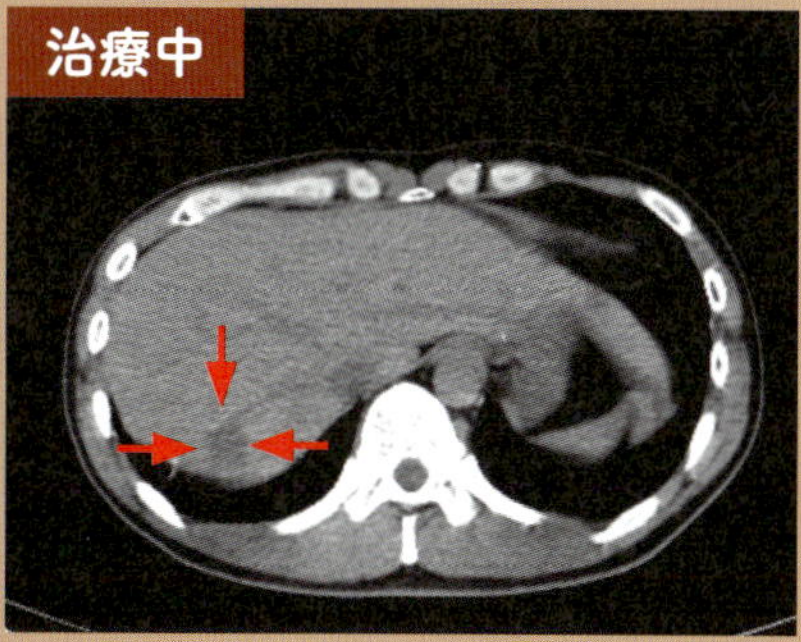

2011年1月　肝臓CT画像

10カ所の肝転移巣が2カ所に改善

食事療法を始めて1カ月半で転移がんがほとんど消えた

11月下旬から、抗がん剤治療（アバスチン点滴、エルプラット点滴、ゼローダ錠を併用する「XELOX療法」）が始まりました。最初の1週間は、副作用による吐き気とだるさで、ベッドから起き上がれませんでした。その後も薬を少し変えながら、現在も抗がん剤治療を続けていますが（これまでで15クール程度）、食事療法を始めたせいか、その後はほとんど副作用はありません。

抗がん剤治療を始めた頃、芝居仲間が済陽先生の『今あるがんが消えていく食事』を持ってきてくれました。「食事でよくなるなら、やってみよう」と、すぐにジュースを飲み始めました。野菜は嫌いなので、大量に摂るにはジュースで流し込むしかないと思いました。最初は見ただけで辛かった1日1・5～2ℓのジュースですが、我慢して飲むうち徐々に慣れ、一気に飲めるようになりました。本のレシピを見ながら、母が懸命に食事療法に取り組んでくれ、腸内の善玉菌を増やすヨーグルトも毎日400g食べるようにしました。大好きなラーメンも、牛肉や豚肉も我慢して断ちました。

本を頼りに食事療法を始めて1カ月半後の2011年1月に、初めて西台クリニックを受診することができました。PET検査の結果を見た済陽先生に、「肝臓の影が消えかかっている」と言われて、喜びがあふれ、「治そうと頑張れば治るよ」という先生の言葉に励まされました。

現在は、夜のアルバイトは辞めて芝居だけをやりながら、抗がん剤治療と食事療法を続けています。腫瘍マーカー（CEA）の数値も、「47」から「3・1」へと正常値（5以下）に戻り、がんセンターの主治医も、「抗がん剤が100％効いているようだ」とこの回復に驚いています。

T・Oさんの7カ条

T・Oさんが決めた食生活ルール

苦手な野菜は、味わって食べるよりも、ジュースで大量に流し込む！

01 直腸がんに良い“りんご”は必ず入れて、約600ccのジュースを1日3回摂取。朝晩のジュースには、生姜少々を加えてがん抑制効果を期待。

02 四足歩行動物の肉は禁止。
野菜餃子、れんこんハンバーグ、れんこん焼売などで満足感を得る。

03 塩は一切使わない。減塩醤油、だし醤油を使うときはレモンで割る。

04 直腸がんに効果的なヨーグルトは毎日400g摂る。

05 がん抑制効果の高いにんにく、キャベツ、大豆、生姜、にんじんは積極的に摂る。
※デザイナーフーズピラミッド最上段の食材

06 米は玄米か、胚芽米を食べる。

07 水道水は使わない。水はナチュラルミネラルウォーターを使用。

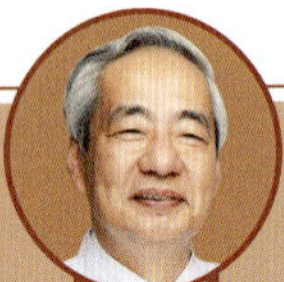

済陽先生アドバイス

**肉食中心だった食生活を180度転換
10カ所以上の肝臓転移が2カ所に減少**

T・Oさんの場合、直腸がんが発見されたとき、すでに肝臓に10カ所以上の転移がありました。このような場合は、通常、原発巣の根治手術は行いません。体への負担が大きい根治手術を行うことで、転移がさらに増える恐れがあるからです。そこで、専門病院での抗がん剤治療と並行して、徹底した食事療法を行うよう指導しました。肉食中心だった食生活を、お母さんの協力で、野菜・大豆中心、主食は玄米の食事に180度切り替え、1日に3回、2ℓ近い野菜・果物ジュースも頑張って飲み続けたことで、半年ほどで、肝臓転移巣が2カ所にまで減り、腫瘍マーカーも下がりました。直腸がんに効果が高いヨーグルトや、免疫力を高める海藻類のフコダインや、きのこ類を豊富に摂っているのも、よいことです。手術が可能になったことで根治されると思います。

実例 13 直腸がん

直腸がん　T・Oさんが毎日食べ続けた常食リスト

朝 ベジタブルフレッシュジュース	昼 グレープフルーツジュース	夜 ベジタブルフレッシュジュース
朝 ひじき煮	昼 主食（蕎麦または天然酵母パン）	夜 玄米ごはん
朝 ごま納豆		夜 野菜たっぷりメニュー
朝 薬味がけ冷奴		夜 ブルーベリー入りヨーグルト
朝 しじみの味噌汁		夜 マイタケエキス（30cc）※市販
朝 ブルーベリー入りヨーグルト		夜 フコイダンエキス（30cc）※市販
朝 マイタケエキス（30cc）※市販		
朝 フコイダンエキス（30cc）※市販		

大好きな肉・油を断ち、野菜・大豆中心食生活に

朝 夜

嫌いな野菜はジュースで摂る

ベジタブルフレッシュジュース（600cc）

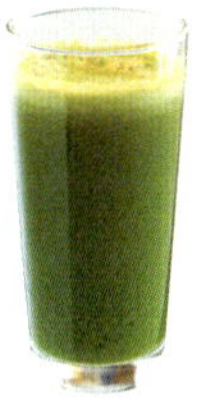

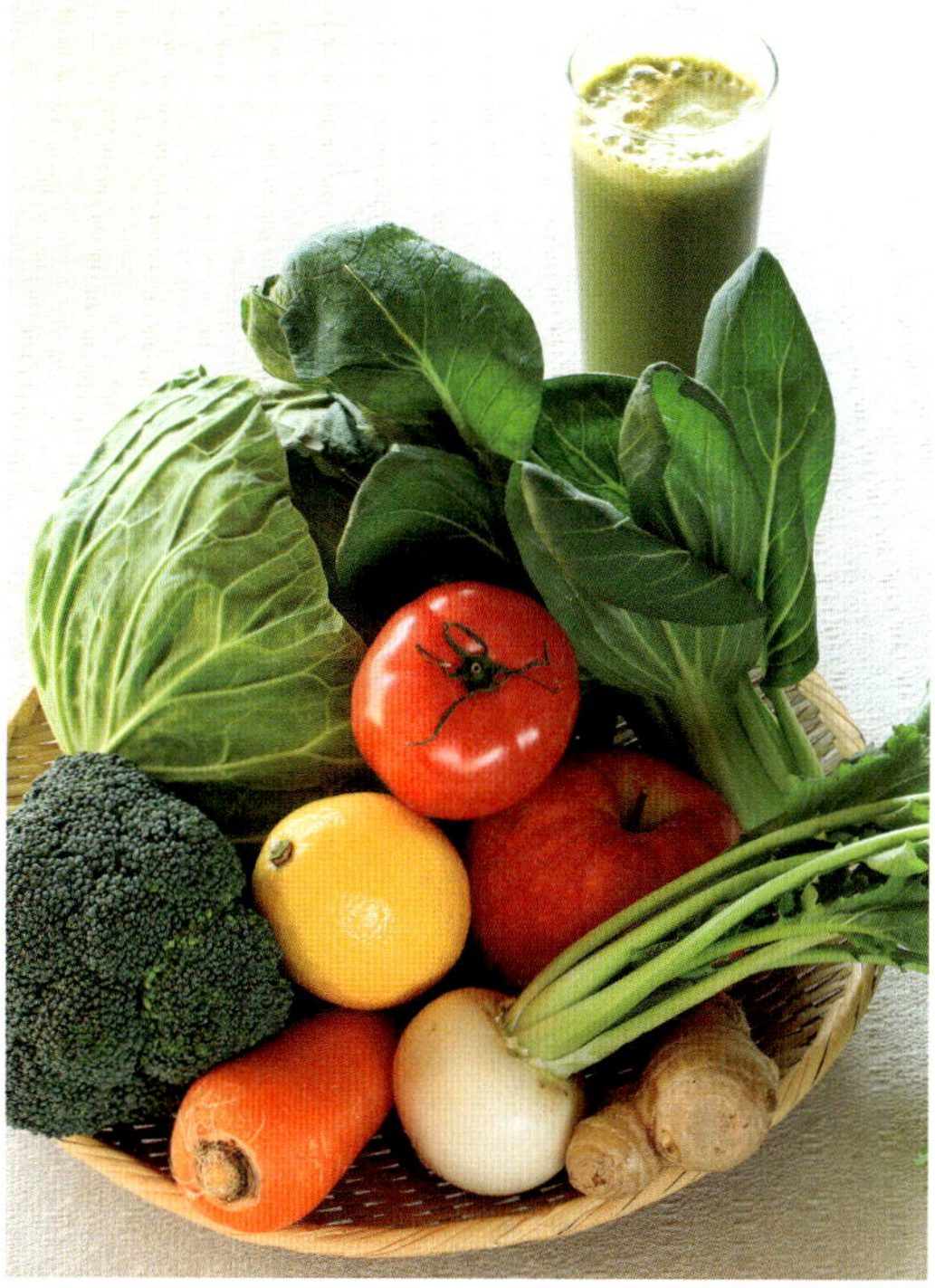

材料（1人分）

にんじん……200g（1本）
キャベツ……120g（2枚）
小松菜……80g（2株）
ほうれん草……60g（2株）
ブロッコリー……50g（⅙株）
チンゲン菜……100g（1株）
かぶ……50g（½個）
しょうが……少々
りんご……250g（1個）
トマト……100g（1個）
レモン……150g（1・½個）
はちみつ……21g（大さじ1）
ミネラルバランス……10cc
BIOジェニックス……1さじ

作り方

❶にんじん・キャベツ・小松菜・ほうれん草・ブロッコリー・チンゲン菜・かぶ・しょうがはジューサーのサイズに合わせて切る。
❷りんごは芯を取り、トマトはヘタを取り、レモンは皮をむき、それぞれジューサーのサイズに合わせて切る。
❸①・②をジューサーにかける。
❹グラスに③を注ぎ、はちみつ・ミネラルバランス・BIOジェニックスを混ぜる。

235kcal 脂質：1.0g／塩分：0.1g

※栄養価は絞り汁で換算しています

朝 夜

抗酸化力が強いブルーベリー

ブルーベリー入りヨーグルト

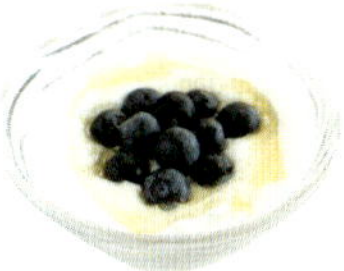

材料・作り方（1人分）

❶器にプレーンヨーグルト（200g）を盛り、はちみつ〈21g（大さじ1）〉をかけ、ブルーベリー（20g）を飾る。

196kcal 脂質：6.0g／塩分：0.2g

朝

タウリンが肝臓の代謝を改善

しじみの味噌汁

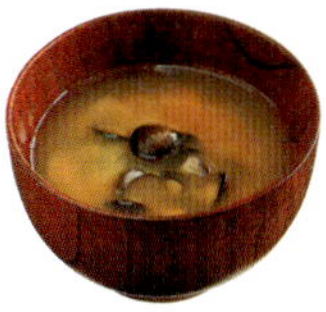

材料・作り方（1人分）

❶しじみ（50g）はよく洗う。
❷鍋に水（150cc）・昆布（1g）を入れて煮立て、①を加えてしじみの口が開くまで煮る。
❸②に低塩みそ（10g）を溶き入れ、器に盛る。

21kcal 脂質：0.5g／塩分：0.9g

※汁のみ飲む

朝

オクラのムチン、ごまのポリフェノールと共に

ごま納豆

材料（1人分）

納豆…………50g（1パック）
長ねぎ…………10g（⅒本）
ごま（黒）………9g（大さじ1）
減塩だし醤油…3g（小さじ½）
オクラ…………10g（1本）

作り方

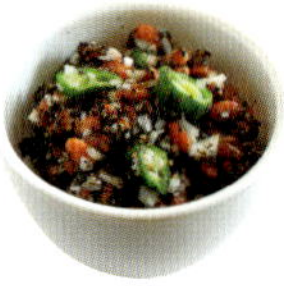

❶オクラは熱湯でゆでて冷水に取って輪切り、長ねぎはみじん切りにする。
❷ごまはすり鉢に入れてする。
❸納豆・①・②・減塩醤油を粘りがでるまでよく混ぜ合わせ、器に盛る。

159kcal 脂質：9.7g／塩分：0.2g

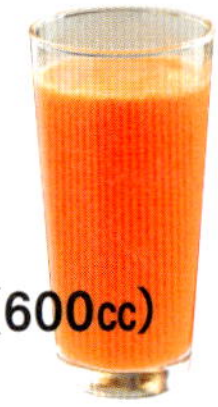

昼

季節の果物を加えて

グレープフルーツジュース（600cc）

材料（1人分）

グレープフルーツ…250g（1個）
りんご……………250g（1個）
レモン……………200g（2個）
にんじん…………200g（1本）
みかん※旬の果物…75g（1個）
ミネラルバランス…10cc
柿※旬の果物………200g（1個）
BIOジェニックス…小さじ1

作り方

❶グレープフルーツ・レモン・みかんは皮をむき、ジューサーのサイズに合わせて切る。
❷柿はヘタと種をとって皮をむき、りんごは芯を取り、それぞれジューサーのサイズに合わせて切る。
❸にんじんはジューサーのサイズに合わせて切る。
❹①・②・③をジューサーにかける。
❺グラスに④を注ぎ、ミネラルバランス・BIOジェニックスを混ぜる。

229kcal 脂質：0.8g／塩分：0.0g

※栄養価は絞り汁で換算しています

夜

クエン酸回路を活発に

玄米ごはん

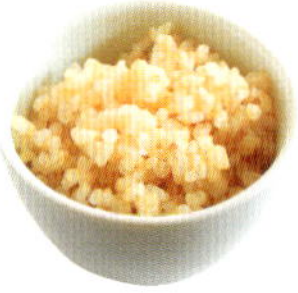

材料・作り方（1人分）

❶器に玄米ごはん（50g）を盛る。

83kcal 脂質：0.5g／塩分：0.0g

朝

海藻類の中でもカルシウムが多い

ひじき煮

材料（1人分）

ひじき（乾燥）…5g
減塩だし醤油…6g（小さじ1）
にんじん………20g（⅒本）
砂糖……………3g（小さじ1）
こんにゃく……30g
水………………150cc
大豆（水煮）……20g

作り方

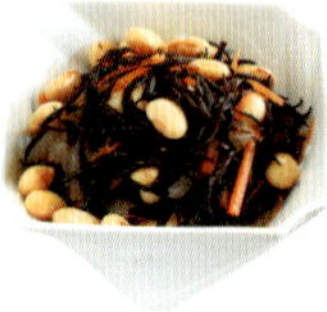

❶ひじきは水で戻して水切りする。
❷にんじんは皮をむいて細切りし、こんにゃくは細切りにする。
❸鍋に①・②・大豆・減塩だし醤油・砂糖・水を入れて煮る。
❹器に③を盛る。

58kcal 脂質：1.4g／塩分：0.7g

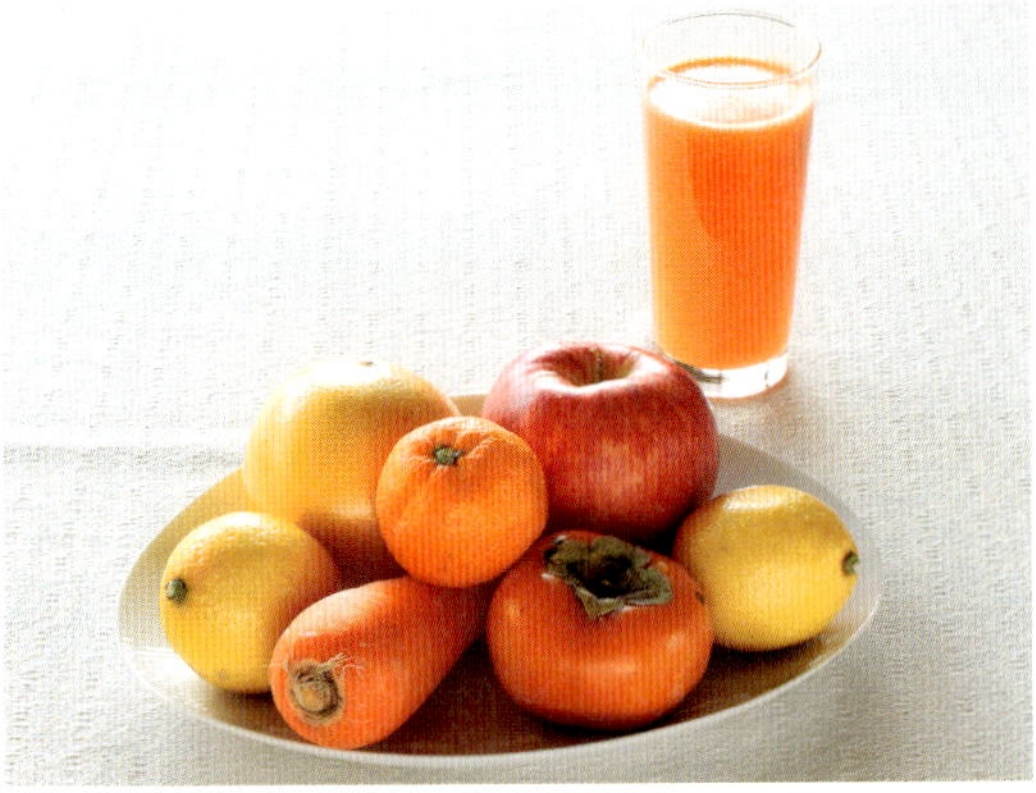

朝

ショウガオールががんを抑制

薬味がけ冷奴

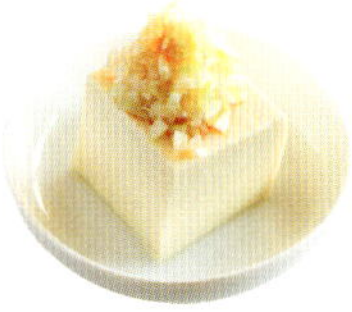

材料（1人分）

絹豆腐………75g（¼丁）
減塩だし醤油…3g（小さじ½）
長ねぎ………10g（⅒本）
レモン汁………15g（大さじ1）
しょうが………5g（1片）

作り方

❶長ねぎはみじん切りにし、しょうがはすりおろす。
❷器に絹豆腐を盛り、①をのせ、減塩だし醤油・レモン汁をかける。

52kcal 脂質：2.3g／塩分：0.2g

直腸がん T・Oさん直伝

夕食の野菜たっぷりメニュー・野菜小鉢

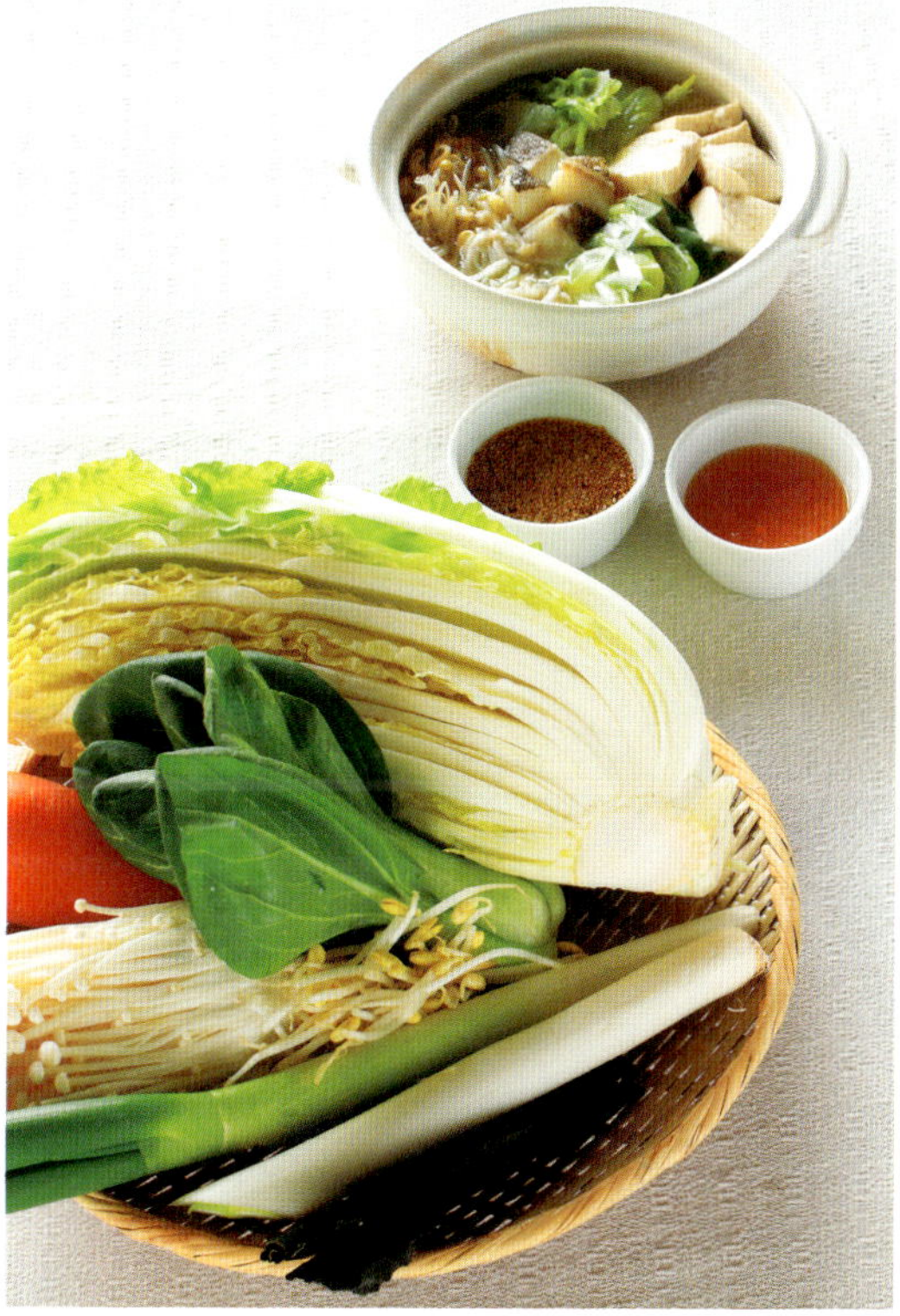

夜

タレには、にんじんのβ-カロテンをプラス

野菜鍋

材料（1人分）

タラ※…………60g
木綿豆腐……100g（⅓丁）
白菜…………200g（2枚）
チンゲン菜……100g（1株）
長ねぎ…………100g（1本）
えのき茸………50g（½袋）
大豆もやし……100g（½袋）

●ごまだれ

無添加チキンスープ……50cc
無添加低塩みそ……18g（大さじ1）
ごま……………………9g（大さじ1）

●おろしだれ

昆布かつおだし……30g（大さじ2）
もみじおろし…………30g
味付けポン酢………3g（小さじ½）

※イカ・エビ・カキなどに変わる場合もある。

作り方

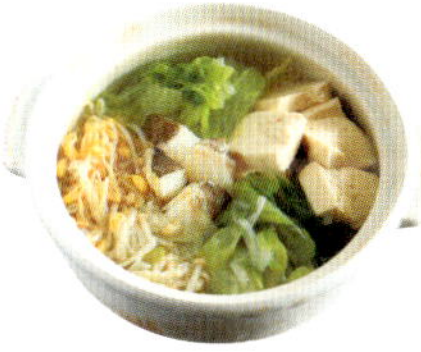

❶タラ・木綿豆腐・白菜・チンゲン菜・長ねぎ・えのき茸は食べやすい大きさに切る。
❷鍋に水（分量外）を入れて沸かし、①を加えて煮る。
❸無添加チキンスープ・無添加低塩みそ・ごまだれを混ぜ、ごまだれを作り、器に盛る。
❹昆布かつおだし・もみじおろし・味付けポン酢を混ぜ、おろしだれを作り、器に盛る。
❺②を③・④につけて食べる。

328kcal 脂質：12.0g／塩分：2.0g

夜

根菜とにんにくで、体を温め免疫力アップ

芋の蒸し煮

材料（1人分）

さつまいも…………………………50g（⅓本）
じゃがいも…………………………50g（½個）
かぼちゃ……………………………50g
にんにく……………………………15g（3片）

作り方

❶さつまいも・じゃがいも・かぼちゃはひと口大に切り、にんにくは皮をむく。
❷蒸気の上がった蒸し器に①を入れ、やわらかくなるまで蒸す。
❸器に②を盛る。

155kcal 脂質：0.5g／塩分：0.0g

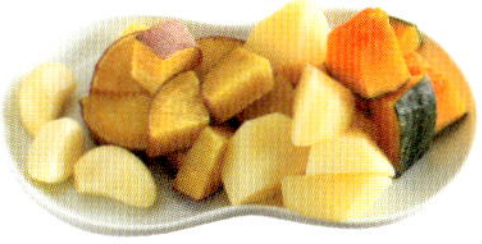

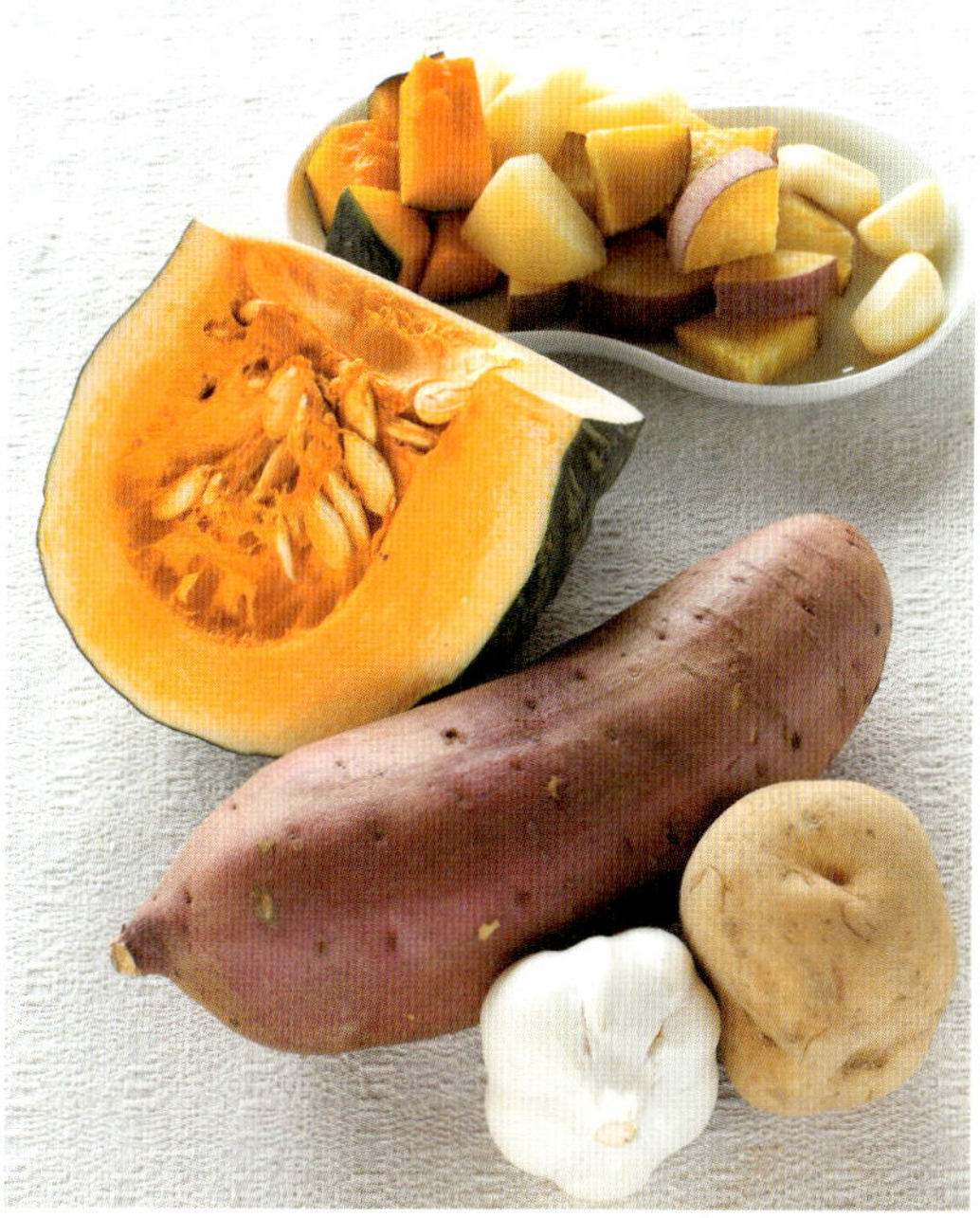

本物レシピ 14

卵巣がん、腹膜転移、結腸浸潤

無職・77歳　K・Sさん

ステージⅢcの卵巣・転移がんを切除後、徹底した食事療法の併用で、きれいに消えた

メタボだと思った下腹部の張りが卵巣腫瘍だった

60代後半で定年退職するまで、日本語教師をしていました。海外出張や滞在の機会も多く、フランス料理やイタリア料理を好むようになりました。ただし、ワイン、肉、バターや、食事の量は、年齢とともに控えるようにはしていました。20～30代の頃は、登山が趣味で、社会人山岳会に所属して毎年北アルプスなどに登っていました。退職後は、文筆・俳句・フルートなどの趣味を楽しむ生活で、発病までの10年間は、市の水泳教室にも毎週通っていました。

２０１０年6月頃から全身に強い疲労感があり、下腹部が張るのに悩まされました。でも、痛みはないし、体重も増えているので「メタボだろう」と考え、ウォーキングを始めました。しかし、体重も減らず、下腹の張りも治りませんでした。

10月末に下腹部の鈍痛と、不正出血で、近くの婦人科を受診しました。超音波検査の結果、「卵巣腫瘍があるので、入院手術が必要」と言われ、総合病院を紹介されました。総合病院で、ＣＴ、ＭＲＩ、胃カメラなどの検査の結果は、「左卵巣がん（13㎝、ステージⅢc）、腹膜転移と、結腸への浸潤の疑い。並びに下肢深層部静脈血栓症」という驚く診断でした。11月18日、両方の卵巣と卵管、大網（胃から垂れ下がって大腸、小腸を覆っている脂肪組織）を切除する手術を受けました。このとき、「右横隔膜下に播種《はしゅ》（種をまいたような細かいがん）がある」と言われました。術後の経過は順調でしたが、播種《はしゅ》の治療のために、入院中の12月から２０１１年4月までの5カ月間、抗がん剤（カルボプラチン、パクリタキセル）治療を6クール受けました。1回目の抗がん剤治療の時は、吐き気、筋肉痛、脱毛などの副作用があり、退院後1週間は大半をベッドで過ごしていました。

実例14 卵巣がん

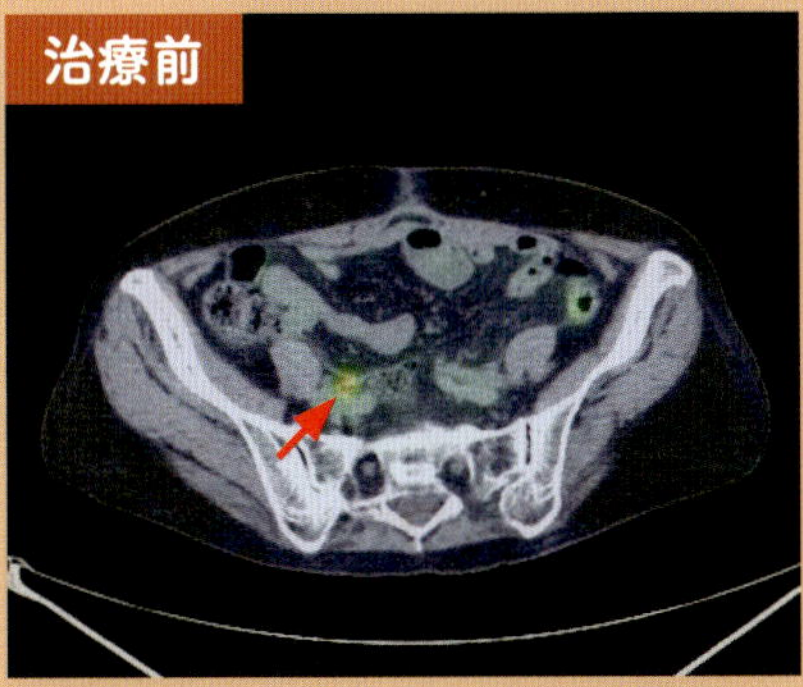

2001年4月16日　PET－CT画像
右骨盤部腹膜に直径1.5㎝の転移再発巣

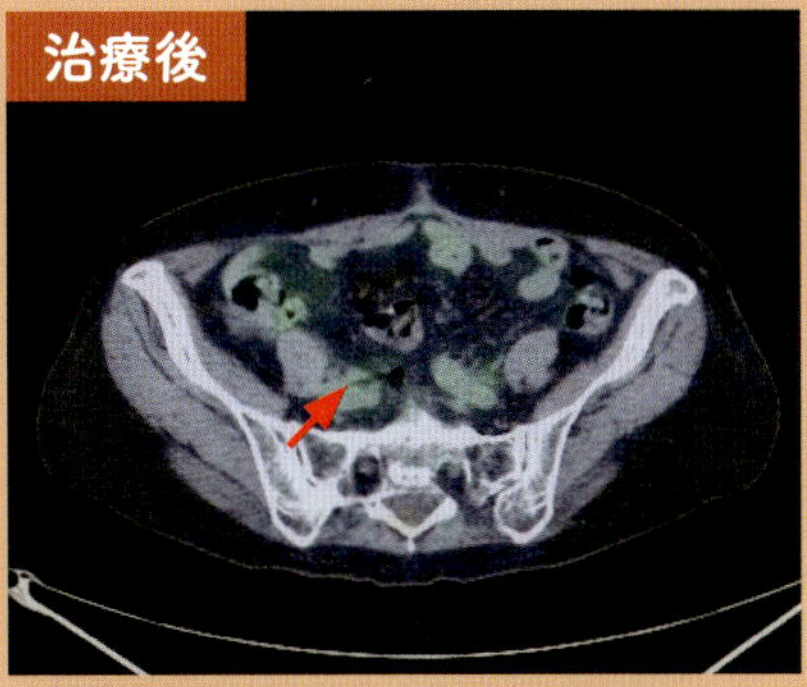

2011年11月3日　PET-CT画像
4月に認めた転移巣が消失している

食事療法を始めて1カ月で効果を確信

抗がん剤治療を始めて間もなくの２０１０年12月、姉が星野仁彦・済陽高穂著『「ガンが食事で治る」という事実』を送ってくれました。本を読み、内容と方法が合理的だと感じました。私はもともと「薬より食事」という考え方です。

「がんに負けるのは仕方がないとしても、抗がん剤には負けたくない。」と、さっそく朝のジュース（にんじん・りんご・グレープフルーツ・レモン）を飲み始めました。数日後調子がいいと感じたので、食事療法も取り入れ、ジュースの回数も増やしました。食品分析の知識がある姪が、私の管理栄養士的役割を果たしてくれました。済陽先生の本のレシピから自分ができるものを取り入れて実践しました。星野先生のゲルソン療法の中心である、「ヒポクラテス・スープ」（トマト・たまねぎ・長ねぎ・じゃがいも・セロリ・パセリ・にんにくを２時間程度煮込むスープ）も取り入れました。食事療法を始めて１カ月ほどで、顔や腕のシミが薄くなり、効果を確信しました。抗がん剤の副作用も２回目以降は軽減しました。

２０１１年２月のＣＴ検査で、「転移や再発の兆しは見られない」と、４月の抗がん剤治療で、治療は終了しました。この間、自己流の食事療法を続けていたので、専門的指導を仰ぎたいと思った矢先に東日本大震災が起き、済陽先生に受診できたのが４月でした。西台クリニックのＰＥＴ検査で、ＣＴでは表れなかった黒点が骨盤と腹膜の間に見つかりましたが、先生のご指導で、１日のジュースの量を１・５ℓに増やし、野菜の種類・量も増やした結果、11月のＰＥＴ検査では、その黒点も消えました。先生から「治ったよ」のうれしいお言葉を頂き、「食事で治す」という信念と根気が実ったことは感無量でした。支えてくれた姉妹や姪たちにも感謝しています。

K・Sさんの7カ条

K・Sさんが決めた食生活ルール

がん撲滅のための食事を毎日の生活の中心に据え、食事もジュースも自分で作る

01 1日1.5ℓのジュースを飲む（ジュースは食前に飲む。夜のほうれん草入りジュースは、はちみつを入れて飲みやすくする）。

02 済陽先生から頂いたリストに従った食材を摂る。本のレシピを参考にメニューを組み立てる（1日に調理関係にかける時間は、6～7時間）。

03 減塩の徹底（塩は減塩塩を、炒め物などにごく少量。唐辛子やコショウを併用。醤油は減塩醤油に黒酢を同量混ぜたものを1食に小さじ2杯まで。味噌は使わない）。

04 油は、火を使うものには、オリーブ油、ごま油。1回の量は小さじ½。朝のサラダには亜麻仁油を大さじ1。

05 最初の3カ月間は、肉は一切食べず、たんぱく質は大豆製品から。その後は、鶏ささみ、魚介類を少量食べる。

06 主食は、昼・夜は玄米。朝は全粒粉パンか、ナッツ・ドライフルーツ入りシリアル。

07 食材は、果物以外はJAS有機認定のものを購入。添加物が入った食品は使わない。

済陽先生アドバイス

卵巣がんには無農薬・低農薬野菜の大量摂取 抗がん剤と食事療法の併用が功を奏した

K・Sさんは、2010年11月に卵巣・卵管等を切除する手術を受けられ、その後の抗がん剤治療を始められたころに食事療法に気づかれ、2011年1月から約1年間、食事療法を続けられています。抗がん剤治療6クール終了後にもかかわらず、4月に私のところに見えたときは、腹膜播種（細かいがん）と骨盤リンパ節転移が見られました。その後さらに徹底した食事療法により、11月のPET検査では、がんが消えていました。抗がん剤治療と、徹底した食事療法の併用が、効果をもたらしたのだと考えられます。K・Sさんは、徹底した減塩、朝昼晩の無農薬・低農薬野菜・果物ジュースなど、しっかりした食事管理をされています。多種の野菜を2～3時間煮込んだ究極的な野菜のエキスともいえるヒポクラテススープも上手に取り入れられています。

卵巣がん　K・Sさんが毎日食べ続けた常食リスト

朝 にんじんりんご柑橘ジュース	昼 パプリカ・ズッキーニ・フルーツのジュース	夜 ほうれん草入りジュース
朝 シリアル入りヨーグルト	昼 玄米ごはん	夜 玄米ごはん
朝 サラダ	昼 蒸し野菜	夜 ヒポクラテススープ
朝 バナナ	昼 納豆	夜 野菜料理
	昼 干し芋	夜 魚料理
	昼 ヨーグルト	夜 ヨーグルト

ゲルソン療法もあわせた、抗がん療法レシピ

朝

元祖がん予防のジュース

にんじんりんご柑橘ジュース（500cc）

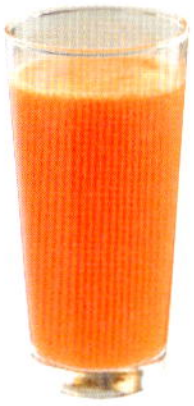

材料（1人分）

にんじん……………………………400g（2本）
りんご………………………………250g（1個）
グレープフルーツ…………………250g（1個）
レモン………………………………100g（1個）

作り方

❶にんじんはジューサーのサイズに合わせて切る。
❷りんごは芯を取り、レモン・グレープフルーツは皮をむいて、それぞれジューサーのサイズに合わせて切る。
❸①・②をジューサーにかける。
❹グラスに③を注ぐ。

174kcal 脂質：0.6g／塩分：0.0g

※栄養価は絞り汁で換算しています

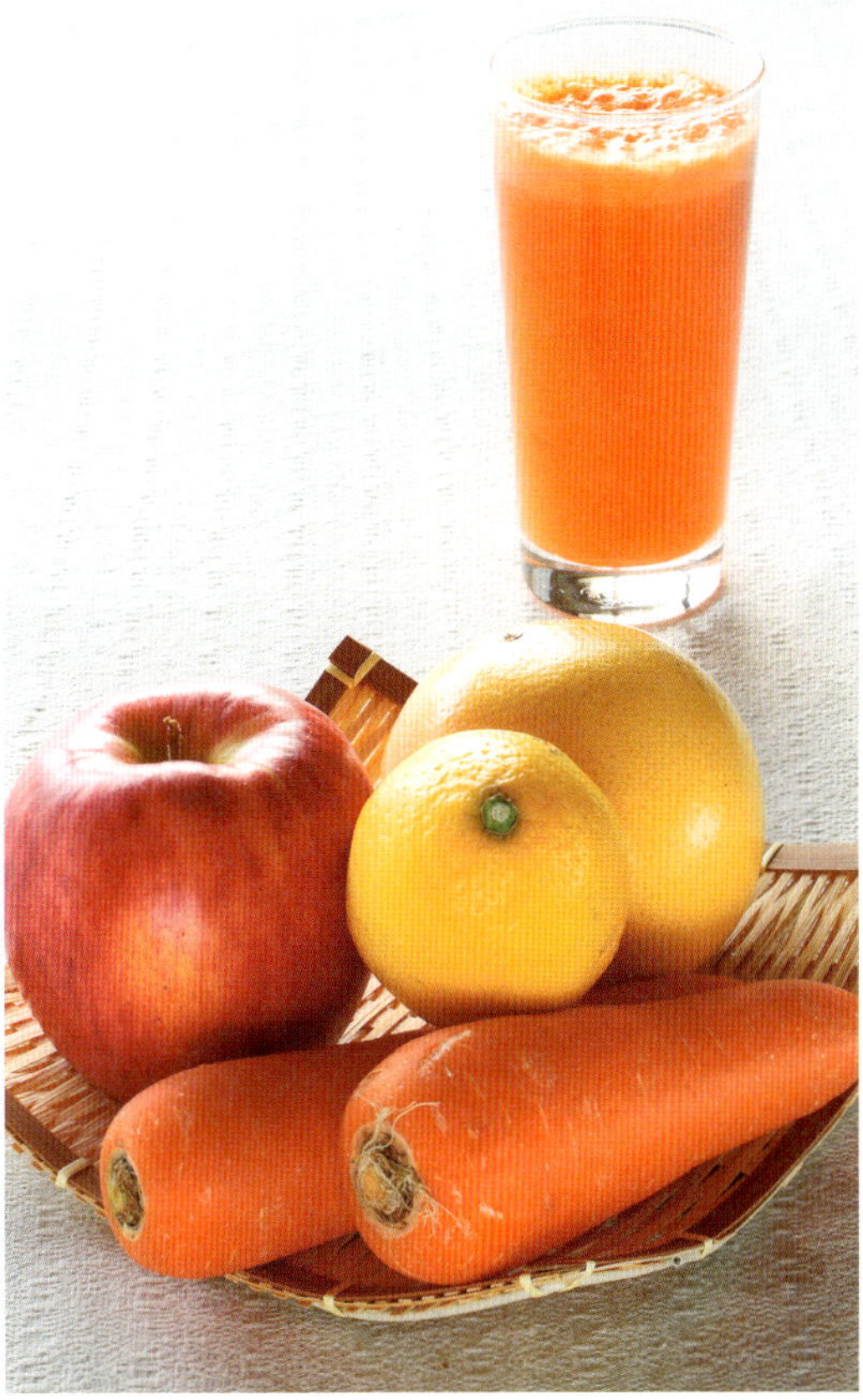

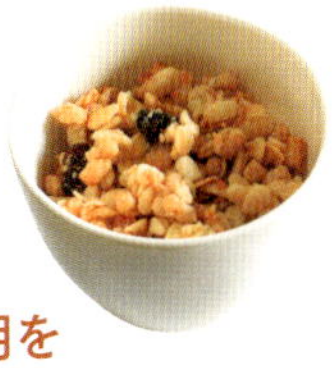

朝

ナッツのビタミンEで抗酸化作用を

シリアル入りヨーグルト

材料・作り方（1人分）

❶器にシード・ナッツ・フルーツ入りシリアル（40g）、ヨーグルト（100g）、はちみつ（大さじ1）を盛る。

300kcal 脂質：9.5g／塩分：0.7g

朝

豊富なカリウムがナトリウムを排泄

バナナ

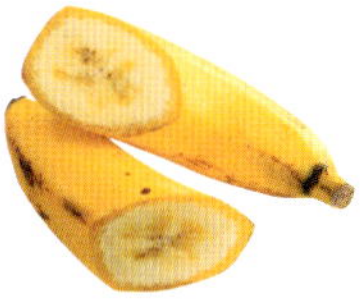

材料・作り方（1人分）

❶器にバナナ〈100g（1本）〉を盛る。

52kcal 脂質：0.1g／塩分：0.0g

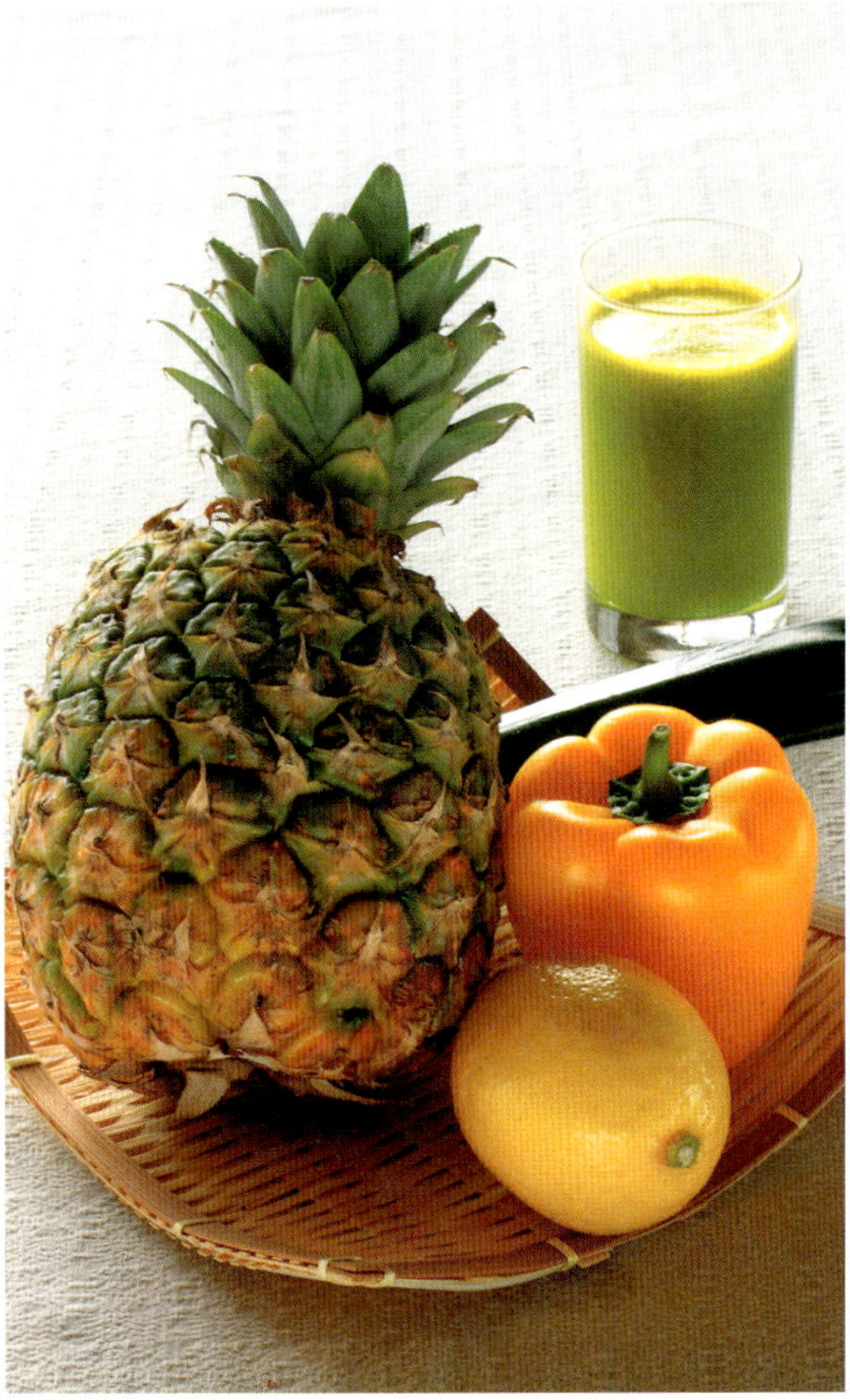

昼

ビタミン豊富なパプリカで甘みも増す

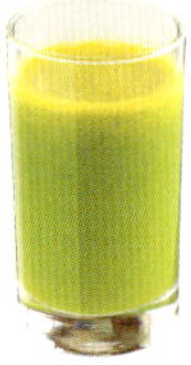

パプリカ・ズッキーニ・フルーツのジュース（500cc）

材料（1人分）

黄パプリカ…………150g（1個）　パイナップル※……125g（¼個）
ズッキーニ…………150g（1本）　レモン……………100g（1個）

※春・夏・冬はパイナップル：¼個、夏はスイカ：1/18個、秋は巨峰：1房

作り方

❶黄パプリカは種を取り、ズッキーニはヘタを切り落とし、それぞれジューサーのサイズに合わせて切る。
❷パイナップル・レモンは皮をむいてジューサーのサイズに合わせて切る。
❸①・②をジューリーにかける。
❹グラスに③を注ぐ。

73kcal 脂質：0.4g／塩分：0.0g

※栄養価は絞り汁で換算しています

朝

亜麻仁油のα-リノレン酸ががんの成長を抑制

サラダ

材料（1人分）

キャベツ…………30g（½枚）
レタス……………60g（2枚）
きゅうり…………30g（⅓本）
わかめ（乾燥）…1g
ミニトマト………40g（4個）
レーズン………5g
ナッツ類………5g
亜麻仁油……12g（大さじ1）
レモン汁……15g（大さじ1）

作り方

❶キャベツ・レタスは食べやすい大きさに切り、きゅうりは輪切りにする。
❷わかめは水戻しし、水気を切る。
❸亜麻仁油・レモン汁をよく混ぜ合わせてドレッシングを作る。
❹器に①・②・ミニトマト・レーズン・ナッツ類を盛り、③をかける。

194kcal 脂質：15.7g／塩分：0.2g

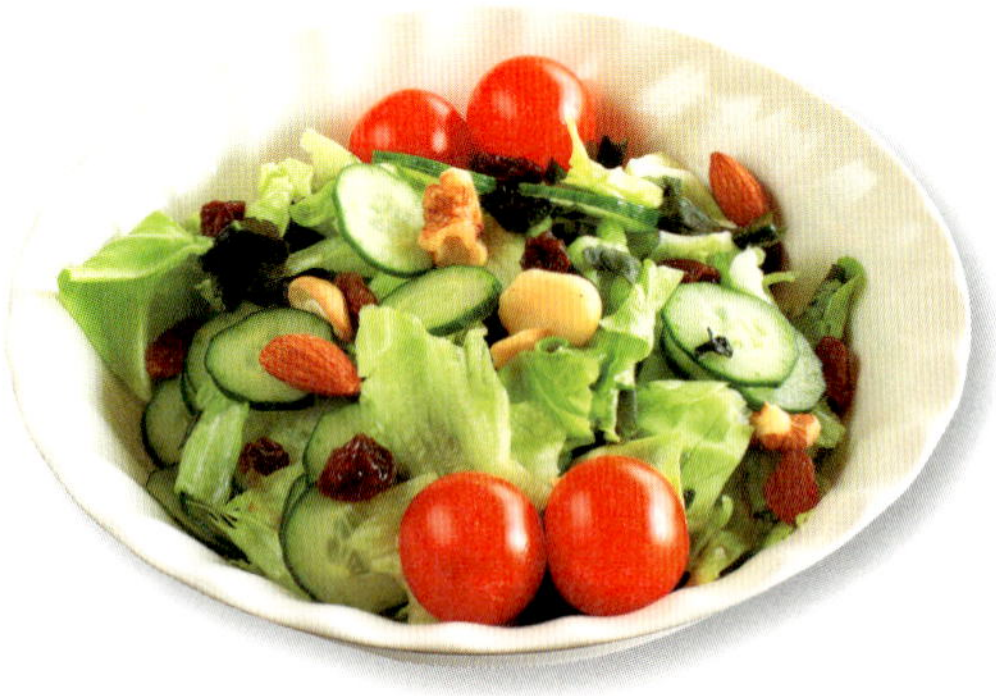

昼　夜

毎食欠かさず摂る

ヨーグルト

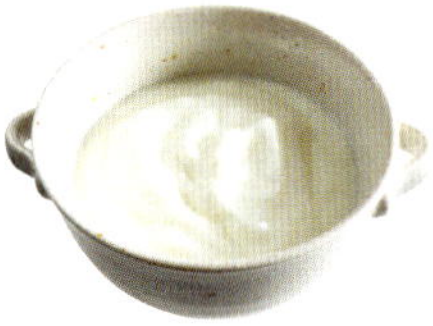

材料・作り方（1人分）

❶器にヨーグルト（100g）を盛る。

62kcal 脂質：3.0g／塩分：0.1g

昼

食物繊維がたっぷり

干し芋

材料・作り方（1人分）

❶器に干しいも（30g）を盛る。

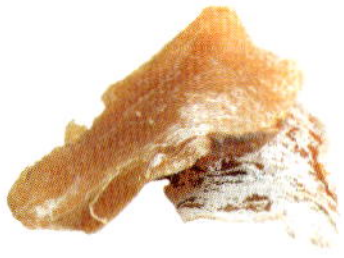

91kcal 脂質：0.2g／塩分：0.0g

昼 夜

セレンが細胞の酸化を防ぐ

玄米ごはん

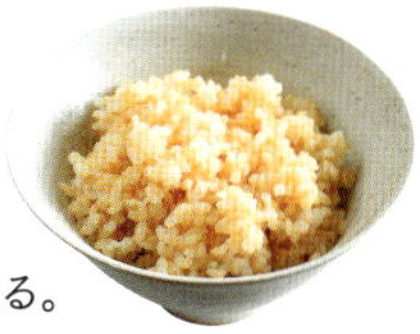

材料・作り方（1人分）

❶器に玄米ごはん（120g）を盛る。

198kcal 脂質：1.2g／塩分：0.0g

夜

ゲルソン療法の中心

ヒポクラテススープ

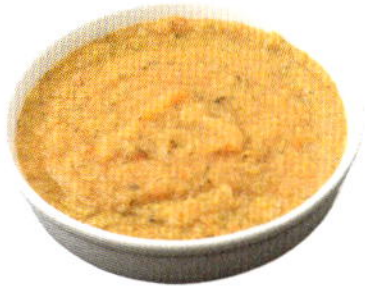

材料（1人分）

たまねぎ……400g（2個）	トマト………800g（4個）
じゃがいも…300g（3個）	パセリ………5g
セロリ………140g（1本）	にんにく……10g（2片）
ポロねぎ……300g（2本）	水……………400cc（2カップ）

作り方

❶たまねぎは皮をむき、スライスする。

❷皮がついたままのじゃがいも・トマト・セロリ・ポロねぎ・パセリは細かく切る。

❸鍋に①・②・にんにく・水を入れて弱火で2時間煮る。

❹③をマッシャーでつぶし、ペースト状にする。

❺④を器に盛る。

624kcal 脂質：2.0g／塩分：0.1g

夜

免疫機能を高めるはちみつ入り

ほうれん草入りジュース（500cc）

材料（1人分）

ほうれん草…200g（1束）	オレンジ……………200g（1個）
にんじん……200g（1本）	レモン………………100g（1個）
きゅうり……100g（1本）	いんげん……………100g
セロリ………80g	はちみつ……………21g（大さじ1）

作り方

❶ほうれん草・にんじん・きゅうり・いんげん・セロリはジューサーのサイズに合わせて切る。

❷オレンジ、レモンは皮をむいてジューサーのサイズに合わせて切る。

❸①・②をジューサーにかける。

❹グラスにはちみつを入れ、③を注ぐ。

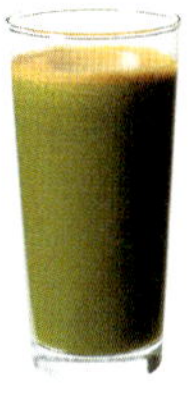

188kcal 脂質：0.8g／塩分：0.0g

※栄養価は絞り汁で換算しています

昼

黒酢と練りからしで味気なさをカット

蒸し野菜（蒸しキャベツ辛子和え）

材料（1人分）

キャベツ…………120g（2枚）	ちりめんじゃこ…5g
ピーマン…………20g（1個）	減塩醤油………3g（小さじ½）
しいたけ…………10g（1枚）	黒酢……………2.5g（小さじ½）
えのき茸…………20g	練りからし………少々

作り方

❶キャベツは3cm長さの短冊切り、ピーマンは種を取りキャベツの大きさに合わせて切る。

❷しいたけはスライスし、えのき茸は根元を切り落としてほぐす。

❸蒸気の上がった蒸し器に①・②を入れて蒸す。

❹ボウルに減塩醤油・黒酢・練りからしを入れてよく混ぜ、③・ちりめんじゃこを入れて和える。

❺器に④を盛る。

50kcal 脂質：0.6g／塩分：0.6g

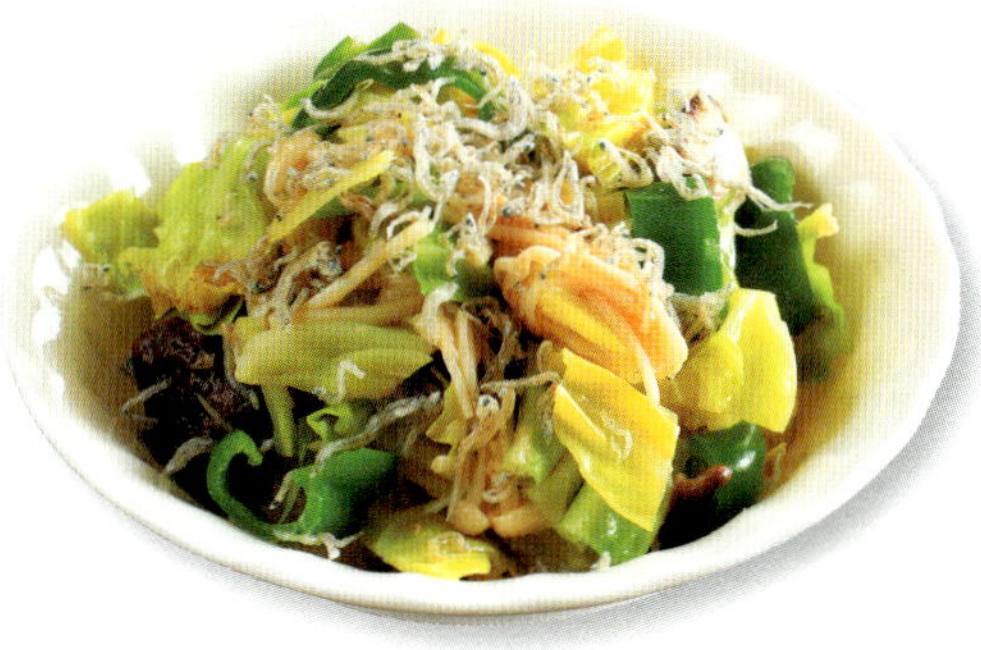

昼

春菊・三つ葉を加えて

納豆（春菊・納豆・三つ葉おかか和え）

材料・作り方（1人分）

❶春菊（30g）は熱湯でゆでて冷水に取り、水気をしぼって1cm長さに切る。

❷三つ葉（5g）は1cm長さに切る。

❸納豆（40g）・①・②・かつお節（2g）を入れ、粘りがでるまで混ぜる。

❹器に③を盛る。

94kcal 脂質：4.2g／塩分：0.1g

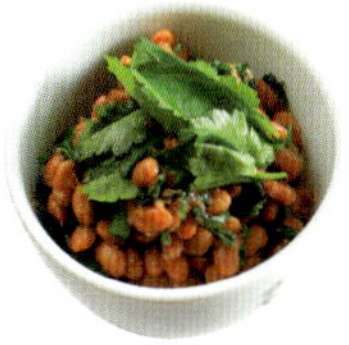

5種類以上の野菜・果物を、1日4回以上のジュースで

ファイトケミカルの効果的な摂り方

1日15回のジュースで、全身転移のがんを半年で消したアメリカ女性

ジューススケジュール

8：30a.m.	グレープフルーツジュース＋オリーブオイル
9：00a.m.	りんごジュース＋fiber cleanse（食物繊維）＋plus enemas（浣腸剤）
10：00a.m.	青汁＋C powder（粉末ビタミンC）
11：00a.m.	りんごジュース＋fiber cleanse
【昼食】	にんじんジュース、アシドフィルス菌（乳酸菌）
1：00p.m.	青汁＋C powder
2：00p.m.	りんごジュース＋fiber cleanse
3：00p.m.	にんじんジュース
4：00p.m.	青汁
5：00p.m.	りんごジュース＋fiber cleanse
6：00p.m.	にんじんジュース
7：00p.m.	青汁＋C powder
8：00p.m.	にんじんジュース
9：00p.m.	青汁＋C powder
10：00p.m.	りんごジュース＋fiber cleanse

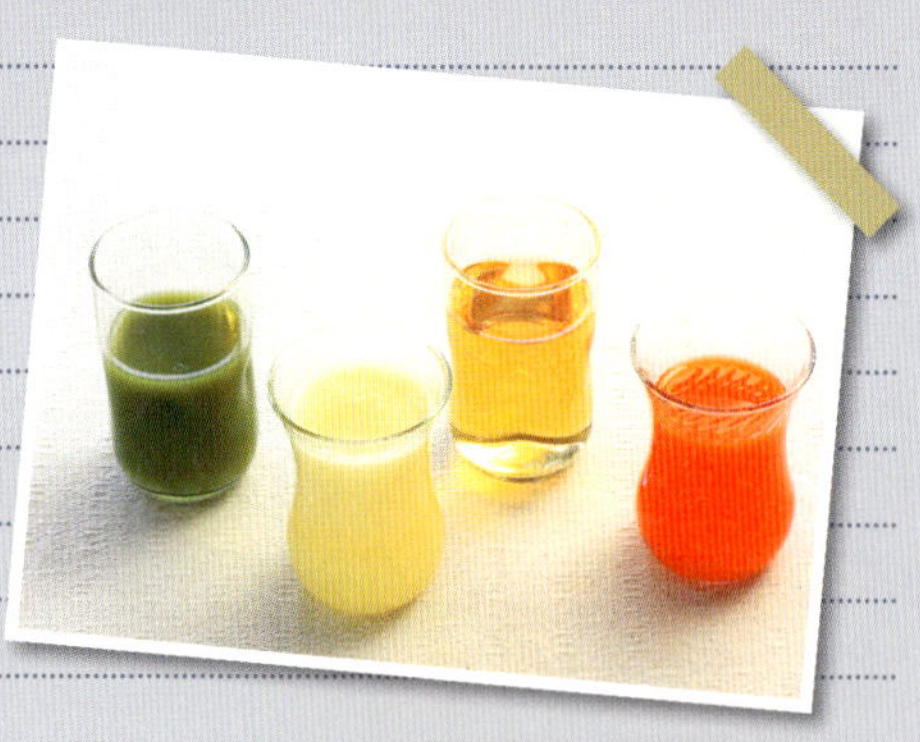

効果的に摂取する調理法

ファイトケミカルは安定した物質なので、人体で吸収するためには、細胞膜を壊して摂取することが必要です。野菜のファイトケミカルは加熱によって細胞外に溶け出すので、ぐつぐつ煮た野菜スープも効果的に摂取できますが、熱に弱いビタミンCとの相乗効果でがんを撃退するには、10種類の野菜・果物を入れた生ジュースが効果的です。

皮ごと摂取したいので、野菜・果物は無農薬・低農薬のもの、あるいは一晩水に浸して農薬を落として使います。自然の太陽を浴びた路地栽培ものはファイトケミカルの含有量が多く、また、有機栽培のほうが体の代謝に効率的に働きます。

作り置きは30分程度でビタミンCを半減させるので、しぼりたてを飲んでください。

飲むタイミングはいつ？

ジュースは、1日に何回かに分けて飲むことが効果的です。なぜなら、体内に徐々にたまった活性酸素を、その都度ファイトケミカルで除去することが、がんの抑制につながるからです。

上の表は、1日15回のジュースで末期がんを克服したアメリカ人女性の例ですが、これほど回数を多くしないまでも、がん患者さんの場合は1日4回以上に分けて、1.5ℓ以上のジュースを飲むことをお勧めします。

冷たい生ジュースは体を冷やす心配があるので、食材はあらかじめ冷蔵庫から出して常温に戻しておくこと、また、入浴の前後に飲むなど、体を温めるとよいでしょう。野菜・果物ジュースには、代謝を高めて体温を上げる作用もあります。

治ったその後を追跡調査

がん克服患者さんの今

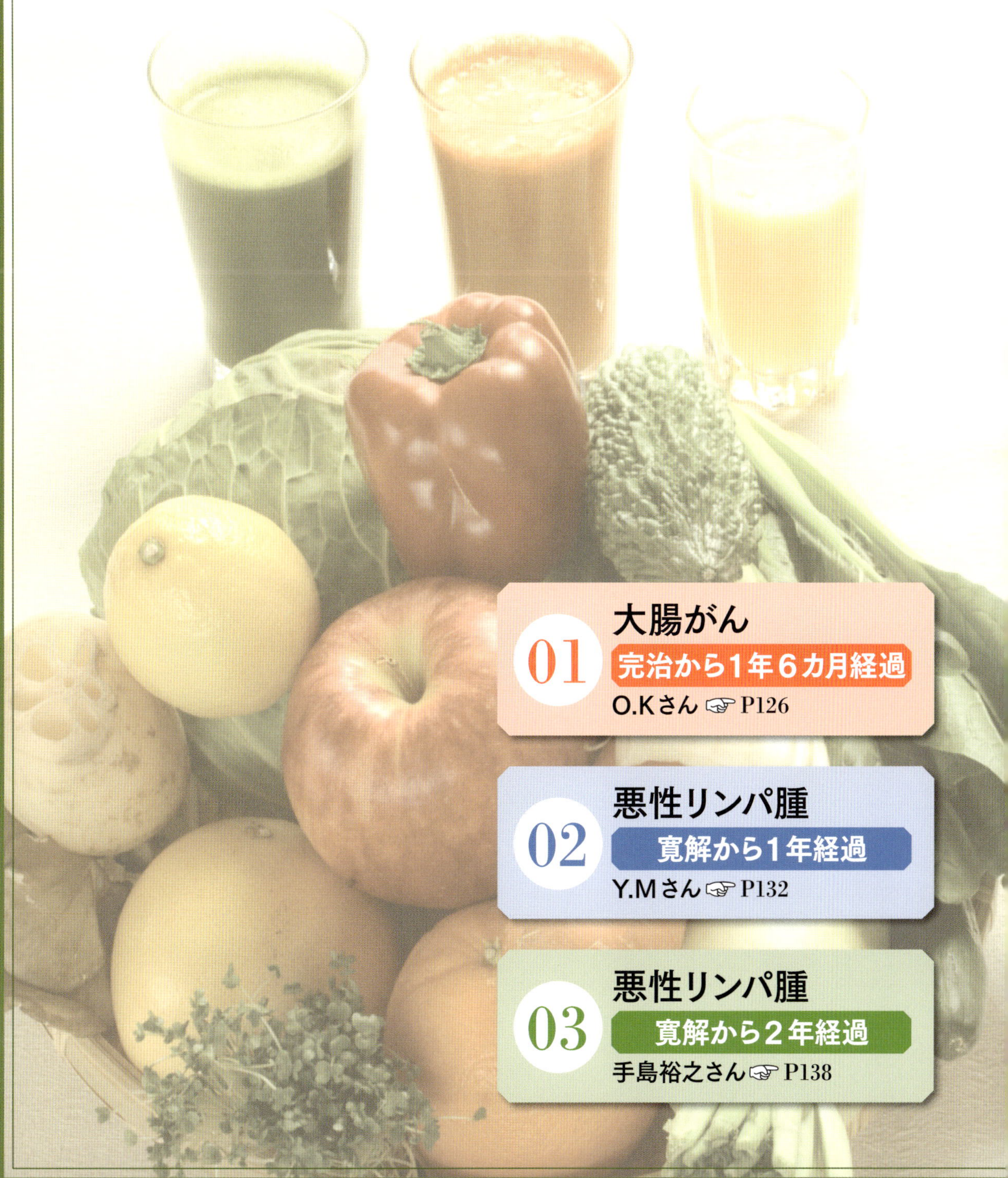

01 大腸がん
完治から1年6カ月経過
O.Kさん ☞P126

02 悪性リンパ腫
寛解から1年経過
Y.Mさん ☞P132

03 悪性リンパ腫
寛解から2年経過
手島裕之さん ☞P138

追跡調査

01 大腸がん

無職・60歳　O・Kさん

発症 2010年1月
完治 2010年8月
→ 完治から1年6カ月経過

肝臓転移を告げられて頭がまっ白に

　自分で店をやっていたので、仕入れのために出張に行くなど、忙しい日々でした。お酒も煙草もやりませんが、食事は簡単に済ませることが多く、外食も多かったと思います。夜遅くまで仕事をして、深夜にラーメン屋に入るということもしばしばありました。

　疲れはたまっていましたが、サプリメントの服用と、週1回のヨガで体調管理をしながら、我ながらよく動いていました。ときどき便秘や下痢はありましたが、2008年5月に受けたPET検査ではまったく問題はありませんでした。

　2010年1月、友人と食事をしたあと、急にこれまで感じたことのない気分の悪さに襲われました。便を見る余裕もない、ものすごい下痢で、すぐに近所の医者でバリウム検査を受けたところ、「手術が必要かもしれない」と、市民病院宛の紹介状を渡されました。先生からは「がん」という言葉はありませんでしたが、「がん?」と直感しました。

　市民病院で、内視鏡検査やCT検査を受けた結果、「大腸に2cm大のがんがあり、肝臓にも3カ所転移している」と言われ、頭がまっ白になるショックを受けました。じつは姉が、乳がんが肝臓に転移し、最後は脊髄にも転移して2年前に亡くなっていたので、「私ももうダメだ」と、自分の葬式の場面を思い浮かべるほどの落ち込みようでした。

　2月に大腸がんの摘出手術を受け、こちらはきれいに取れましたが、肝臓がんは何か所もメスを入れるとかえって暴れ出すということで手術はせず、3月から抗がん剤治療が始まりました。最初は飲み薬のゼローダを約3カ月。吐き気と腹痛の副作用で食欲もなく本当に苦しかったです。その後は、点滴の抗がん剤に変わり、食事療法も始めていたせいか、副作用は少し楽になりました。

発病から現在までの追跡調査

大腸がん切除後、残った肝転移巣が3カ月の食事療法で消えた

2010年6月　PET-CT画像　　　2010年10月　CT画像

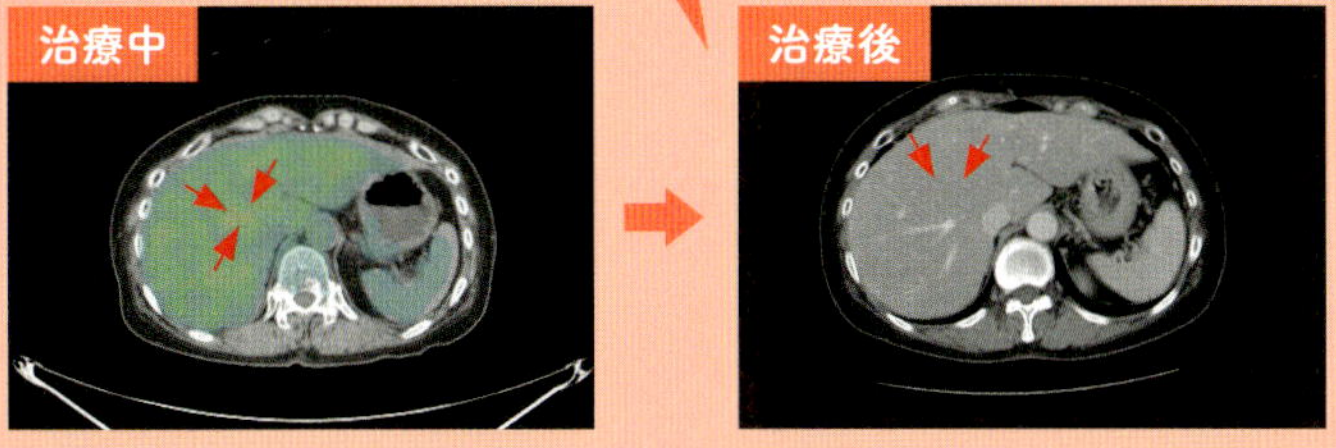

大腸がん同時性肝転移を合併。写真は、右葉中央に直径1.5cmの転移巣が見られる

肝右葉の転移巣が完全に消失

家族一丸となって取り組んだ食事療法でがんが消えた!

がんの宣告を受けてすぐに、夫が本屋で済陽先生の本を見つけてきました。本を読んだ夫は「俺はこれにかけてみる」と、姉や甥たちと家族会議を開き、プロの料理人の甥夫婦が食材手配や調理をしてくれて、家族一丸となって本格的な食事療法に取り組んでくれました。

済陽先生に初めて受診できたのは、食事療法を始めて半年近く経った２０１０年６月でした。ＰＥＴ検査の結果を見た先生が「もう、がんは、ぬけがらだよ」と言ってくださった言葉が忘れられません。「点はまだ残っているけれど、がん細胞は死んでいる」という意味と受け止め、希望の光が見えてきました。その直前の5月末の病院の検査でも「よくなっている」ということで、抗がん剤の飲み薬のゼローダをストップしたのですが、8月のＣＴ検査では、「画像ではがんは完全に消えています。珍しいことです」との医師の言葉でした。

現在も、再発予防のために、徹底した食事療法と、定期的な検査を続けていますが、体調はきわめてよく、元気です。いまは自分の病気と向き合うことを第一として、不要な外出は避け、ストレスのかからない日々を送っています。

徹底した無塩を続けてきた結果、つい最近、済陽先生のところで受けた検査では、尿中ナトリウム値が8（通常は17~３４８。20以下が目標値）、カリウム値が１６９（通常38~64。１００以上が目標値）という結果に、先生も「ストイックなまでに頑張ってるね」と褒めてくださいました。

発症時は、縮小させて手術にこぎつけることが目標だった転移がんを、結果的に手術をすることなく消失させることができたのは、済陽先生の食事療法と、それを一丸となって支えてくれた家族、無農薬の食材を送ってくれるなどさまざまな形で支えてくれた周りの人々のおかげと心から感謝しています。

O・Kさんが行った食・生活習慣

食事療法を始めた当初、1日4回、2400ccのジュースを飲むことは、量を見ただけで辛く、抗がん剤の副作用もある中、泣きながら、吐きながら、それでも毎日飲み続けました。

にんじん5～6本、セロリ、キャベツ、りんご、レモンをベースに、小松菜、ほうれん草、パセリ、かぶ、赤ピーマン、グレープフルーツなど、旬のものや入手できるありとあらゆる野菜・果物を入れて、7時、11時、15時、18時に飲むことを日課としました。

1日に20本消費するにんじんなどの食材は、農家の親戚が無農薬栽培したものを送ってくれたり、それでも足りない分は、有機野菜や無添加の食材を扱っている「らでぃっしゅぼーや」から取るなどしました。

私は、済陽式食事療法の約束事を厳しく守ってきたと自負していますが、中でも無塩は徹底しました。減塩しょうゆなどの減塩調味料も一切使わず、魚の粕漬けのように塩分を含むものはいっさい摂りませんでした。食事療法を「治療」として捉え、覚悟を決めたからだと思います。

大腸がんの手術を受け、退院してから10月までの約8カ月間は、姉夫婦、甥夫婦が暮らす家（私の実家）に同居し、食事は主に料理人の甥夫婦が担当してくれました。イタリアンが得意な甥夫婦は、塩を使わず、トマトやレモンの風味、香辛料、素材の持ち味、オリーブ油の風味などを活かして作る、済陽式食事療法に則ったイタリアン風レシピも工夫してくれました。

また、ジュースにできる野菜・果物はできるだけジュースにして、料理は、ジュースにならない、海藻、きのこ、大豆製品などを優先的に使いました。

今回の闘病を通して、ぜひみなさんにお伝えしたいのは、「自分にできることがある喜び」です。病気になると一般に、患者は医者の判断に任せて治療を受け、医者の言葉に一喜一憂するしかないことが多いのですが、ジュースを飲むこと、食事に気をつけることは、自分で自分の病気に立ち向かっている喜びです。そしてもう一つは、周りの人の支えへの感謝です。喜びと感謝の気持ちの中で徹底した食事療法を続けられたことが、免疫力を高めるのに大きな役割を果たしてくれたのではないかと感じています。

O・Kさんの7カ条

O・Kさんが決めた食生活ルール

1日4回、2400ccの大量ジュースを毎日欠かさず

01 大腸がんに効果がある抗酸化作用の強い野菜・果物をジュースで大量に摂る。にんじん、キャベツ、りんご、レモンは必ず入れる。

02 塩分は一切摂らない。貝柱、天日干ししたシイタケなど、効果と味を考えて調味。

03 1日2回は玄米食。朝は、自家製の無塩パンを食べる。

04 抗がん効果の高い、にんにく、生姜は、毎日必ず摂る。

05 免疫力を高めるトマト、ヨーグルト、マヌカはちみつ、海藻類、大根おろしは、毎日欠かさず摂る。

06 ブロッコリーの20倍の抗がん効果があるスプラウト（新芽）を毎日1パック摂る。

07 肉類、菓子類は一切口にしない。

済陽先生アドバイス

徹底した無塩と大量ジュースで3カ所の肝転移が消失

O・Kさんは、大腸の下部にできた下行結腸がんで、診断時にすでに3カ所の肝転移を合併していました。大腸切除手術後、抗がん剤治療と食事療法の徹底で、3カ月後のCT検査では、肝転移の3カ所の縮小が見られ、治療開始から約半年で、画像診断において完全に病巣が消失しました。O・Kさんは、ご自身も述べているように、とても厳格に食事療法に取り組まれ、特に徹底した無塩と、多種類・多量の野菜・果物ジュースを1日4回欠かさず飲まれたことが成功の鍵だと思います。その後、小さな影が肝臓に見られたことがありましたが、それも食事療法の徹底できれいに消えました。食事療法の実践にあたっては、家族の協力や支えが重要になることが多いのですが、O・Kさんのケースは、まさにご本人の努力と家族の協力が実を結んだ好例と言えるでしょう。

大腸がん　O・Kさんが毎日食べ続けた常食リスト

朝 青菜フルーツジュース	昼 黒豆の煮物※1	21:00 黒豆の煮物※1
朝 ねぎ納豆	昼 玄米ごはん	21:00 玄米ごはん
朝 湯むきトマト		21:00 スプラウトサラダ
朝 無塩パン		21:00 もずく酢
朝 マヌカはちみつ		21:00 わかめとじゃこのおろし和え
朝 黒にんにく※市販品		21:00 きのこと根菜のにんにく炒め
10:00 カスピ海ヨーグルト	15:00 にんじんセロリジュース	18:00 にんじんセロリジュース
11:00 にんじんセロリジュース	常備菜 大根レモン漬け	常備菜 生アーモンド※2

※1)ひよこ豆、大豆、花豆のときもある　※2)1日30粒食べるのが目標

朝

12種の野菜・果物を大量に

青菜フルーツジュース(750cc)

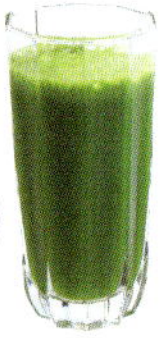

材料(1人分)

セロリ	50g(½本)	黄パプリカ	75g(½個)
ほうれん草	50g(¼束)	りんご	125g(½個)
小松菜	150g(½束)	グレープフルーツ	125g(½個)
キャベツ	180g(3枚)	オレンジ	100g(½個)
空心菜	30g	レモン	100g(1個)
ブロッコリー	125g(½株)	かぼす	30g(1個)

作り方

❶セロリ・ほうれん草・小松菜・キャベツ・空心菜・ブロッコリーはジューサーのサイズに合わせて切る。
❷黄パプリカは種を取り、りんごは芯を取り、グレープフルーツ・オレンジ・レモン・かぼすは皮をむき、ジューサーのサイズに合わせて切る。
❸①・②をジューサーにかける。
❹グラスに③を注ぐ。

162kcal 脂質:1.1g/塩分:0.1g

※栄養価は絞り汁で換算しています

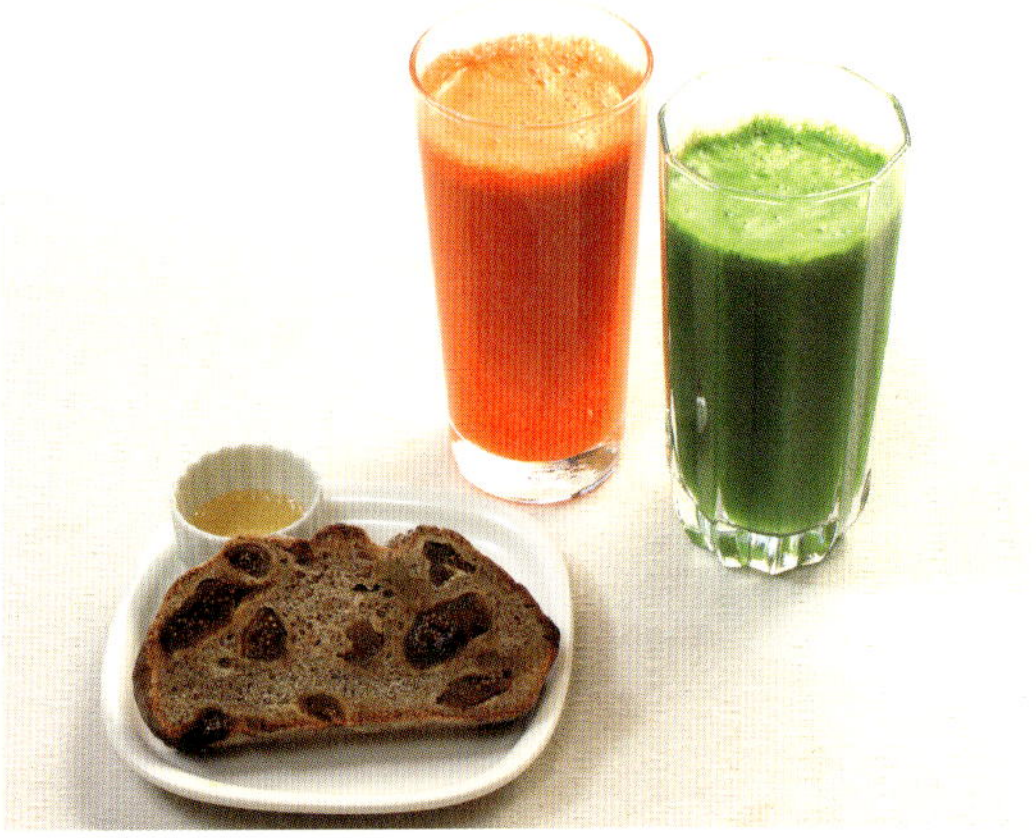

パンは、甥っ子が私のために考案してくれた無塩パンで、『かぜのようにはなのように』(☎0532-55-1210)で購入可。マヌカはちみつをつけていただきます。

朝

ねぎのアリシンで抗酸化

ねぎ納豆

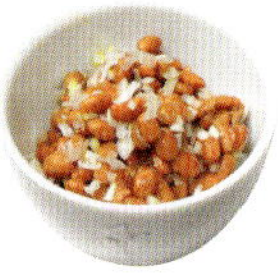

材料・作り方(1人分)

❶長ねぎ〈20g(⅕本)〉はみじん切りにする。
❷納豆〈50g(1パック)〉・①を粘りがでるまでよく混ぜ、器に盛る。

106kcal 脂質:5.0g/塩分:0.0g

朝

抗酸化作用が強いリコピンが大腸がんを抑制

湯むきトマト

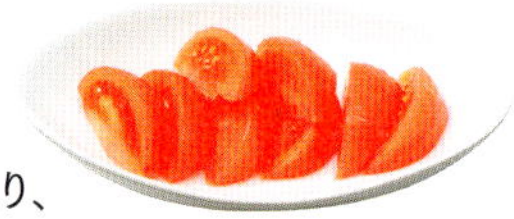

材料・作り方(1人分)

❶トマト〈100g(1個)〉はヘタを取り、熱湯にさっとくぐらせ湯むきする。
❷①を8等分のくし切りにし、器に盛る。

18kcal 脂質:0.1g/塩分:0.0g

10:00

乳酸菌は普通のヨーグルトの3倍

カスピ海ヨーグルト

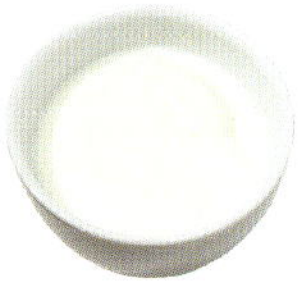

材料・作り方(1人分)

❶器にカスピ海ヨーグルト(200g)を盛る。

134kcal 脂質:7.6g/塩分:0.2g

昼 21:00

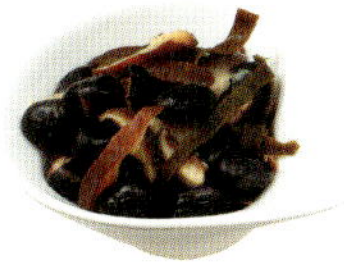

大豆よりビタミンB_1が豊富な黒豆

黒豆の煮物

材料・作り方（1人分）

❶黒豆（乾燥30g）はたっぷりの水に浸して戻す。
❷鍋に水（400cc）・昆布（1g）・干ししいたけ〈6g（3枚）〉を入れて火にかけ、沸騰したらかつお節（5g）を入れてこし、だしをとる。
❸昆布・干ししいたけを細切りにする。
❹鍋に②のだし・③・水気を切った①を入れ、黒豆がやわらかくなるまで煮て、器に盛る。

155kcal 脂質：6.1g／塩分：0.1g

昼 21:00

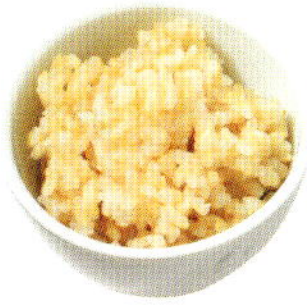

1日2回は玄米食

玄米ごはん

83kcal 脂質：0.5g／塩分：0.0g

材料・作り方（1人分）

❶器に玄米ごはん（50g）を盛る。

21:00

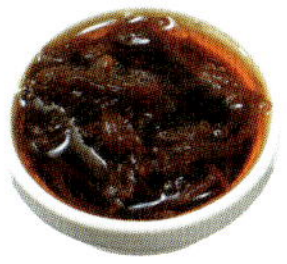

酢はミネラル豊富な玄米酢

もずく酢

12kcal 脂質：0.0g／塩分：0.1g

材料・作り方（1人分）

❶器にもずく〈25g（½カップ）〉を盛り、玄米酢〈45g（大さじ3）〉をかける。

21:00

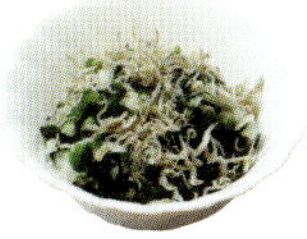

絶妙なコンビ

わかめとじゃこのおろし和え

材料・作り方（1人分）

❶大根〈75g（2.5㎝厚さ）〉は皮をむきすりおろす。
❷わかめ（乾燥5g）は水戻しし、水気をしぼる。
❸ボウルに①・②・ちりめんじゃこ〈15g（大さじ1）〉を入れて混ぜ、器に盛る。

36kcal 脂質：1.3g／塩分：1.2g

一晩漬けて口寂しい時に

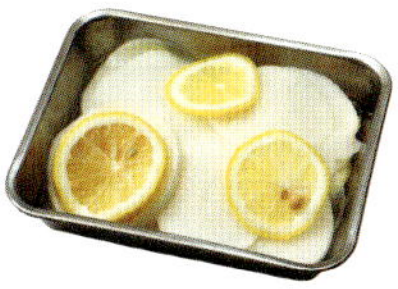

常備食 大根レモン漬け

材料・作り方（1人分）

❶大根〈150g（5㎝厚さ）〉は皮をむいて薄い輪切り、レモン〈100g（1個）〉はよく洗って薄い輪切りにする。
❷タッパーに①・砂糖〈18g（大さじ2）〉・酢〈30g（大さじ2）〉を入れてひと晩漬ける。
❸器に②を盛る。

156kcal 脂質：0.8g／塩分：0.0g

11:00 15:00 18:00

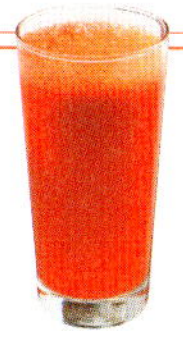

大量のにんじんで免疫力アップ

にんじんセロリジュース（500〜600cc）

材料（1人分）

にんじん	1000g（5本）	セロリ	70g（½本）
キャベツ	120g（2枚）	りんご	250g（1個）
		レモン	100g（1個）

作り方

❶にんじん・キャベツ・セロリはジューサーのサイズに合わせて切る。
❷りんごは芯を取り、レモンは皮をむき、それぞれジューサーのサイズに合わせて切る。
❸①・②をジューサーにかけ、グラスに注ぐ。

227kcal 脂質：0.9g／塩分：0.0g

※栄養価は絞り汁で換算しています

21:00

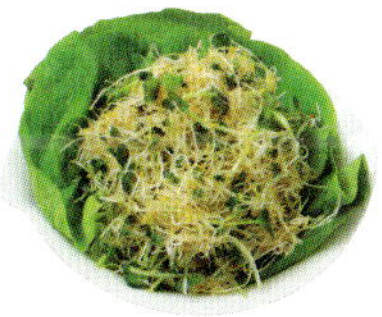

抗がん効果が強いスプラウト

スプラウトサラダ

材料（1人分）

ブロッコリースプラウト	50g（1パック）	サラダ菜	15g（3枚）
アルファルファもやし	100g（1袋）	かぼす	30g（1個）
かいわれ大根	40g（1パック）	亜麻仁油	4g（小さじ1）
空心菜の芽	50g（½袋）		

作り方

❶ブロッコリースプラウト・アルファルファ・かいわれ大根・空心菜の芽は根元を切り落とす。
❷かぼすは半分に切ってしぼり、亜麻仁油と混ぜてドレッシングを作る。
❸器にサラダ菜を敷いて①を盛り、②をかける。

78kcal 脂質：4.7g／塩分：0.3g

21:00

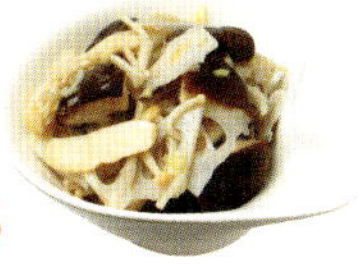

にんにく、しょうがを利用する

きのこと根菜のにんにく炒め

材料（1人分）

エリンギ	50g（1本）	れんこん	20g
しいたけ	30g（3枚）	にんにく	5g（1片）
えのき茸	50g（½袋）	しょうが	5g（1片）
		オリーブ油	4g（小さじ1）

作り方

❶エリンギは斜めスライス、しいたけは石づきを取り4等分、えのき茸は根元を切り落として半分長さに切り、れんこんは皮をむいていちょう切りにする。
❷にんにく・しょうがは皮をむいてみじん切りにする。
❸フライパンを温めてオリーブ油を敷き、①・②を炒める。
❹器に③を盛る。

80kcal 脂質：4.5g／塩分：0.0g

追跡調査

02 結腸間膜・悪性リンパ腫

会社役員・65歳　Y・Mさん

発症　2010年6月
寛解　2011年1月
→ **寛解から1年経過**

肺がん術後は元気だったが悪性リンパ腫に

　4年前の２００７年10月、咳と痰が止まらず、念のため呼吸器専門医でＣＴ検査を受けたところ、「肺の左上葉に１㎝程度の影がある」と言われました。紹介された国立がんセンターで経過観察したのち、２００８年６月に左肺の上葉を部分切除する手術を受けました。検査の結果、「細気管支肺上皮がん」と診断されました。運動不足にならないよう手術翌日から散歩するように指導され、部分切除術のため回復は早く、手術後3日目にはいつ退院してもよいと言われました。

　私は、ジョギングや水泳など体を動かすことが好きで、会社帰りに１～１・５時間ほど泳いだり、市主催のマラソン大会に参加したりしていました。61歳で初めてトライアスロン大会にも出場しました。食事は、特に好き嫌いはありませんが、10年前から血圧が高めだったため、野菜と魚が中心の食生活でした。アルコールはほぼ毎日飲んでいましたが、晩酌程度でした。健康を考えて、青汁と養命酒も毎日飲んでいました。これほど、運動もして、食事にも気をつけていましたが、体温は低く、常に35度台でした。

　肺がんの手術を受けたあとも、翌年には、再びトライアスロン大会に出るほど元気で、仕事にもすぐに復帰し、通常通りに働いていました。ところが、肺の手術から2年後の２０１０年６月、トライアスロン大会の１週間後から、胃のあたりがキリキリと痛み出し、近所の医院の薬で改善しないので、高校時代の同級生である済陽先生に相談し、受診しました。その結果、ＣＴ検査で、結腸に５㎝大の腸重積（回腸が大腸に入り込む）が見つかりました。さらにＰＥＴ検査で、大腸がんとリンパ節転移の疑いと言われ、その後の検査で「悪性リンパ腫（びまん性大細胞型Ｂ細胞性リンパ腫）」と診断されました。

追跡調査 02 悪性リンパ腫

発病から現在までの追跡調査

肺がん切除後に発病した腹腔内リンパ腫 半年間の抗がん剤と食事療法で寛解

2010年6月　PET-CT画像

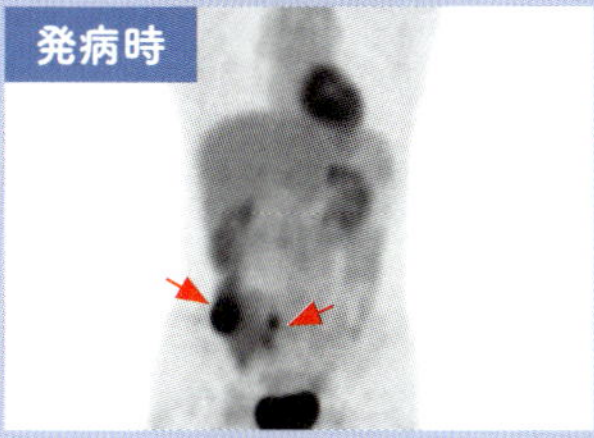

直径6cmの結腸リンパ腫と直径1cmの付属リンパ節

2011年1月　PET-CT画像

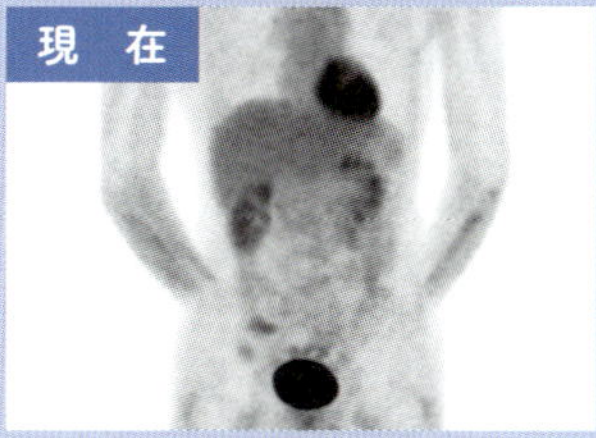

すべて消失

妻の食事療法の頑張りで半年後にがんが消えた

済陽式食事療法に取り組むと同時に、8月から、がんセンターで抗がん剤治療（リツキサンR－CHOP療法）を開始しました。抗がん剤治療は、1日目は、リツキサン（リンパ球のB細胞を無力化する抗がん剤）の点滴。点滴速度が上がると、頭皮や耳のかゆみ、注射針のあとが赤く腫れるアレルギー症状が出ましたが、30分後にはおさまり、その日の夕方には腹部の腫れと痛みが軽快して、約2カ月にわたる腹痛から解放されました。2日目は、CHOP療法という抗がん剤治療で、口内粘膜の痛み、便秘、下痢、頻尿、脱毛、手足のしびれ、不眠、うつ状態などの副作用が出ましたが、食事は普通に食べられ、吐き気止めの薬を飲んだのも1回程度。事前に説明を受けて覚悟していたより軽く済んだのは、がんがわかってすぐに済陽式食事療法を始めたおかげだと思っています。

その後3週間ごとに2日間通院をして「リツキサンR－CHOP療法」を6クール受け、12月に抗がん剤治療が終了しました。

抗がん剤治療中も、毎朝700ccの野菜・果物ジュースを飲み、できるだけ多種類の野菜を摂るために、毎日夕食には「野菜小鉢7品」を決まりにして、妻が献身的に食事を作ってくれました。食事療法を始めて半年後、抗がん剤治療を終えた2011年1月に再びPET・CT検査を受けたところ、驚いたことに、がんの影が消えていました。4月の腸の内視鏡検査でも、がんは消失していました。わずか半年でここまでよくなったのは、済陽先生と妻のおかげと心から感謝しています。

現在は体調もよく、仕事も普通にこなし、会社帰りにはプールにも行っていますが、早めに床について睡眠時間を十分に確保するよう心がけています。食事は、済陽先生からも「気を緩めるな」と釘をさされているので、現状維持で続けます。

Y・Mさんが行った食・生活習慣

食事はまったく妻任せで、妻が済陽先生の本を一生懸命に読んで、頑張ってくれました。

ジュースは毎朝、レモン・りんご・グレープフルーツ・にんじん・小松菜のしぼりたてジュースを７００cc飲みます。悪性リンパ腫には、強力な抗酸化作用があるレモンを1日2〜5個摂るとよいと言われ、レモンを必ず2個は入れるようにしました。寒い季節には、ジュースで体を冷やさないように、材料を常温に戻しておくと同時に、体を温かくしておく工夫をしました。

腸内環境を整えて免疫力を上げるために、カスピ海ヨーグルトも朝・昼に常食しました。カスピ海ヨーグルトには、通常のヨーグルトの3倍の乳酸菌が含まれているそうです。

妻のいちばんの工夫は毎日7品以上の野菜小鉢だったと思います。酢れんこんの梅和え、酢ごぼうのにんにく味噌、切干大根の煮物、小魚ときゅうりの酢のもの、大根葉のごま和え、7種類の野菜入りカレースープなど、毎日目先を変えながら、抗がん効果のある食材を組み合わせてくれました。

新鮮な無農薬野菜を選ぶことで、塩分を加えなくても素材そのものの味を楽しめたと同時に、味気なさは、酢、生姜、にんにく、梅ごのみ（梅干し、かつお節、しそを混ぜたもの）、香辛料などを工夫することでおいしく食べられました。

会社に出勤するようになってからは、午前と午後に野菜または果物のジュースを２００㎖ずつ、昼食後はヤクルト４００を1本飲み、昼食は毎日蕎麦。大根おろし蕎麦、なすがメインの田舎汁蕎麦、きのこ汁蕎麦など、野菜も同時に摂れるメニューを選んでいます。

生活面では、悪性リンパ腫発症前は、最高齢の自分が率先して会社のトイレ掃除を買って出て、1年以上の期間、皆より30分早く出社する生活を続けていました。会社帰りに水泳に行った日は、夕食は帰宅後21〜22時、就寝が0時過ぎで5時起床の不規則な生活でした。

しかし寛解後は、プールに行った日は、帰宅後の入浴はやめて、睡眠時間をきちんと確保するようにして、会社のトイレ掃除も若い人に任せています。好きだった酒は、治療中はきっぱり断ちましたが、現在は多少緩めています。

Y・Mさんの8カ条

Y・Mさんが決めた食生活ルール

できるだけ多くの種類の野菜を摂るために、野菜小鉢7品以上を夕食の決まりにした

01 免疫力を高めるため、量は少しずつでも、できるだけ多種類の野菜を1日に摂る。

02 代謝をよくする玄米を1日1回は必ず食べる。

03 朝・昼のカスピ海ヨーグルトで、腸内環境を整え、免疫力を上げる。

04 新鮮で、無農薬・無添加の食材を購入し、なるべく食材そのものの味を楽しむ。

05 炒め物は、オリーブ油やごま油を使い、にんにくで味をつける。

06 塩は使わず、昆布、酢、にんにく、生姜、梅ごのみなどで味のバリエーションをつける。

07 市販のパンも、マーガリンを使用していないものを選び、油の摂取を控える。

08 塩素などが含まれている水道水は避け、ペットボトルの水か、浄水した水を使う。

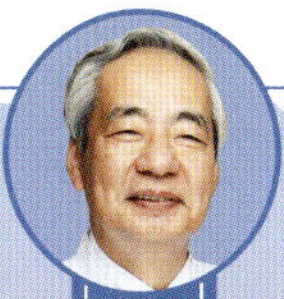

済陽先生アドバイス

野菜ジュースが有効な悪性リンパ腫 多種類の野菜が抗がん効果を高める

Y・Mさんは、２００８年に肺の部分切除を受けた後も、トライアスロンに出場するほど元気なスポーツマンですが、２０１０年に悪性リンパ腫を再発して、高校の同級生の私のところに見えました。血液のがんである悪性リンパ腫は、食事療法が非常に有効ながんで、特に傷ついた遺伝子を修復する働きがある新鮮な野菜・果物ジュースは効果的です。Y・Mさんは、大量の野菜ジュース、ヨーグルト、海藻類、きのこ類、にんにく、生姜といった免疫力を高める食材をふんだんに摂取したことで、抗がん剤治療の効果も上がり、わずか半年でがんが消えた症例と言えます。毎日の食事は、奥さんの献身的な努力で、夕食に必ず7品の野菜小鉢を摂っていたことも素晴らしいですね。それぞれの野菜に含まれるファイトケミカルや栄養素は違うので、多種類の野菜を摂ることはとても重要です。

悪性リンパ腫　Y・Mさんが毎日食べ続けた常食リスト

朝 小松菜りんごジュース	昼 カスピ海ヨーグルト	夜 玄米ごはん
朝 卵料理	昼 蕎麦	夜 野菜小鉢を7種以上※
朝 玄米ごはん		(例)①酢れんこんの梅和え、②酢ごぼうのにんにく味噌、③大根おろし、④黒豆、⑤切干大根の煮物、⑥プチトマトとたまねぎのサラダ、⑦小魚ときゅうりの酢のもの
朝 じゃがいもの味噌汁		
朝 カスピ海ヨーグルト		

※野菜小鉢詳細レシピは既刊『私の末期がんを治した毎日の献立』(講談社)をご確認ください。

朝

しぼりたてをたっぷり

小松菜りんごジュース(700cc)

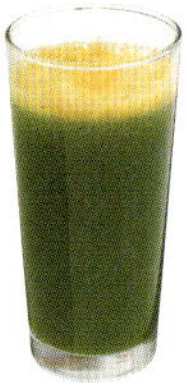

材料(1人分)

りんご……………………250g(1個)　小松菜………80g(2株)
グレープフルーツ…500g(2個)　レモン………200g(2個)
にんじん……………200g(1本)　はちみつ……大さじ2

(小松菜は1週間分取り寄せてるので、根の部分を濡らしたキッチンペーパーでくるみ、袋に入れて冷蔵庫の野菜室に入れておく。)

作り方

❶果物は1時間くらい前に冷蔵庫から出し、室温に戻す。
❷りんごは芯を取り、グレープフルーツは皮をむき、それぞれジューサーのサイズに合わせて切る。
❸にんじん・小松菜はジューサーのサイズに合わせて切る。
❹②・③をジューサーにかける。
❺グラスにはちみつを入れ、レモンをしぼり、④を注ぐ。

288kcal 脂質:0.6g/塩分:0.0g

※栄養価は絞り汁で換算しています

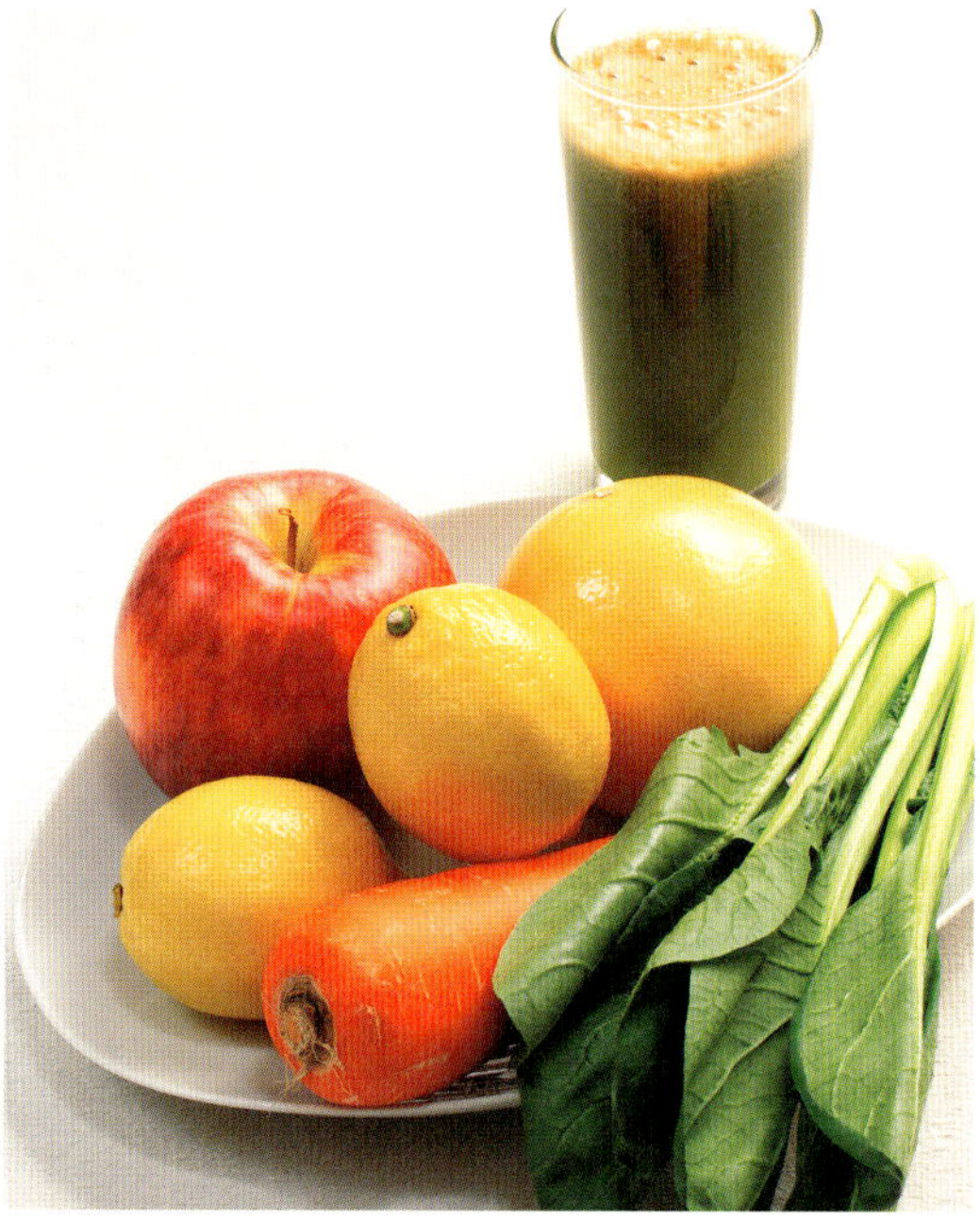

朝 夜

白米と半々で

玄米ごはん

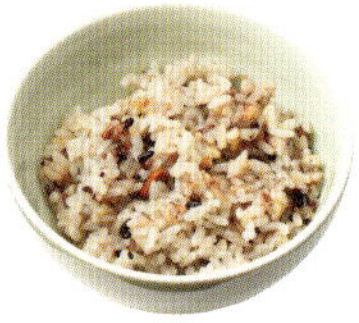

材料・作り方(1人分)

❶十六穀米(25g)・白米(25g)を合わせて洗う。
❷①・水(75cc)を炊飯器に入れて炊く。

174kcal 脂質:1.1g/塩分:0.0g

朝 昼

乳酸菌で腸内を活性化

カスピ海ヨーグルト

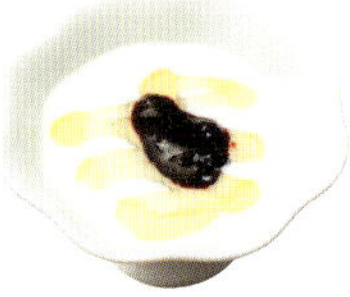

材料・作り方(1人分)

❶器にカスピ海ヨーグルト(300g)を盛り、ブルーベリージャム5g(小さじ1)・はちみつ7g(小さじ1)をかける。

231kcal 脂質:11.4g/塩分:0.3g

朝

前の晩にだしをとる

じゃがいもの味噌汁

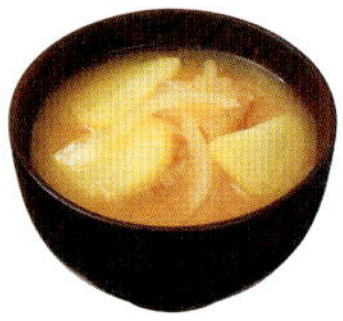

材料(1人分)

じゃがいも…100g(1個)　低塩みそ……18g(大さじ1)
たまねぎ……50g(¼個)　だし汁………300cc

作り方

❶じゃがいもは皮をむいていちょう切り、たまねぎは皮をむいてスライスする。
❷鍋にだし汁・①を入れ、じゃがいもがやわらかくなるまで煮る。
❸②に低塩みそを溶き入れる。
❹器に③を盛る。

124kcal 脂質:1.1g/塩分:1.7g

●**昆布だし**
前の晩に1ℓの水に昆布3枚・干ししいたけ3枚を入れて、冷蔵庫でねかせる。

追跡調査 02
悪性リンパ腫

朝

健康な鶏の卵を1日1個

卵料理
（ミニトマト・キャベツのスクランブルエッグ）

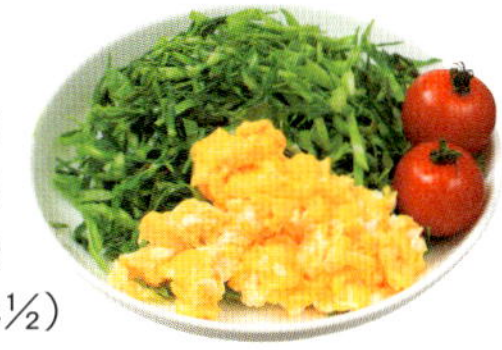

材料（1人分）
卵……………………50g（1個）
キャベツ……………60g（1枚）
ミニトマト…………20g（2個）
オリーブ油…………2g（小さじ½）

作り方
❶キャベツはせん切り、ミニトマトは半分に切る。
❷ボウルに卵を入れてよくかき混ぜる。
❸フライパンを温めてオリーブ油を敷き、②を流し入れ、箸でかき混ぜる。
❹器に①・③を盛る。

114kcal 脂質：6.5g／塩分：0.2g

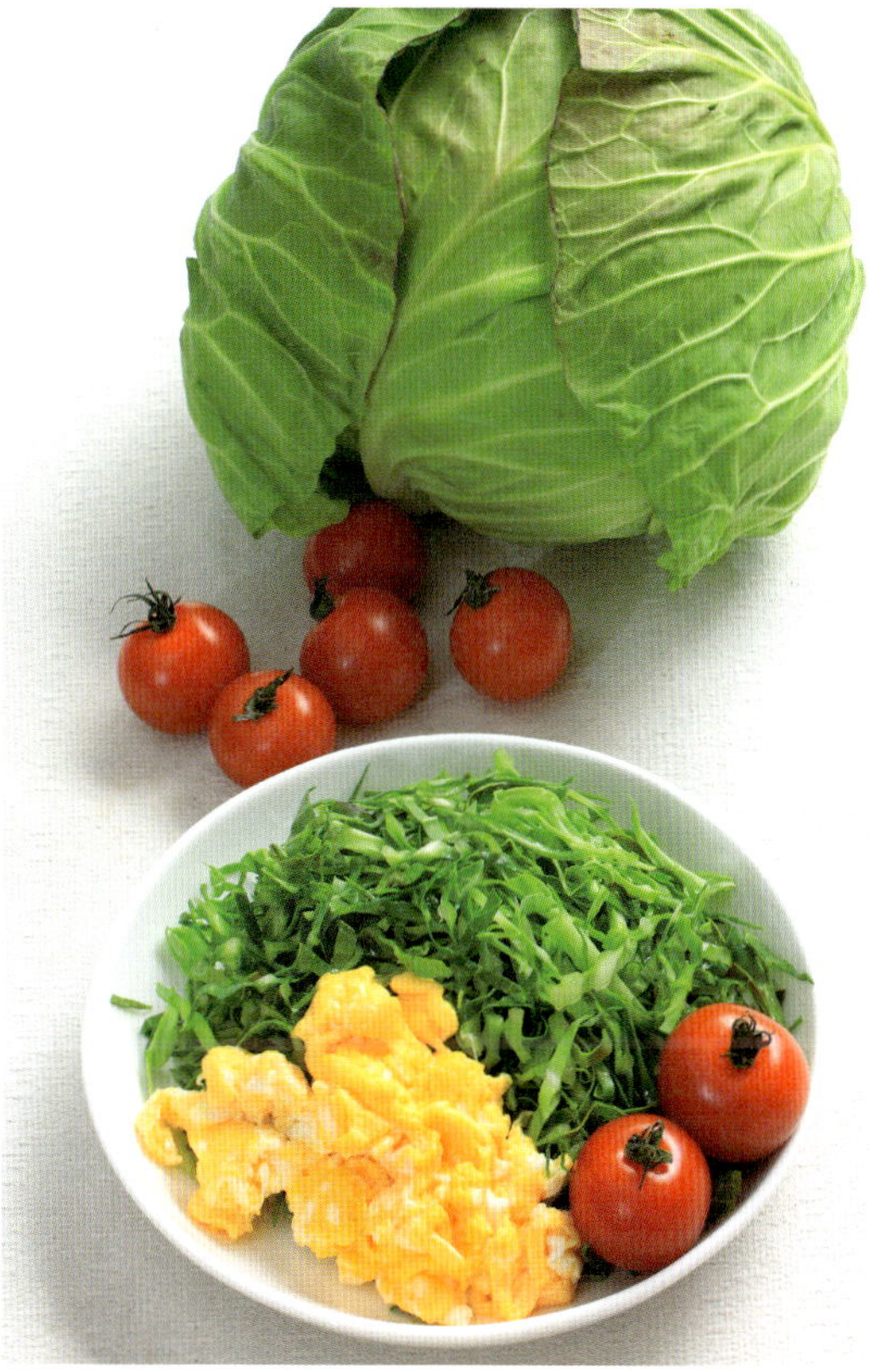

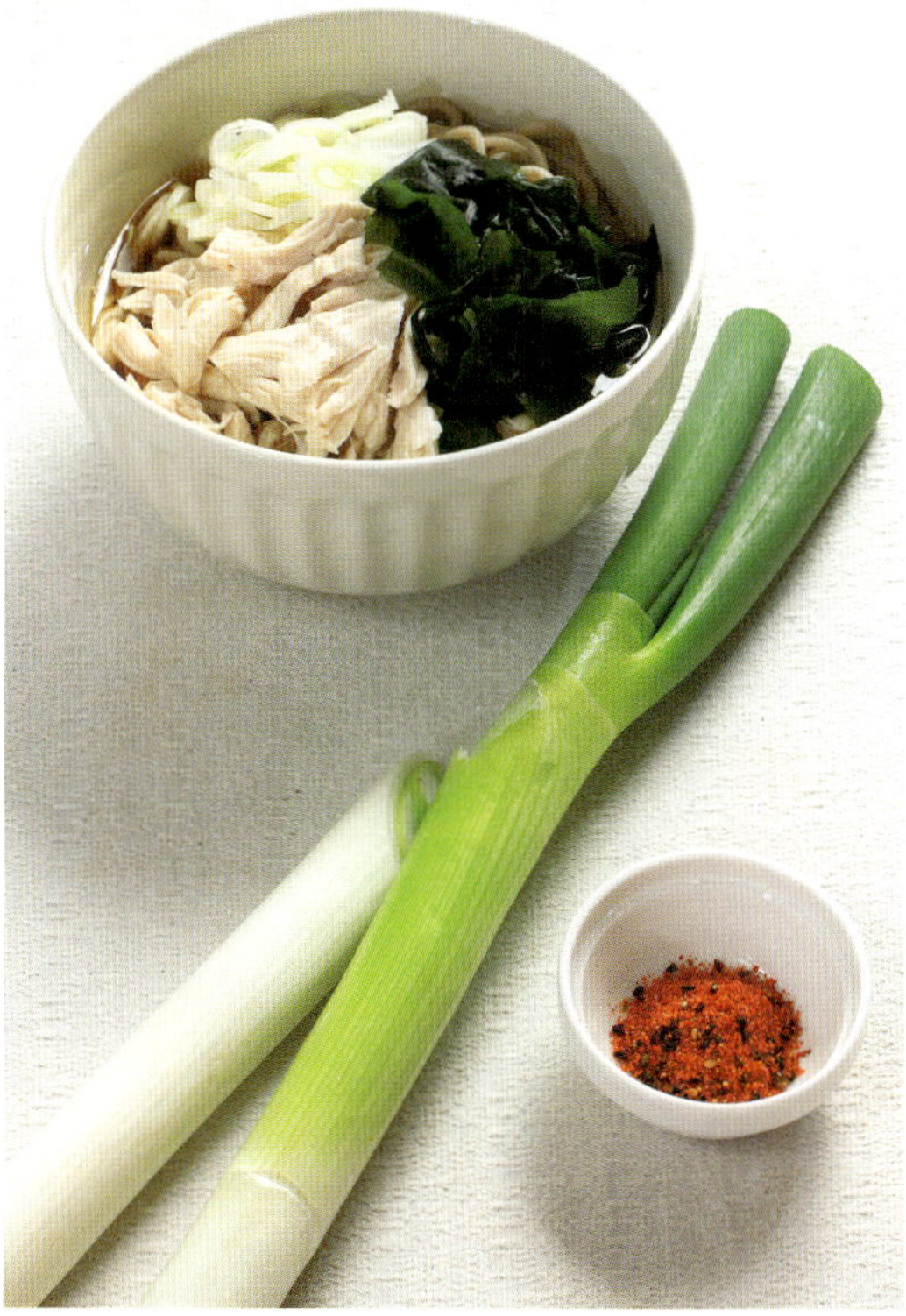

昼

そばのルテインががんを抑制

蕎麦（わかめ蕎麦）

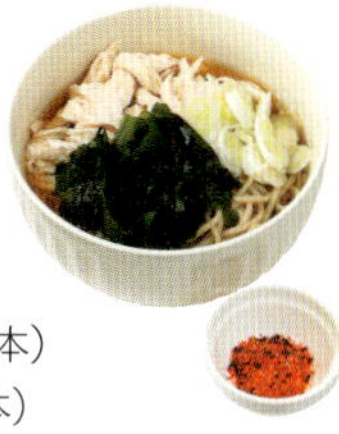

材料（1人分）
無塩そば………………100g
わかめ（乾燥）………1g
長ねぎ…………………10g（⅒本）
鶏ささみ………………40g（1本）
酒………………………15g（大さじ1）
つゆの素………………15g（大さじ1）
七味唐辛子……………少々
水………………………200cc

作り方
❶わかめは水で戻して水気をしぼり、長ねぎは小口切りにする。
❷耐熱皿に鶏ささみをのせて酒をふり、ラップをして電子レンジで加熱し、食べやすい大きさに手でさく。
❸鍋に水を入れて沸かし、つゆの素・無塩そばを入れる。
❹器に③を盛り、①・②をのせる。
※つゆ飲まない
※そばはゆでる必要ないタイプ。

198kcal 脂質：1.4g／塩分：0.4g

追跡調査

03 上縦隔悪性リンパ腫

学生・24歳　手島裕之さん

発症 2008年10月
寛解 2010年1月
→ 寛解から2年経過

「余命2～3年」の宣告に目の前が真っ暗に

大学に入ってからは、学校とアルバイトでぎりぎりの生活でした。週3～4日は深夜3時ごろまで働き、2時間くらい寝て学校に行くことが多かったです。親は心配していましたが、若さに任せて、勉強とアルバイトに没頭していました。一度アルバイト先で倒れて病院に運ばれたことがありましたが、レントゲンや簡単な検査だけで終わり、病気は発見されませんでした。大学でも年に1度の健康診断は受けていましたが、特に問題なしということでした。

小学生のときは野球チームに入っていましたが、その後は学校の体育の授業以外に運動はあまりしていません。睡眠時間はどうしても不足気味で、夜中のアルバイトなどでストレスも少なからずあったと思います。

そんな生活を続けていた大学3年の秋（2008年）のことです。首から下の胸部の骨がきしむような痛みで眠れなくなり、近くの病院でレントゲン検査を受けました。画像を見た医師から、「心臓と肺の間の縦隔に、12cmもの大きな腫瘍がある」と告げられ、「悪性の縦隔腫瘍だった場合は、余命2～3年ということもある」という宣告に、目の前が真っ暗になりました。ともかく詳しく調べてみなければと、県立がんセンターでCT検査や細胞組織を採る検査などを行ったところ、縦隔腫瘍ではなく、悪性リンパ腫であることが判明しました。そのとき医師から、「悪性の縦隔腫瘍よりは、悪性リンパ腫のほうが治療法がある」と言われ、半分くらい気持ちが楽になりました。

治療は、抗がん剤と放射線療法を行うことになり、2008年12月から、悪性リンパ腫に効果的という、リツキサンと4種類の化学療法剤を組み合わせる「リツキサンR－CHOP療法」が始まりました。

追跡調査 03
悪性リンパ腫

発病から現在までの追跡調査

12cmにわたる広範な悪性リンパ腫であったが的確な抗がん剤投与と食事療法で寛解

2008年12月3日　CT画像

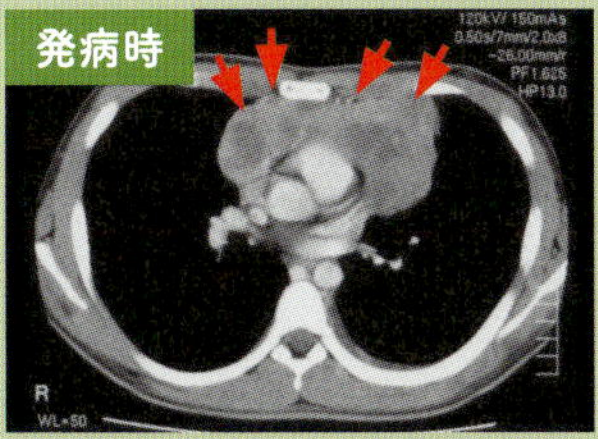

造影された大血管（白色部分）を囲むように巨大な腫瘍が見える

2010年1月20日　PET-CT画像

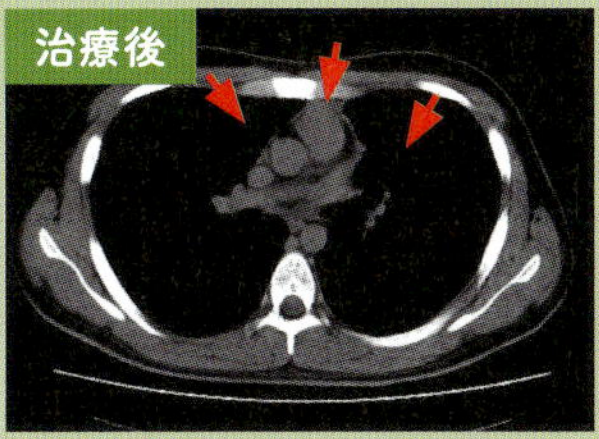

ほぼ完治し大血管を残すのみになった

ジュース・食事療法で半年後にがんが消えた！

同時に、何かできることはないかとインターネットや本屋を探し、めぐり合えたのが、済陽先生の本でした。「ジュースでがんがよくなるのだろうか」と半信半疑でしたが、ともかくやれることは何でもやってみようと、朝・晩５００㎖ずつのにんじん・りんごジュースを飲み始めました。

ジュースを飲み始めて１カ月くらい経った頃、ふと気付くと、35・5度以下と低かった平熱が、36度以上に上がっていました。体温が上がることで免疫力が高まると本に書いてあったので、もしかしたらがんも改善できるかもしれないと、希望が湧いてきました。２００９年３月に、済陽先生の直接指導を受けてからは、母の全面的な協力で、食事療法も開始しました。

病院では、抗がん剤治療を２００９年５月まで６クール受けた後、放射線治療を20回受けました。抗がん剤では吐き気、脱毛などの副作用がありましたが、放射線ではほとんど副作用がなかったのも、ジュース・食事療法のおかげだと思っています。

放射線治療の終了を告げられた２００９年８月のCT検査では、がんはかなり縮小したものの、まだ３㎝のがんが残っていました。「とりあえず様子をみましょう」ということで、定期的に検査を受けながら、さらに食事療法を徹底させました。

そして約半年後、２０１０年１月のCT検査で、３㎝あったがんが消え、１㎜程度の細かい点が３、４個あるだけという、信じられない結果が出ました。４月の西台クリニックのPET検査でも、わずかな点が残っているだけで、「これはがんの残骸。もうがんは死んでるよ」という済陽先生の笑顔に、心からの喜びが湧きあがりました。腫瘍マーカーの数値も基準値まで下がっていました。

手島裕之さんが行った食・生活習慣

　初めは、にんじん・りんご主体のジュースでしたが、２００９年３月に、済陽先生の指導を受けてからは、小松菜、キャベツ、パセリ、きゅうり、大根、れんこん、パプリカ、ブロッコリースプラウト、ゴーヤ、にんじん、りんごなど、1回に10種類前後の野菜・果物を入れたジュースを、朝・昼・晩５００〜６００㎖飲むようにしました。悪性リンパ腫に効果が高いと言われるレモンは必ず入れます。昼間大学に行くときのジュースは、済陽先生にご相談して、市販の冷凍青汁を持って行くことにしました。玄米おにぎりと野菜たっぷりの弁当も持参します。

　免疫力を高めるにはマイタケがよいと聞き、マイタケ１００ｇを鍋でグツグツ煮つめた、真っ黒いマイタケ汁も、ジュースに混ぜて一気飲みしています。

　朝の定番メニューとしては、野菜・果物ジュースのほかに、低塩味噌を使ったシジミの味噌汁と、プレーンヨーグルト１５０ｇを摂ります。

　食事も大好きだった肉をやめ、脂っこいものも避けて、野菜中心に切り替えました。かぼちゃとインゲンの煮物や、野菜をたっぷり入れたエビギョーザなど、おかずの８〜９割が野菜になるように、母がメニューを工夫してくれています。がん抑制効果が高いにんにくは、炒め物のほか、すり下ろしたにんにくを魚にすり込んで焼いたり、にんにくを加えた煮魚など、積極的に摂っています。にんにくを上手に使うことで、減塩もしやすくなり、放射線治療の影響で減った白血球の数値を上げるためにも、にんにくや、季節の野菜・果物を一生懸命摂りました。

　主食は玄米ですが、普通の玄米ごはんだけだと飽きるので、玄米チャーハンにしたり、塩分を控えた野菜カレーにしたり、蕎麦や、山芋たっぷりのお好み焼きを食べることもあります。

　生活も、深夜のアルバイトはやめて、睡眠時間を十分取るようにしました。現在は体調もよく、大学も無事卒業できました。再発防止のための食事療法を続けながら、適度な運動をして、無理はしないようにしながら、これからの人生に向けて再スタートを切ろうと思っています。済陽先生の食事療法に出合えたことと、「絶対に助けてやる」と懸命に闘病を支えてくれた両親への感謝の気持ちを忘れずに。

追跡調査 03
悪性リンパ腫

手島さんの7カ条

手島裕之さんが決めた食生活ルール

ジュースは味よりも、がんに効くことを重視する

01 悪性リンパ腫に効果が高いレモンを必ず入れた多品目ジュースを、1日3回飲む。

02 朝は起きぬけに、多種の野菜にマイタケの煮汁を加えた強烈な味のジュースで目を覚ます。

03 玄米、豆類、果物を必ず食事に取り入れる。

04 がんに有効なにんにくを積極的に摂る。

05 好きではない魚介類も、味噌汁に入れるなどして食べる。

06 豆乳は板ゼラチンで豆腐にして食べる。

07 その他、減塩、肉を食べない、油を控えるなど済陽式食事療法の基本をすべて忠実に守る。

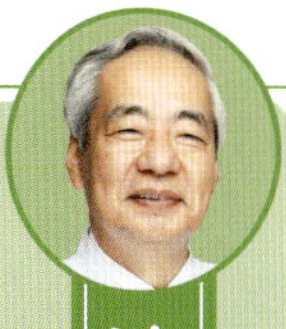

済陽先生アドバイス

済陽式食事療法を忠実に守ってがんを撃退
体温上昇はがん改善に重要

近年は若い世代にもがんが増えています。手島さんも、21歳という若い年齢での発症で、ショックも大きかったと思います。大好きな肉類をきっぱりと断ち、あまり好きではない野菜や魚介類、玄米、豆、芋類の食生活に切り替えたこと、そして多種類の野菜・果物ジュースを大量摂取したことで、巨大な悪性リンパ腫がほとんど消失しました。西台クリニックでのリンパ腫15例に対する食事療法の有効性は8割程度です。

最初ににんじん・りんごジュースを飲み始めて1カ月で、体温が1〜1・5度上がり、細胞代謝がよくなったことも、がんの闘病においてとても重要です。インターフェロンαという免疫物質の産生能の値も、30000IU／㎖と極めて高く、熱心な食事療法で免疫力がアップしたことを示しています。家族一丸となって危機を乗り越えられたことに敬意を表します。

悪性リンパ腫　手島裕之さんが毎日食べ続けた常食リスト

朝 野菜ジュース	昼 フルーツ青汁ジュース	夜 フルーツジュース
朝 緑茶	昼 プレーンヨーグルト	夜 納豆
朝 ミネラルウォーター	昼 果物	夜 にんにくの味噌漬け
朝 しじみの味噌汁		夜 山芋のぬか漬け
朝 果物		夜 果物
朝 プレーンヨーグルト		

※詳細レシピは既刊『私の晩期がんを治した毎日の献立』（講談社）をご確認ください。

朝

10種類の野菜・果物

野菜ジュース（450cc）

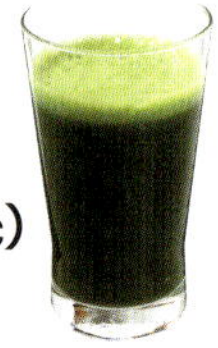

材料（1人分）

小松菜…130g（½束）
キャベツ‥150g（3枚）
パセリ……3g（3本）
きゅうり…90g（1本）
りんご……125g（½個）
レモン……200g（2個）
大根……70g（2㎝厚さ）
れんこん……………………70g
赤パプリカ…………………70g（½個）
ゴーヤ………………………90g（⅓本）
ブロッコリースーパースプラウト…10g（⅕パック）
まいたけ汁…………………30cc
はちみつ……………………21g（大さじ1）

作り方

❶小松菜・キャベツ・パセリ・きゅうりはジューサーのサイズに合わせて切る。
❷りんごは芯を取り、レモン・大根・れんこんは皮をむき、赤パプリカは種を取り、ゴーヤは縦半分に切って綿を取り、それぞれジューサーのサイズに合わせて切る。
❸ブロッコリースーパースプラウトは根元を切り落とす。
❹①・②・③をジューサーにかける。
❺グラスにまいたけ汁・はちみつを入れ、④を注ぐ。

195kcal 脂質：0.8g／塩分：0.0g

※栄養価は絞り汁で換算しています

●まいたけ汁作り方

❶まいたけ〈100g（1パック）〉を小房に分ける。
❷鍋に①・水（300cc）を入れて火にかけ、強火で加熱する。
❸沸騰直前で弱火にし、煮汁が30ccになるまで煮詰める。

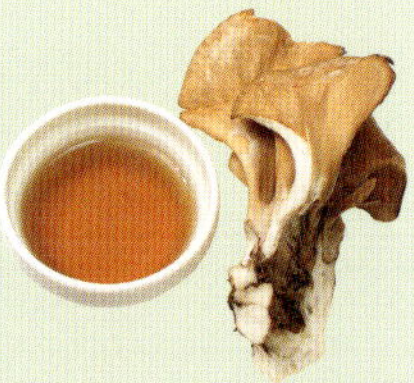

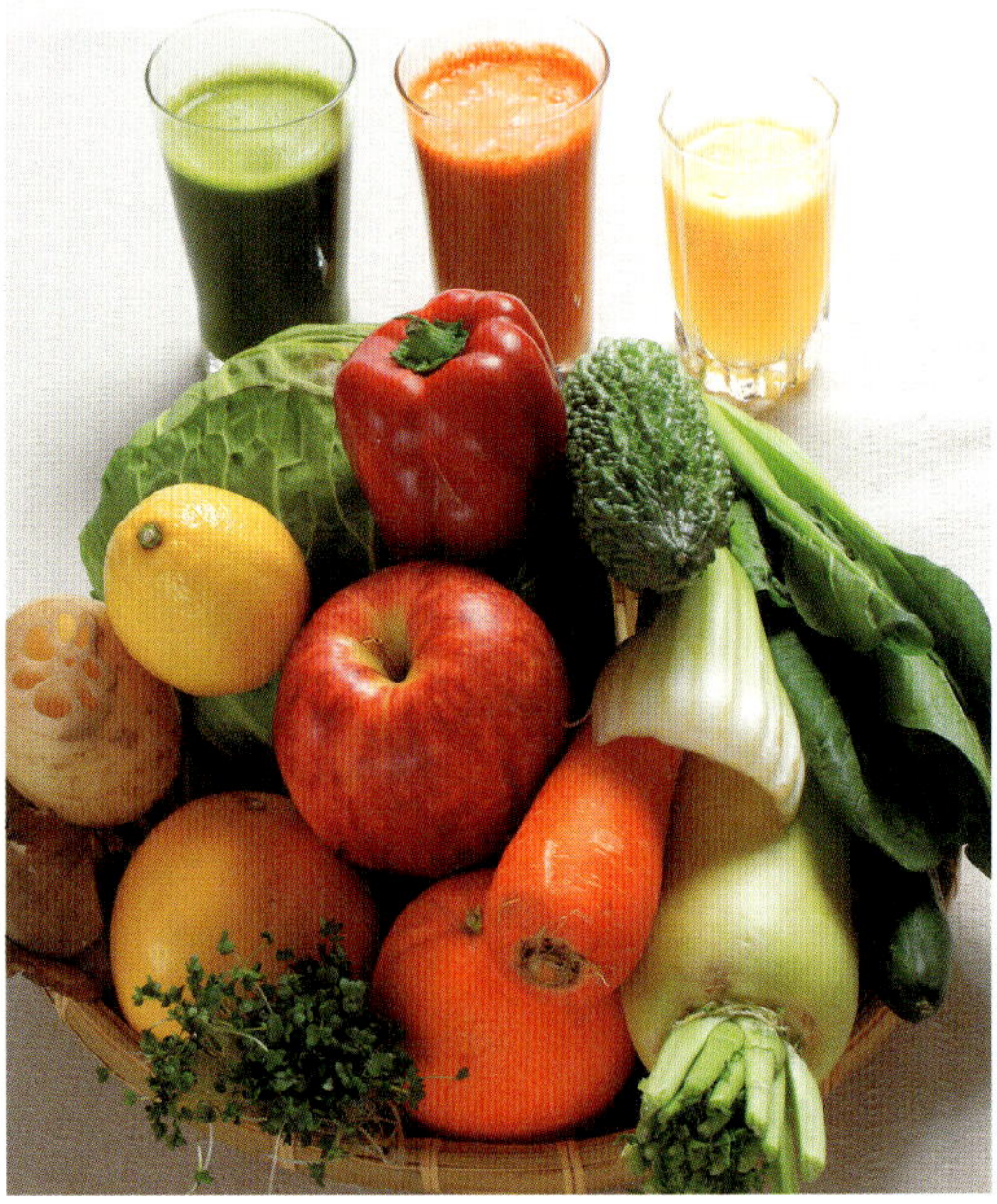

朝

貝類の良質たんぱくを効率よく

しじみの味噌汁

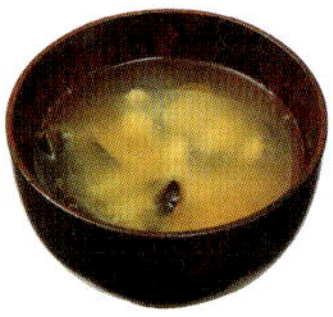

材料（1人分）

しじみ（殻つき）……30g
低塩みそ…………12g（小さじ2）
昆布………………1g
水…………………150cc

作り方

❶鍋に水と昆布を入れて火にかけ、沸騰直前に昆布を取り出し、だし汁を作る。
❷しじみはよく洗う。
❸鍋に①・②を入れ、しじみの口が開くまで煮る。
❹③に低塩みそを溶き入れる。
❺器に④を盛る。

42kcal 脂質：1.0g／塩分：1.2g

朝

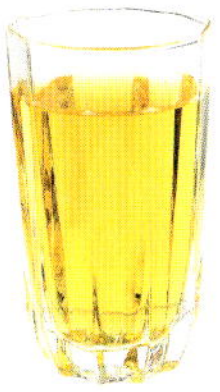

カテキンががんを抑制

緑茶

材料・作り方（1人分）

❶器に緑茶（300cc）を注ぐ。

6kcal 脂質：0.0g／塩分：0.0g

朝 昼 夜

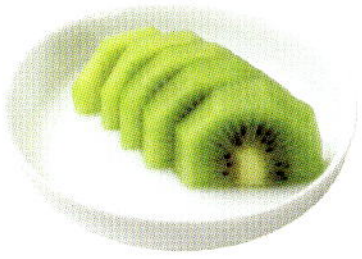

毎食種類を変えて

果物 ※朝・昼・夕毎日果物かえます

材料・作り方（1人分）

❶キウイフルーツ〈50g（½個）〉は皮をむき、食べやすい大きさに切り、器に盛る。

27kcal 脂質：0.0g／塩分：0.0g

昼

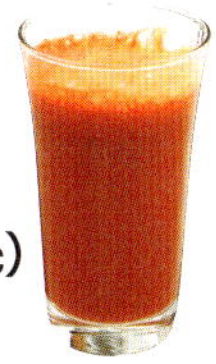

冷凍青汁を上手に活用

フルーツ青汁ジュース（500cc）

材料（1人分）

りんご…………375g（1・½個）
にんじん………400g（2本）
レモン…………200g（2個）
はちみつ…………21g（大さじ1）
冷凍青汁…………90g（2パック）
※キューサイ青汁（冷凍パック）90g

作り方

❶凍ったままのキューサイの青汁を、袋を開けずに水（ぬるま湯）につけて解凍する。
❷りんご・にんじん・レモンは洗って皮をむき、ジューサーのサイズに合わせて切る。
❸②をジューサーにかける。
❹グラスにはちみつ・①を入れ、③を注ぐ。

255kcal 脂質：0.6g／塩分：0.0g

※栄養価は絞り汁で換算しています

夜

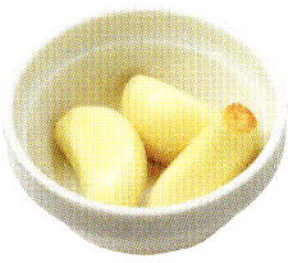

アリシン、セレンががんを抑制

にんにくの味噌漬け

材料・作り方（1人分）

❶にんにく〈15g（3片）〉は皮をむく。
❷バットに低塩みその半量を敷き、ガーゼをのせた上に①を並べる。
❸②にガーゼをのせて低塩みそ（適量）の半量をのせてのばす。
❹③にラップをして冷蔵庫に入れて漬け込み、器に盛る。

22kcal 脂質：0.2g／塩分：0.1g

朝

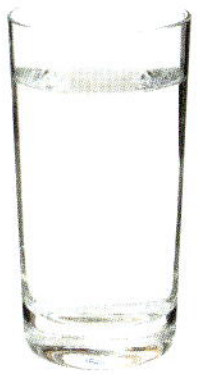

水道水は飲まない

ミネラルウォーター

材料・作り方（1人分）

❶グラスにミネラルウォーター（300cc）を注ぐ。

0kcal 脂質：0.0g／塩分：0.0g

朝 昼

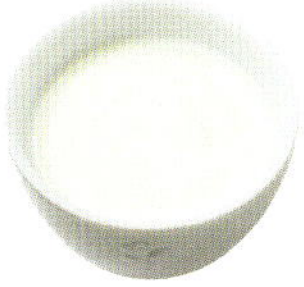

オリゴ糖が善玉菌を増やす

プレーンヨーグルト

材料・作り方（1人分）

❶器にプレーンヨーグルト（150g）を盛る。

93kcal 脂質：4.5g／塩分：0.2g

夜

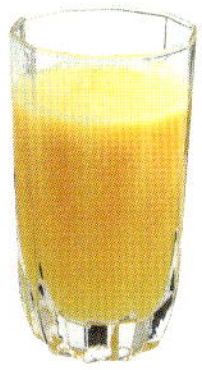

はちみつのオリゴ糖が善玉菌を増やす

フルーツジュース（400cc）

材料・作り方（1人分）

❶グレープフルーツ〈250g（1個）〉・オレンジ〈400g（2個）〉・レモン〈200g（2個）〉は皮をむき、ジューサーのサイズに合わせて切る。
❷①をジューサにかける。
❸グラスにはちみつ〈21g（大さじ1）〉を入れ、②を注ぐ。

220kcal 脂質：0.5g／塩分：0.0g

夜

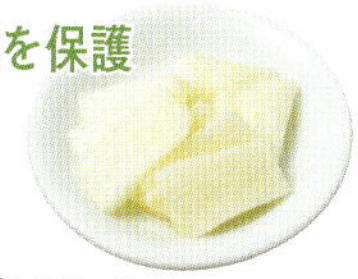

ぬるぬる成分ムチンが胃の粘膜を保護

山芋のぬか漬け

材料・作り方（1人分）

❶山芋（40g）は皮をむき、縦4等分にする。
❷①を糠床（適量）に入れ、ひと晩漬け込み翌日取り出して水洗いし、5㎜厚さに切る。

26kcal 脂質：0.1g／塩分：0.2g

夜

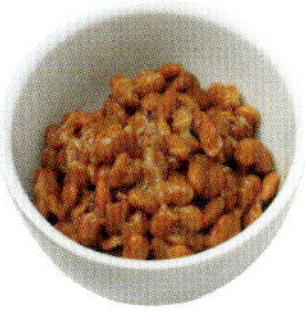

ビタミンB群が大豆の2倍

納豆

材料・作り方（1人分）

❶納豆〈45g（1パック）〉は練りからし（3g）を加え、粘りが出るまでよく混ぜ、器に盛る。

93kcal 脂質：4.5g／塩分：0.3g

好評発売中

Vol.1

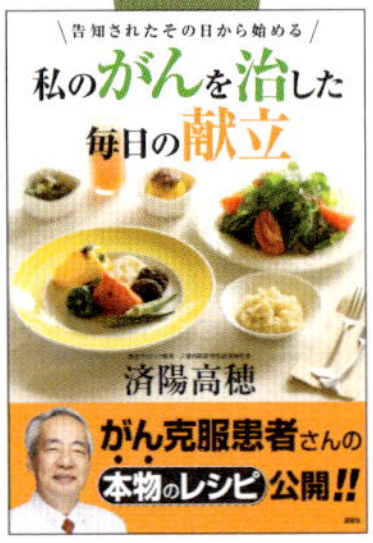

『私のがんを治した毎日の献立』

乳がん、肝臓がん、食道がん、悪性リンパ腫、胃がん、卵巣がん、前立腺がん、大腸がんを克服した9名の患者さんの本物のレシピ集第一弾。ジュースのしぼりかすを活用するレシピつき。

B5判 144ページ 1500円（本体）

Vol.2

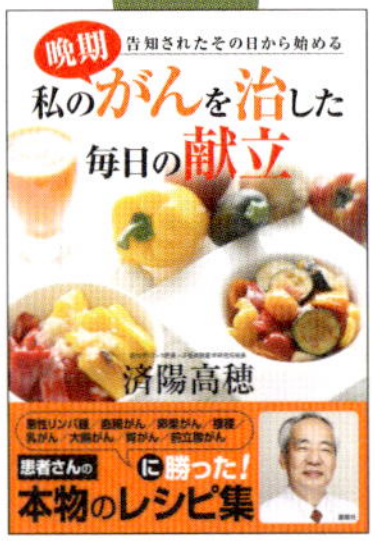

『私の晩期がんを治した毎日の献立』

余命半年前後を宣告された、悪性リンパ腫、直腸がん、卵巣がん、乳がん、大腸がん、胃がん、前立腺がんを克服した7名の患者さんの実例レシピ集。『臓器別・がんに勝つ食材事典』つき。

B5判 144ページ 1500円（本体）

Vol.3

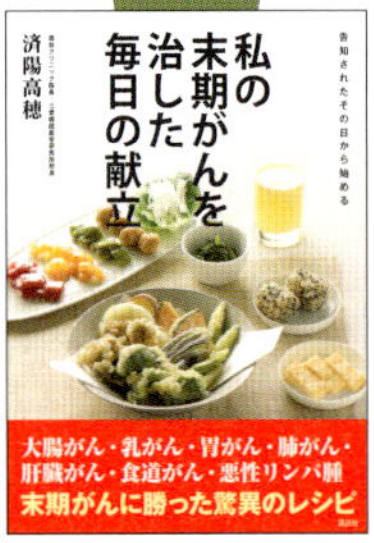

『私の末期がんを治した毎日の献立』

余命3ヵ月前後を宣告された、大腸がん、乳がん、胃がん、肺がん、肝臓がん、食道がん、悪性リンパ腫に勝った8名の患者さんの驚異のレシピ集。6名の治ったその後をレポートする『がん克服患者さんの今』も紹介。

B5判 144ページ 1500円（本体）

がんから生還《せいかん》した私《わたし》の常食《じょうしょく》とジュース

2012年 5 月21日　第1刷発行
2020年10月14日　第5刷発行

監　修　済陽高穂《わたようたかほ》
発行者　渡瀬昌彦
発行所　株式会社講談社
　　〒112-8001　東京都文京区音羽2-12-21
　　販売　TEL03-5395-3606
　　業務　TEL03-5395-3615
編　集　株式会社 講談社エディトリアル
代　表　堺　公江
　　〒112-0013　東京都文京区音羽1-17-18　護国寺SIAビル6F
　　編集部　TEL03-5319-2171
印刷所　NISSHA株式会社
製本所　大口製本印刷株式会社

定価はカバーに表示してあります。
本書のコピー、スキャン、デジタル化等の無断複製は著作権法上での例外を除き禁じられております。
本書を代行業者等の第三者に依頼してスキャンやデジタル化することは
たとえ個人や家庭内の利用でも著作権法違反です。
落丁本・乱丁本は、購入書店名を明記の上、講談社業務あてにお送りください。
送料小社負担にてお取り替えいたします。
なお、この本についてのお問い合わせは、講談社エディトリアルあてにお願いいたします。

©Takaho Watayo 2012 Printed in Japan

N.D.C.645 143p 26cm ISBN978-4-06-217625-5

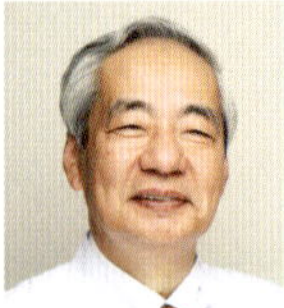

済陽高穂
Takaho Watayo

1970年千葉大学医学部卒業後、東京女子医科大学消化器病センター入局。73年国際外科学会交換研究員として米国テキサス大学外科教室（J.C.トンプソン教授）に留学、消化管ホルモンについて研究。帰国後、東京女子医科大学助教授、94年に都立荏原病院外科部長、2003年より都立大塚病院副院長を経て、08年11月より西台クリニック院長、三愛病院研究所所長。千葉大学医学部臨床教授も兼任しながら現在に至る。主な著書に『私のがんを治した毎日の献立』、『私の晩期がんを治した毎日の献立』、『私の末期がんを治した毎日の献立』（講談社）、などがある。

■済陽式食事療法の料理教室も開催中。
- 福岡県『古川クッキングスクール』
  www.furukawa-cooking.com
- 東京都『西台健康倶楽部料理教室』
  http://oishii-cooking.blog.so-net.ne.jp/